临床神经系统诊疗

孙桂好　著

（作者单位：安丘市人民医院）

吉林科学技术出版社

图书在版编目（CIP）数据

临床神经系统诊疗 / 孙桂好著. -- 长春 : 吉林科
学技术出版社, 2021.6
　　ISBN 978-7-5578-8107-8

　　Ⅰ.①临… Ⅱ.①孙… Ⅲ.①神经系统疾病－诊疗
Ⅳ.①R741

　　中国版本图书馆CIP数据核字(2021)第103120号

临床神经系统诊疗

著　　　孙桂好
出 版 人　宛　霞
责任编辑　张延明
封面设计　周砚喜
制　　版　山东道克图文快印有限公司
幅面尺寸　185mm × 260mm
开　　本　16
印　　张　12.875
字　　数　273千字
页　　数　206
印　　数　1-1 500册
版　　次　2021年6月第1版
印　　次　2022年5月第2次印刷

出　　版　吉林科学技术出版社
发　　行　吉林科学技术出版社
地　　址　长春市净月区福祉大路5788号
邮　　编　130118
发行部传真 / 电话　0431-81629529　81629530　81629531
　　　　　　　　　　81629532　81629533　81629534
储运部电话　0431-86059116
编辑部电话　0431-81629518
印　　刷　保定市铭泰达印刷有限公司

书　　号　ISBN 978-7-5578-8107-8
定　　价　68.00元

目　录

第一章 神经科静脉血栓的处理

第一节 静脉血栓栓塞
（深静脉血栓与肺栓塞）：诊断与治疗

一、定义

深静脉血栓（deep venous thrombosis，DVT）通常涉及下肢深静脉。小腿静脉血栓或远端DVT通常不会产生严重后果。但有20%的远端静脉血栓会扩展到腘静脉转变为近端静脉血栓。近端静脉血栓包括腘静脉、股静脉和髂静脉血栓，都是肺栓塞（pulmonary embolism，PE）最常见的来源。上肢静脉血栓不常见，但是如果患者有留置血管的装置，可以引起上肢静脉血栓。脑静脉窦或者内脏静脉系统内也可以出现血栓，但是不常见。浅静脉血栓，通常被称为血栓性静脉炎，是一种相对良性的疾病，但是一旦扩展到腹股沟或者膝部水平的深静脉，会引起严重后果。

导致PE的血栓通常起源于腿部的深静脉系统。其他不常见的来源包括深盆腔静脉，肾静脉或下腔静脉（inferior vena cava，IVC），右侧心房心室（尤其是心肌病或局部缺血性心脏病的患者），腋静脉（很罕见）。多达70%的PE患者被证明存在DVT，超过50%的近端DVT患者会出现PE。DVT和PE被统称为静脉血栓栓塞（venous thromboembolism，VTE）。

二、发病率

由于许多患者无症状，所以VTE的发病率很难确定。在术后或其他住院时期的患者中，多达50%的VTE是无症状的。随着多层螺旋CT检查的应用，PE的发病率显著升高，其中许多病例是无症状或偶发的，由于现在的检查手段敏感性更强，很多亚段PE被发现。但与此同时，致死性PE的发病率并未下降。目前对突发性PE的处理仍然存有争议。但对于一些小的亚段PE，普遍建议使用抗凝剂治疗。

VTE的年发病率约为117／10万。在美国每年VTE发病人数介于35万～60万例。根据美国胸科医师学会（ACCP）指南报道，在这些患者中，无论是内科还是外科患者，有20万例患者存在发生VTE的风险。

针对高风险患者，目前制定了可以有效预防VTE的方法。大部分致死性PE发生得非常突然，没有任何预警，这恰恰证明预防是减少PE死亡率的最关键一环。预防比治疗的成本更低。许多国家和国际指南（如ACCP定期颁布的指南）都可以用于预防 VTE。

三、VTE的严重后果

（一）致死性PE

VTE患者最严重的并发症是致死性PE。PE是由血栓阻塞以及肺血管收缩而引起的肺血管阻力增加。这容易导致肺动脉阻力增加，从而导致动脉性低血压、心源性休克、心脏停搏，这时必须通过溶栓或机械手段减轻阻塞才能阻止病情恶化。PE的患者可以没有症状，也可以出现低血压和右心室功能障碍，如果及时给予抗凝剂阻止进一步的栓塞，患者还有存活的希望。也有一些PE患者在出现大栓子栓塞之前会有多次的小栓子栓塞症状，这有助于医生做出诊断。也有一些罕见的病例，DVT患者和卵圆孔未闭患者可以出现反常性栓塞，导致缺血性卒中。

（二）血栓后综合征（PTS）

血栓后综合征（post thrombotic syndrome，PTS）是由深静脉瓣膜功能障碍导致的静脉高压，伴或不伴持续性近端静脉阻塞。这可以导致血液从深静脉系统流向浅静脉系统，导致下肢水肿、静脉回流障碍，最终出现静脉性溃疡。因此PTS一般表现为下肢水肿（晚上较严重）、红肿和色素沉着以及静脉性溃疡。多达30%的近端DVT患者会出现PTS。治疗早期抗凝不当，同一下肢髂骨部位的血栓复发增加了发生PTS的风险。如果DVT患者早期抗凝治疗不充分，会导致同一条腿反复出现静脉血栓，这增加了发生PTS的风险。现已证明如果近端DVT患者早期使用加压弹力袜，并且持续使用2年，能显著降低PTS的发病率。

（三）慢性栓塞性肺动脉高压（CTPH）

0.5%～1.5%的PE患者会出现慢性栓塞性肺动脉高压（chronic embolic pulmonary hypertension，CTPH），还有一些研究估计有更高的发病率。CTPH一般在患者PE后数月甚至数年之后才发生。CTPH的出现与血管阻塞有关，有证据表明患者纤溶反应的异常或纤维蛋白原的异常可能是导致CTPH的原因。该病如果没有外科的干预，并发症发病率和死亡率都很高。

四、病因与发病机制

静脉血栓主要是由纤维蛋白、红细胞以及一定数量的白细胞和血小板组成。血栓通常起源于远端静脉的瓣膜，并逐渐向静脉近端扩展。促进血栓形成的因素包括瘀血、激活的凝血因子和血管壁损伤。保护机制包括来源于血浆和内皮细胞的纤溶酶引起细胞溶解，肝脏内的单核吞噬细胞清除被激活的凝血因子，循环系统中的抑制剂（抗凝血酶和蛋白C）灭活被激活的凝血因子。

五、VTE的危险因素

目前引起VTE的一些后天性和先天性因素已经确定。有VTE病史、VTE家族史、特发性VTE、复发性VTE或者多次自然流产史的患者被认为有后天性或先天性的凝血障碍，也就是所谓的高血栓形成倾向。最常见的原因是因子变异、凝血酶原突变和后天的抗磷脂抗体综合征。有抗凝血酶缺乏症或高血栓形成倾向的患者形成血栓的风险最高。口服避孕药和妊娠容易诱使高血栓形成倾向的患者形成血栓。

先天性或者自发性VTE患者，以及存在VTE危险因素的患者（如癌症患者或长期卧床患者）出现复发性VTE的风险最高。目前出现了许多评估复发性VTE风险的测试（如REVERSE研究或DASH），包括D-二聚体测试。这种测试也纳入了许多危险因素的评估，如PTS、年龄、性别、肥胖程度、性激素相关性VTE。已证明这些危险因素对复发性VTE有预测价值，但未在临床常规使用。

上肢DVT的危险因素包括年龄小、男性、吸烟及血管内留置材料。事实上血管内留置材料引起的上肢DVT占总病例的80%。

六、神经外科患者VTE的危险因素

（一）脑肿瘤

脑肿瘤患者出现VTE的风险很高。其危险因素包括恶性肿瘤、高龄、长时间的手术以及轻度瘫痪。在一项研究中，患者在开颅手术后30天内出现VTE的风险是3.9%，恶性肿瘤（7.5%）和转移瘤（19%）患者术后出现VTE的风险更高。除了手术，放疗和化疗也可以诱使脑瘤患者出现VTE。

（二）脊柱手术

患者脊柱手术后发生VTE的风险相对较低，但是前后路联合手术，多节段脊柱手术，以及高龄、有VTE病史和恶性肿瘤患者的脊柱手术，很容易引起VTE。美国加州医院进行了的一项回顾性分析发现非恶性肿瘤患者在脊柱手术后的90天内发生VTE的风险为0.5%，而恶性肿瘤患者在脊柱手术后发生VTE的风险是2.0%。ACCP将大部分非恶性肿瘤患者的脊柱手术设为低风险，将恶性肿瘤患者的脊柱手术设为中度风险。

（三）脊髓外伤

创伤患者发生VTE的风险很高，其危险因素包括创伤性炎症、骨折、制动及手术干预。同时，内脏和头颅多发伤患者也有很高的出血风险。在外伤中，脊柱外伤、急性脊髓损伤、创伤性脑损伤的患者发生VTE的风险最高。重大创伤患者出现VTE的风险估计在3.5%以上，脑或脊髓外伤患者的VTE风险更高（8%~10%）。

（四）颅内出血

颅内出血或蛛网膜下腔出血患者也有很高的VTE风险。一项研究结果显示，蛛网膜下腔出血患者发生VTE的风险为7.2%，经超声检查确诊的症状性DVT的发病率高达24%。有严重神经功能障碍和高D-二聚体的急性颅内出血患者发生DVT的风险增加。一项荟萃分析结果显示，肝素或者类肝素药物的使用可以减少DVT和PE的发病率。但是与安慰剂组或者机械性方法组相比，肝素或者类肝素药物的使用并没有减少出血性卒中患者的死亡率，也没有增加患者血肿扩大的风险。

（五）卒中

急性卒中（缺血性或出血性）患者，特别是有肢体瘫痪的患者，出现VTE的风险较高。卒中患者特有的危险因素包括肢体活动少，年龄大，多种共病（如心力衰竭或呼吸衰竭），陈旧性心肌梗死或缺血性卒中病史，以及卒中的严重程度[根据美国国家卫生研究院（NIH）卒中量表得分评估]。

在这种疾病中，医生需要同时重视颅内或脊柱内的出血风险和致死性PE的风险。在神经外科患者中，已证明的预防VTE的有效方法包括低分子肝素（low molecular weight heparin，LMWH）、间歇性充气压力治疗和IVC过滤器植入。

（六）VTE和妊娠

高血栓形成倾向的患者在妊娠中容易发生VTE。引起高血栓形成倾向的危险因素包括抗凝血酶缺乏症、蛋白C或蛋白S缺乏、因子变异或抗磷脂抗体以及联合性缺陷。其他的危险因素包括VTE病史、多胎妊娠、高龄产妇以及剖宫产。VTE在妊娠的3个阶段均可发生，但是在晚期妊娠中的风险最高，尤其是剖宫产后。如果患者左侧髂外静脉被髂动脉压迫，血栓形成的风险会进一步增加。在更严重的情况下，会出现May-Thurner综合征，这种风险在患者妊娠时会增加。由于华法林可能会致畸，一般在妊娠期间皮下注射LMWH来预防或治疗VTE。在产后期华法林可以安全使用。

七、VTE的诊断

明确诊断DVT非常困难，因为其他疾病也会引起相同的症状和体征。DVT的临床症状通常包括单边小腿或腿部疼痛、压痛、肿肿胀和浅静脉扩张及变色，在更严重的情况下，会出现发绀。根据患者的临床特征不能预测血栓形成的程度，一些患者腿部症状严重但检测不出严重的血栓形成，也有患者血栓形成很严重却没有临床症状。出于这个原因，患者要确诊DTV必须进行相应的客观检测。

（一）DVT患者的筛选

根据前瞻性研究结果，已经制定出筛选可能出现DVT的患者的方案。最常用的是Wells规则：小于等于2分的患者为"不易形成DVT"，大于2分的患者为"容易形成DVT"。根据患者的临床评估结果，先将患者分为DVT低风险组、中风险组、高风险组。根据超声检测结果确诊DVT。D-二聚体的检测也纳入了DVT筛选指标中。

PE的临床症状和体征也很难明确，与DVT一样，PE的诊断也必须经过相应的客观检测确认。PE常见的症状包括短暂性呼吸困难和呼吸急促，胸闷或胸膜痛，咳嗽（咯血少见）。一些大面积 PE患者，呼吸困难和呼吸急促的症状会逐渐变重，并伴右心衰竭和心血管并发症（晕厥、低血压、昏迷），在这种情况下，患者的死亡率很高。在临床实际中，大面积PE患者一般在发病后30～60分钟死亡，可能都没来得及开始治疗。因此，PE的预防尤为重要。

（二）PE患者的筛选

和DVT一样，对PE高风险患者也有筛选方案，并通过CT扫描或肺通气（肺灌注）确诊。两个广泛使用的筛选方案是Wells评分和Geneva评分。根据筛选方案，评分≤4分的患者为"不易出现PE"，评分>4分的患者为"容易出现PE"。根据前瞻性研究结果，患者可被划分为PE低风险组、中风险组和高风险组，也可划分为可能出现PE组和不可能出现PE组。D-二聚体的检测也纳入了PE筛选指标中。

（三）D-二聚体检测

D-二聚体检测是排除VTE的最有效检测。D-二聚体定量检测速度很快。但是D-二聚体检测不能确诊VTE，因为其他的疾病也会引起D-二聚体升高，如癌症、感染、妊娠、创伤、手术、脓毒症和高龄。D-二聚体检测对院外人群的VTE筛选有重要意义，因为住院人群的D-二聚体检测多数是阳性的。D-二聚体检测已纳入VTE筛选指标中。如果患者VTE筛选评分低，且D-二聚体检测阴性，那么该患者无须进行VTE的进一步检查和治疗。

（四）其他实验室检查

肌钙蛋白和脑钠肽（brain natriuretic peptide，BNP）的检测可以为引起心肌功能障碍的PE的诊断提供证据，同时也是决定PE患者是否需要接受药物溶栓或介入溶栓的有益指标。

（五）DVT的客观检测

超声检查是诊断和排除DVT最常用的检查方法，其次为静脉造影术。这两种方法在许多前瞻性研究中使用，这些研究都是在评估检查结果为阴性的患者不接受抗凝治疗的风险。

超声检查是无创的，如果需要可以重复检查。超声仪器携带方便，可以在床边进行检查。超声检查对症状性近端DVT具有高度的灵敏度和特异性，但是对远端DVT的诊断灵敏度欠佳（65%）。因此在患者进行抗凝治疗之前，必须反复进行超声检查，确定血栓是否侵及近端静脉。另外，超声对盆腔DVT的诊断灵敏度也很有限。

复发性DVT的诊断相对困难，除非新静脉段形成血栓，或者原有的血栓扩大。另外，DVT患者治疗1年后，仍有30%的患者超声检查结果依然是异常的。D-二聚体检测结果呈阴性，对排除DVT有一定帮助，但还需要进一步研究。顺行性静脉造影对诊断复发性DVT或者超声诊断不明确的患者可能有所帮助。

筛选评分低和D-二聚体阴性的患者不需要进一步检查，而D-二聚体阳性的患者则必须接受超声检查。筛选评分高但没有检测D-二聚体的患者可直接进行超声检查。如果超声检查结果呈阴性，那么患者可能需要超声复查或者做静脉造影。

CT和MRI静脉成像可以帮助诊断远端DVT和PE。MRI盆腔静脉成像对盆腔静脉血栓的诊断很有帮助，如孕妇或者孤立性髂静脉血栓的患者。

（六）PE的客观检测

1. CT血管造影（CT angiography，CTA） CTA是PE诊断的推荐检查方法，被广泛应用，并具有82%～100%的灵敏度和89%～98%的特异性。同时进行下肢CT静脉造影可以进一步提高检查的灵敏度。CTA技术很快由单排发展为多排（64排到256排）。与单排CTA相比，多排CTA提高了对外周血管的分辨率，对亚肺段的PE诊断具有更高的灵敏度。如前面提到的，对于小面积PE的处理目前存在争议，在某些情况下患者可以不用抗凝治疗。

CTA已经被纳入疑难PE的筛选检查。一些筛选评分低，伴D-二聚体阴性的患者可能不需要进一步检查，而那些D-二聚体阳性的患者则需要进行CTA检查。筛选评分高的患者可直接行CTA检查。如果CTA无法诊断，则需要进一步做腿部超声检查或者肺血管造影。

2. 肺通气／灌注（V／Q）扫描 V／Q扫描比较通气和灌注可以作为PE的诊断检查。灌注检测需要注射同位素标记的人白蛋白微聚体，通气检测需要吸入放射性的气溶胶。发现通气和灌注的失调可怀疑患者存在PE。V／Q扫描阴性可以充分排除PE的可能性。但是，有70%以上的患者V／Q扫描结果并不明确，还需要进一步检查，包括下肢超声或CTA检查。

V／Q扫描已经成为筛选PE患者的检查方法。低筛选评分伴D-二聚体阴性的患者不需要进一步检查，而D-二聚体阳性的患者可以行V／Q扫描。筛选评分高的患者可以直接进行V／Q扫描。如果 V／Q扫描诊断不明确，可以进一步进行下肢超声检查、CTA或者肺血管造影。对造影剂过敏的患者、严重肾衰竭的患者以及需避免CTA辐射的育龄期妇女，可以使用V／Q扫描协助诊断。

3. MRI 另一项诊断PE的检查是磁共振血管造影（magnetic resonance angiography，MRA）。在PE诊断的前瞻性（PIOPED-Ⅲ）研究中，尽管所有的医疗中心都可以开展这项技术，但25%的患者因MRI技术不成熟而无法诊断。如果MRI技术成熟，则具有78%的灵敏度和99%的特异性。结合MRI静脉造影，诊断的灵敏度可提高到92%，特异性可提高到96%，但临床上52%的患者因为医疗机构技术条件有限未能优先选择MRI检查。希望未来MRA这种无放射性检查方法能在临床诊断中被广泛应用，因为它可以用于妊娠期患者。尽管MRI是一种相对安全的检查，但是也有一些对其安全性的质疑，包括造影剂钆的安全性和对胎儿发育的影响。而且对于肾功能障碍的患者钆可能会导致肾纤维化，同时也可以导致皮肤和其他组织包括胃肠道和外周关节的进行性增生和硬化。因此，对肾功能障碍的患者，用MRI诊断PE还没有得到广泛认可。

4. 肺血管造影　肺血管造影是选择性肺动脉导管介入手术，对于经验丰富的医师来说，操作是相对安全的。当其他检查方法都无法开展，或者患者迫切需要明确地诊断时，可以采用肺动脉造影。

（七）超声心动图和生物标志物

虽然超声心动图诊断PE的灵敏度不高，但它可以用于诊断PE导致的右心功能不全。经胸超声心动图可以用于诊断右心室功能不全，包括右心室扩大、运动减弱、心室壁异常运动、三尖瓣反流和肺动脉高压。肌钙蛋白和BNP的升高进一步提示PE后心脏受损严重，对于评估哪些患者需要接受溶栓治疗也有很大帮助。

八、VTE的治疗

治疗VTE的目标是预防PE导致的死亡、VTE的复发和PTS。常用VTE抗凝治疗方法是先给予LMWH／普通肝素（UFH）（静脉／皮下注射），随后改为口服抗凝药物。口服抗凝药物通常是维生素K拮抗剂（vitamin K antagonists，VKA），如华法林或醋硝香豆醇。在VTE的初期治疗中，UFH或LMWH需持续使用，直至患者INR连续2d达到治疗水平。新型抗凝药物的使用为VTE治疗提供了新的途径。

九、肝素治疗

（一）LMWH的初期治疗

LMWH是UFH的衍生物，分子量仅为4～5kD。LMWH与UFH有很多不同，主要包括：LMWH的生物利用度更高（皮下注射>90%），半衰期更长，清除率可预测，允许每天注射1～2次。而且，可根据患者体重调整用药剂量，药效可预测。因此患者接受LMWH治疗时可以不用监测。

很多关于治疗DVT和PE的临床试验，都在比较皮下注射LMWH与静脉注射UFH的治疗效果，并长期随访患者预后。很多综述提出 LMWH与UFH同样有效，并且患者的出血风险和死亡率均显著降低。研究还发现与住院患者相比，出院患者使用LMWH具有相同的有效性和安全性。与UFH相比，使用LMWH治疗VTE成本更低。因此LMWH被ACCP推荐作为VTE抗血栓治疗的首选药物。

（二）LMWH的长期治疗

在一些VTE长期治疗的随机临床试验中，研究人员评估了患者长期使用LMWH与长期口服抗凝药物的治疗效果。2项研究结果提出，癌症患者出现血栓时，长期使用LMWH（3～6个月）与长期口服华法林相比，能更有效地降低VTE的复发。一项研究结果显示LMWH的出血风险更小。

临床指南在癌症患者长期抗血栓治疗的前3～6个月中，推荐使用的是LMWH而不是华法林。

（三）UFH治疗

UFH的抗血栓活性依赖于一种独特的戊多糖，其与抗凝血酶结合显著增强对凝血酶的抑制作用，并激活X因子。仅有约1/3的肝素分子包含这种特殊的戊多糖序列，并发挥内源性抗凝血酶的作用。肝素也可以通过肝素辅因子2灭活凝血酶，从而发挥抗凝血酶作用。

UFH用于不同的患者，其抗血栓效果变异很大，因此需要监测患者的活化部分凝血活酶时间（APTT）或肝素水平来评估抗血栓效果，并调整肝素的剂量。在前24小时的治疗中，需根据体重量表应用相应的UFH剂量，维持有效的抗血栓作用，这样可以有效降低VTE的复发率。

针对大部分的VTE患者，同时使用UFH（静脉／皮下注射）与LMWH（皮下注射）联合VKA，已经成为抗血栓初期治疗的标准方案。对于需要即刻手术、出血风险高或者有严重肾功能障碍的患者，禁忌使用。调整剂量的UFH（皮下注射）与固定剂量的LMWH相比，在VTE的初期治疗中有着相似的有效性和安全性，但是使用UFH时需要监测APTT。在VTE的初期治疗中，UFH或LMWH需持续使用，直至患者INR连续2天达到治疗水平。

肝素的主要副作用是出血、血小板减少和骨质疏松。出血风险高的患者包括近期外伤、手术的患者以及其他易出血疾病（消化道溃疡、癌症、肝脏疾病和凝血障碍等）患者。接受肝素治疗的患者一旦出现出血并发症，应根据患者的出血部位、出血严重程度、APTT水平及VTE复发风险采取个体化处理方案。一旦患者出现出血，应该暂时或者长久地停用肝素，在紧急情况下可以使用鱼精蛋白纠正患者的抗凝状态。VTE复发风险高的患者可以临时植入IVC过滤器，预防PE。

肝素诱发的血小板减少症（heparin induced thrombocytopenia，HIT）是一种很容易诊断的UFH治疗相关性并发症，HIT在使用LMWH的治疗中较少发生。HIT通常发生在使用UFH后的4～10天。约1%～2%的患者在接受UFH治疗后会出现血小板数量降至正常水平以下或在正常范围内降低50%。这些患者大部分为轻至中度的血小板减少，并且没有临床症状。这被认为是肝素的直接作用。但是有约0.1%～0.2%的患者接受UFH治疗后会出现IgG介导的免疫性HIT。这种HIT会伴随致死性或致残性的动脉或静脉血栓形成，导致患者截肢甚至死亡。HIT的发生和严重程度在不同患者群中存在较大差异，在接受心脏或整形手术的患者更易发生HIT，而在内科治疗的患者中相对少见。

目前使用4T评分协助临床诊断HIT。4T评分根据以下4个方面进行评分：患者血小板减少程度，肝素治疗与血小板减少的时间差，血栓形成的严重程度，其他致血小板减少的原因。患者一旦诊断为HIT，必须立即停用所有形式的肝素。很多医院可以通过

ELISA检测肝素-血小板因子4复合物进行筛选实验。但是由于ELISA经常出现假阳性结果，所以需要进行血清素释放试验来确认结果的可靠性。这两项试验都需要较长的时间才能得出可靠的结果，因此需要根据具体的临床情况制订处理方案。如果HIT患者需要继续抗凝，可以选用其他抗凝药物，如阿加曲班或重组水蛭素。最近发现磺达肝素在治疗HIT中具有较好的效果。

使用UFH治疗的患者可能会出现骨质疏松，尤其是使用时间超过6个月的患者。骨质脱钙会引起脊柱骨折或长骨骨折。UFH的这种副作用是不可逆的。但是在长期使用LMWH的患者中，未见患者出现骨质疏松。

（四）磺达肝素

磺达肝素不同于LMWH，它是一种人工合成的Xa因子抑制剂，可以显著增加抗凝血酶的活性。磺达肝素可通过皮下注射迅速吸收，半衰期为17～21小时，75岁以上的患者半衰期延长。77%的磺达肝素直接通过尿液排泄，肾损伤的患者血药浓度增加。因此，有严重肾功能障碍的患者禁用磺达肝素（肌酐清除率<30mL／min），轻至中度肾功能障碍的患者需慎用。磺达肝素已被批准作为UFH或LMWH的替代药物用于VTE的初期治疗。但是，大多数国家在VTE的初始治疗中没有使用磺达肝素替代LMWH。因为磺达肝素的半衰期较长、不适合肾功能障碍的患者使用，并且没有药物拮抗其抗凝作用。

十、VKA华法林的长期治疗

华法林可以抑制维生素K参与的凝血因子Ⅱ、Ⅶ、Ⅸ、Ⅹ在肝脏的合成，并可以使这些凝血因子以灭活的形式出现，从而发挥抗凝作用。华法林对上述因子的合成并无直接对抗作用，必须等待这些因子在体内相对耗竭后，才能发挥抗凝效应，所以本药起效缓慢，仅在体内有效，停药后药效持续时间较长（直到维生素K依赖性因子逐渐恢复到一定浓度后，抗凝作用才消失）。该药的剂量-效应关系在不同患者中存在很大差异，因此使用时需监测INR。治疗VTE时，INR需达到2～3。当INR低于治疗范围时患者容易血栓复发；当INR显著升高时患者容易自发出血。很多药物可以干扰华法林的药效，但是在多数病例中这种干扰作用并没有证据证实。基因遗传的多态性可能是造成患者对华法林的灵敏度存在差异的主要原因，如CVP2C9、CVP4F2、VKORCl。

患者使用华法林时需要频繁监测INR，但是一旦患者抗凝状态稳定，INR只需要监测2～4周，许多患者不用多次调整剂量。也有计算图表和电脑软件程序协助调整华法林的剂量。便携式INR自测监测仪的使用可以更加方便地控制华法林治疗，很多患者可以自己控制他们的治疗过程。抗凝治疗门诊的成立也可以改善华法林治疗的效果。

十一、抗凝治疗的持续时间与VTE复发

很多临床试验评估了VTE抗凝治疗的持续时间。这些试验证明华法林可以有效地减少VTE的复发，但也会增加出血风险。目前治疗VTE常采用3个月的口服抗凝药物治

疗，抑制患者凝血系统。这3个月为初期治疗，根据患者情况可以延长抗凝治疗时间，部分患者需要长期抗凝治疗。

继发于手术或外伤的VTE患者很少出现VTE复发，通常仅需要接受3个月的抗凝治疗。首次发病的无特殊诱因或特发性VTE患者需要接受3个月以上的抗凝治疗，并且这些患者具有较高的出血风险。这些患者中多数人的治疗时间需延长至6~12个月。选择延长治疗或长期治疗需要根据患者具体情况制订个体化方案，需同时考虑VTE复发和出血的风险，以及患者的依从性和偏好。所有抗凝治疗方法的选择都要考虑疗效和不良反应的风险收益比。

如果自发性VTE患者二次发病，通常需要长期抗凝治疗，除非患者出血风险很高才能停药，但是治疗方案应该定期进行调整。

十二、口服抗凝药物的不良反应

出血是口服抗凝治疗最主要的不良反应。导致出血最相关的因素是INR，临床上当INR升高至4.5以上时患者出血风险显著升高。其他危险因素包括出血病史，卒中病史或心肌梗死、高血压，肾功能障碍和糖尿病病史等。患者INR在治疗范围内的持续时间与患者出血和血栓复发概率呈负相关关系。老年患者口服抗凝药物时的出血风险更高；癌症、肠息肉和肾功能障碍患者口服抗凝药物时的出血风险亦较高。

十三、过度抗凝的处理

接受VKA（华法林）治疗的患者INR升高发生出血时，应根据患者INR的升高程度和临床具体情况进行评估。这种情况下可选择停止华法林治疗、输注维生素K或新鲜冰冻血浆或凝血酶原复合物。如果患者INR轻度升高且无出血，除了减少华法林剂量外没有必要进行其他特殊治疗。如果患者INR显著升高且无出血，可以考虑口服或皮下注射小剂量的维生素K（1mg/d）。如果患者INR显著升高并伴有活动性出血时，应立即纠正患者抗凝状态，静脉或皮下注射维生素K。如果患者出血严重，应立即输注新鲜冰冻血浆；如果患者抗凝状态需要迅速纠正，应立即静脉输注凝血酶原复合物。如果患者出现致死性出血且无法快速获得凝血酶原复合物时，可以使用重组活化因子Ⅶ控制出血。

十四、长期口服抗凝药物的患者需要进行外科干预时的处理

长期口服抗凝药的患者进行外科手术或其他侵袭性治疗时需要临时停止抗凝治疗。医生需要谨慎评估患者停止抗凝治疗的VTE复发风险和不停止抗凝治疗的手术出血风险。每例患者治疗方案的选择都需要权衡风险利弊。对于拔牙、皮肤活检或眼科手术，可维持华法林治疗剂量；而对于另一些手术可选择降低华法林剂量，使INR维持在治疗范围下限；对于出血风险高的手术，可在术前暂停华法林3~5天，使INR恢复正常，根据患者情况决定是否术前应用LMWH进行过渡性抗凝治疗，直至术后恢复华法林用药达到治疗水平为止。

十五、新型口服抗凝药

近期，几种有前景的新型抗血栓药物的出现有可能会代替华法林的使用。最有前景的药物是特异性的活化因子Xa抑制剂或凝血酶抑制剂。这些药物的优点是可以每天口服1~2次，并且不需要实验室监测，患者的剂量–效应关系差异小。目前可用的药物有活化因子Xa抑制剂：利伐沙班，阿哌沙班，凝血酶抑制剂达比加群酯。

（一）活化因子Xa抑制剂（利伐沙班和阿哌沙班）

利伐沙班是活化因子Xa的直接抑制剂，有80%以上的生物利用度，2~3小时可达到血药浓度峰值，半衰期是7~11小时，约33%的药物可通过肾脏代谢排除。口服利伐沙班的药效与患者肾损伤程度有直接的相关性。对于严重肾功能障碍的患者（CrCl<30mL／min），利伐沙班的血药浓度–时间曲线下面积（AUC）增加1.2~2.2倍。因此，对于肾功能障碍（CrC130~49mL／min）的患者应该慎用利伐沙班，CrCl<30mL／min的患者禁用。利伐沙班的药代动力学／药效动力学（PK／PD）呈剂量依赖性，可以预测，且与患者的年龄、性别和体重无关。临床试验证实利伐沙班对肝或其他器官无毒性，不会增加血管不良事件的风险，如心肌梗死、卒中或外周血栓。

阿哌沙班也是一种活化因子Xa的直接抑制剂，口服利用率约为50%，3~4小时达到血药浓度峰值，半衰为8~12小时，约27%的药物通过肾脏代谢排出。轻至中度的肾损伤患者不需要调整阿哌沙班的使用剂量，但是CrCl<30mL／min的患者禁用。阿哌沙班不需要根据患者年龄或体重调整用量，而且临床试验证实对肝脏或其他器官无毒性，也不会增加血管不良事件的风险。

（二）凝血酶抑制剂（达比加群酯）

达比加群酯是前体药物，吸收后快速进入肝脏转变为活化形式的达比加群酯。达比加群酯的生物利用度为6.5%，2小时达到血药浓度峰值，半衰期为14~17小时，80%以原药形式通过肾脏代谢排出。该药的药效与患者肾损伤程度有直接的相关性。中度肾损伤（CrCl<30~50mL／min）患者，达比加群酯的AUC增加2倍，而严重的肾损伤（CrC1<30mL／min）患者，达比加群酯的AUC增加6倍。达比加群酯具有可预测的PK／PD，体重或性别不会影响药效，也不会与食物产生不良反应。达比加群酯的代谢不通过细胞色素P–4503A4通路，但是P–糖蛋白的抑制剂或诱导剂会影响药物水平。CrCl 30~49mL／min的患者需慎用达比加群酯，而CrCl<30mL／min的患者需禁用。建议在使用达比加群酯前需检测患者CrCl，并且在治疗中定期检测，尤其是肾功能较差的老年患者。在临床试验和实际应用中，达比加群酯的使用可能导致消化不良，这会导致一些患者无法耐受而终止治疗。同时达比加群酯会增加下消化道出血风险，这可能与粪便中有高浓度活化的达比加群酯有关。在两项临床试验中，与华法林和依诺肝素相比，使用达比加群酯的患者存在较高的心肌梗死风险。一项纳入7项临床研究的荟萃分析也证实了

以上结论。由于达比加群酯已经广泛使用，因此在医学文献和FDA报道中有许多引起严重出血的病例报道。需要注意的是，达比加群酯的药物作用不能被其他药物阻断，例如肾功能障碍的老年患者使用达比加群酯一旦出现出血，病情可能会持续恶化。

（三）新型口服抗凝药物抗凝作用的检测

虽然新型口服抗凝药物的抗凝作用不需要常规监测，但有时也需要监测药效以评估患者的出血或血栓风险。如果患者需要急诊手术干预，或者是出现了严重出血或血栓事件、严重肝肾功能障碍、药物过量或药物相互作用时，进行药效检测是必要的。患者aPTT或PT的升高可以分别作为达比加群酯或Xa因子抑制剂的药效评价指标，但是这两种检查用于定量评价时灵敏度不足。

NeopLastin Plus检测与利伐沙班血药浓度之间具有很好的相关性，但是没有研究证明与阿哌沙班存在相关关系。对Xa因子抑制剂药效最可靠的检测方法是血浆Xa因子发色底物水平检测，这项实验在大多数大型医疗中心都可以开展。但是，目前还没有研究证明血浆Xa因子水平变化与出血或血栓事件之间的相关性。

评估达比加群酯药物作用的最优、最可靠的实验室方法是稀释凝血酶时间（DTT），这种方法已被市场化。正常的DTT提示未检测到达比加群酯，DTT升高（>200ng／kg）提示出血风险增加。目前还没有研究明确适合外科手术的安全值。

解读这些实验室检测结果时，还需要了解患者的最后用药时间、剂量、肝肾功能和出血风险。

（四）紧急情况下需要逆转抗凝作用的处理

如果条件允许，可以推迟手术干预直到抗凝药物药效消失（一般根据肾功能和止血效果停药12～24小时）。在紧急情况下，常规的处理措施包括补液（红细胞、血小板、新鲜冰冻血浆、胶体液）、外科止血或压迫等。紧急情况下可以使用凝血酶原复合物（PCC）或活化的Ⅶ因子。在健康的志愿者试验中PCC可以有效地阻断利伐沙班的抗凝作用，但没有研究证明PCC可以阻断达比加群酯的抗凝作用。也没有证据显示PCC对严重出血患者有治疗效果。既往研究证实经催化的灭活Xa因子可以结合Xa因子直接抑制剂，进而逆转利伐沙班或阿哌沙班的抗凝活性。但很少有证据可以证实活化的Ⅶ因子有这样的作用。

对于血液透析的患者，在透析前使用的达比加群酯，其药物水平在透析后2小时会降低60%，有许多文献报道证实了血液透析的这种作用。已有研究证据初步证实达比加群酯抗体和半抗原可有效阻断达比加群酯的抗凝活性。

（五）中断新型口服抗凝药物

当Xa因子或Ⅱ因子抑制剂因为手术、活检或植入起搏器等原因必须停用时，建议术前停用4～5个药物半衰期。对于达比加群酯而言，CrCl>50mL／min的患者需在术前停药3天，CrCl 30～49mL／min的患者则需要停药4～5天。对于利伐沙班和阿哌沙班而言，轻至中度肾功能障碍的患者（CrCl>50mL／min），术前3天应该停药。如果患者抗凝药效仅达到轻至中度水平，可以在术前原则停药时间外，多用药1d。如果患者术后需要恢复使用这些抗凝药物，建议在大手术后48小时、小手术24小时再恢复用药。对于所有患者，医生都需要同时权衡出血和血栓的风险。

（六）新型口服抗凝药物治疗静脉血栓

在预防卒中和心房颤动以及VTE的治疗效果方面，有很多研究将这3种新型抗凝药物与标准的VKA进行了比较。一些国家使用达比加群酯、利伐沙班和阿哌沙班来预防心房颤动患者的缺血性卒中。一些国家已经批准或者正在审核达比加群酯和利伐沙班作为DVT和PE的治疗用药，而应用阿哌沙班治疗VTE刚刚出现了临床试验报道。

在DVT和PE的Einstein研究中，利伐沙班的剂量为15mg，每天2次，治疗3周后调整剂量为20mg，每天1次，将INR维持在2～3。DVT的Einstein研究结果显示，利伐沙班预防VTE复发的效果与VKA相同，并具有相同的出血风险。在接受利伐沙班治疗6～12个月的患者中，与安慰剂相比，利伐沙班可有效预防VTE的复发。利伐沙班可以显著降低VTE风险，但大出血发病率略有升高（无统计学差异）。PE的Einstein研究结果提示利伐沙班预防VTE复发的效果与华法林相同。针对华法林和利伐沙班引起的出血并发症，两组患者的预后相似。但是与华法林相比，利伐沙班可以显著降低大出血的发病率。

目前已有3项研究评价达比加群酯治疗VTE的效果。在RE-COVER试验中，达比加群酯150mg每天2次与标准华法林治疗进行比较，INR维持在2～3。VTE患者在使用达比加群酯或华法林前先接受8～10天UFH或LMWH的抗凝治疗（静脉给药）。随后进行6个月的达比加群酯或华法林治疗。结果发现达比加群酯治疗与标准的VKA治疗在预防VTE或VTE相关性死亡方面没有差异，但是达比加群酯引起的出血事件相对较少。2项VTE延长治疗的研究结果显示，与华法林相比，达比加群酯更能降低患者VTE的复发风险，同时达比加群酯的出血风险相对较小。但是，也有研究结果提出达比加群酯与华法林相比，会增加急性冠状动脉综合征的风险。与安慰剂相比，达比加群酯可以降低VTE的复发率，但出血风险增加。

使用阿哌沙班10mg每天2次，持续7天，然后调整剂量为5mg，每天2次，持续6个月，这种治疗方案与常规治疗（先给予低分子肝素随后改为华法林）相比，VTE和VTE相关性死亡事件的发病率没有差异，但是前者的出血风险较小。

当这几种新型口服抗凝药物被广泛用于VTE的治疗时，它们将成为VKA治疗的替代疗法，为那些VKA治疗效果不佳的患者提供选择。在没有更完善的循证医学证据之前，这些新型抗凝药物暂时不会被推荐用于需要外科干预的VTE患者，如脑肿瘤、消化道出血、脑外伤、脊髓外伤患者等，但是越来越多的临床试验会为我们提供更有力的证据，促使这些药物在临床上广泛应用。

十六、近端DVT和PE的溶栓或机械性碎栓治疗

近年来一些临床试验尝试采用直接性导管溶栓技术（CDT）治疗严重髂股静脉血栓，其中也包含机械性碎栓技术，结果提示CDT技术可以促进静脉通畅，改善静脉瓣的功能。还有一些研究证据证明CDT可以降低PTS的发病率，改善患者的生活质量。与单纯的药物抗凝治疗相比，外科取栓能及时改善患者静脉通畅情况，并降低患者腿部肿胀和静脉溃疡的发病率。对于髂股静脉DVT的患者，可以选择这种侵袭性治疗方法。另外CDT也可以用于DVT病程少于14天、血栓位置较好、出血风险较小、将要发生静脉坏疽的患者。手术结束后，患者需接受常规的药物抗凝治疗。与静脉溶栓治疗相比，CDT技术更能降低大出血的发病率，特别是颅内出血。目前ACCP推荐的治疗包括CDT、系统性溶栓和静脉取栓。

很多研究和荟萃分析对PE患者分别接受系统性溶栓和单纯肝素治疗的效果进行了评估，结果发现系统性溶栓可以改善肺静脉压，但两组患者死亡率没有显著差异。系统性溶栓有很多禁忌证，包括颅内出血、近期有卒中病史、手术、外伤、妊娠、肿瘤、内脏活检、凝血缺陷等。采用系统性或局部性溶栓治疗次大面积PE时，医生应谨慎评估该方法的风险收益比。机械性碎栓技术可以和溶栓方法结合使用。

十七、IVC过滤器

急性VTE患者，或者有明确抗凝治疗禁忌证的患者，可以选择IVC过滤器植入。

尽管IVC过滤器的使用并没有降低患者的死亡率，但可以有效防止严重的PE。在使用IVC过滤器的随访研究中，虽然PE的发病率减少，但DVT复发和IVC过滤器血栓的发病率增加。也有研究表明IVC过滤器的使用可能会增加PTS的风险。在放置IVC过滤器后应尽快开始抗凝治疗，并且在取出IVC过滤器后还应继续抗凝治疗。

十八、神经外科患者出现VTE的治疗

目前有很多关于神经外科患者如何预防VTE的临床试验和荟萃分析，其中包括脑外伤、脑出血、脑肿瘤开颅术、头外伤和中枢神经系统淋巴瘤的患者。对多数患者而言，推荐使用LMWH（联合或不联合间歇性充气压力治疗），预防血栓形成。

关于神经外科患者VTE的治疗，目前缺少临床试验和观察性研究。对所有患者，医生必须谨慎权衡颅内出血的风险与VTE的风险，特别是PE的死亡风险。对于出血风险高的VTE患者，ACCP推荐只进行3个月的抗凝治疗。

神经外科患者禁忌系统性溶栓治疗，对活动性颅内出血的患者严禁任何形式的抗凝治疗。对于近期有颅内手术史的患者、凝血障碍患者（如HIT）、容易摔倒者以及对药物治疗依从性不佳的患者，都要谨慎进行抗凝治疗。但是，对于没有明确的活动性出血证据的颅内肿瘤VTE患者，应进行抗凝治疗，因为这些患者发生致死性PE的风险很高。抗凝后需要严密监测，避免出血并发症，尤其是对于过度抗凝的患者。

目前有很多关于原发性或转移性脑肿瘤患者出现VTE后使用抗凝药物或IVC过滤器（或者同时使用）的研究。大多数研究是回顾性的，而且样本较小；没有随机对照研究，研究的患者群也不存在异质性。神经外科疾病患者抗凝治疗时使用不同剂量的UFH，以及短效或长效的LMWH。有些病例还联合使用了VKA。文献报道神经外科疾病患者接受抗凝治疗后VTE的复发率和出血率都很低，特别是近年来的报道显示颅内出血的发病率极低。一项研究结果显示脑肿瘤患者单纯使用IVC过滤器发生血栓性并发症的风险很高（VTE和IVC过滤器血栓）。一项非随机对照研究比较了神经外科疾病患者使用IVC过滤器或抗凝药物的效果，结果提示两组患者的住院率和总死亡率没有差异。最近的一项回顾性研究分析了并发VTE或浅静脉血栓的脑转移瘤患者使用LMWH的风险，结果提示没有发现症状性或影像学检查阳性的颅内出血。

已有明确证据证明癌症患者如果出现VTE，初期治疗推荐使用 LMWH 3 ~ 6个月。初期治疗后，需要根据患者情况决定是否继续应用LMWH治疗或改为口服抗凝药。这时不推荐使用新型口服抗凝药。对于病情持续恶化的恶性肿瘤患者，包括脑转移瘤，建议继续应用LMWH治疗。对于近端DVT患者，如果有活动性出血或出血风险高，可以临时植入IVC过滤器，等患者出血风险降低后再将IVC过滤器取出，并恢复抗凝治疗。

因为缺少随机对照临床试验数据，脑肿瘤患者合并VTE必须针对不同患者采取个体化治疗方案。对于需要积极治疗的有脑肿瘤的VTE患者，最可行的方法是采用LMWH治疗（联合或不联合IVC过滤器植入）。

十九、特殊部位的血栓

DVT多发于下肢深静脉，但也会出现在一些特殊部位的静脉。上肢DVT可见于腋静脉或其他近端静脉。对于上肢DVT患者，建议行LMWH和VKA治疗，不建议行溶栓治疗。如果患者上肢DVT与中心静脉置管有关，中心静脉导管可以继续留置（如果病情需要），并且进行至少3个月的抗凝治疗。对于有恶性肿瘤的上肢DVT患者，无论中心静脉导管取出还是继续留置，同样建议进行3个月的抗凝治疗。

孤立性髂静脉血栓可以是自发性的，或者是妊娠期间压迫髂静脉造成的，也可见于May-Thurner综合征。髂静脉血栓的治疗可选择溶栓治疗联合机械性取栓。May-Thurner综合征患者，可在髂静脉狭窄段植入支架。除此之外，还推荐使用LMWH和VKA治疗。

血栓也可以发生在内脏静脉，如脾静脉和肠系膜静脉。如果此类血栓患者有症状，则需要进行至少3个月的抗凝治疗或者持续抗凝治疗直到血栓消失。如果此类患者的血栓是偶然发现的，并且没有症状，不建议进行抗凝治疗。

对于小腿静脉血栓患者（远端静脉至腘静脉），建议进行至少3个月的抗凝治疗，或超声复查随访。

浅静脉血栓（superficial vein thrombosis，SVT）被认为是一种相对良性的疾病，常采用非类固醇抗炎药、弹力袜和休息的治疗方案。但已有证据证明SVT可以导致更加严重的后果，包括发展成PE和近端DVT。如果下肢SVT靠近腹股沟，很容易进展为大腿近端DVT，引起严重后果。对于此类患者，研究证明使用预防剂量的磺达肝素或LMWH治疗，与安慰剂组相比，可以显著减少原发性SVT的扩展。如果患者SVT扩展至钩区，并有SVT或DVT病史、活动性癌症或近期手术史，可以选择进行45天的预防性抗凝治疗。

第二节 静脉血栓栓塞
（深静脉血栓与肺栓塞）：预防

一、神经外科患者使用机械性和化学性方法预防深静脉血栓（DVT）的原理

静脉血栓栓塞（VTE）是一类疾病，其中包括DVT和肺栓塞（PE）。VTE会导致神经外科疾病患者出现严重的并发症甚至死亡。神经外科疾病患者出现VTE具有特殊性，主要体现在以下两个方面。

第一，很多神经外科疾病患者发生VTE的风险很高，可能仅次于骨科疾病患者。长期制动、高凝状态和血管内皮损伤，这是Virchow提出的静脉血栓形成的三大因素。昏迷或肢体瘫痪导致的活动受限在神经外科疾病患者中十分常见（如高级别的蛛网膜下腔出血、严重脑外伤、脑积水、脊髓外伤或肿瘤等）。高凝状态也可见于神经肿瘤患者，尤其是恶性脑肿瘤患者。血管内皮损伤可能由脑外伤或神经外科手术本身引起。

第二，神经外科疾病患者使用药物预防VTE可能引发颅内出血或椎管内硬膜外血肿，这可能导致患者出现严重症状甚至死亡。这种高出血风险需要神经外科医生慎重使用抗栓药物，非神经外科医生处理此类患者会存在很大的风险。

机械性预防方法包括使用弹力袜或压力抗栓泵（SCD），这两种方法被一致推荐用于所有神经外科患者预防VTE。使用弹力袜或SCD能降低患者VTE的风险，患者可以从中获得巨大收益。尽管缺乏评估SCD预防效果的随机对照研究，但目前已有研究分析神经外科患者单纯使用机械性方法预防VTE的效果。根据研究结果，只采用机械性预防的神经外科疾病患者DVT的发病率在3.2%～43%，可见DVT的发病率根据筛选检测方法的不同，存在很大差异。在常规筛选检测中，神经外科疾病患者DVT的发病率为25%左右。同样，DVT发展为PE的准确转化率尚不清楚，根据筛选检测方法的不同也存在很大差异，估计为0.5%～5%。PE的死亡率大约为18%～60%。进行全身抗凝治疗的患者同时存在其他疾病风险，包括消化道出血、皮肤坏死、全身过敏反应和肾功能衰竭。

最新的指南建议外科手术患者一旦度过出血风险期，应使用药物预防DVT。因此，

关键是准确估计患者VTE风险超过出血风险的时间。总结了不同疾病的VTE预防方案。

二、成人开颅手术患者的DVT预防

（一）DVT的发病率

Browd等回顾性分析了几项大样本量研究，这些研究均在开颅手术患者接受DVT预防治疗后，评估其VTE和颅内出血的发病率。随后又有一项大样本量研究发表，其结果证明与单纯接受机械性预防的神经外科疾病患者相比，接受药物预防的患者VTE的发病率显著降低（0~18.7%），采用双功彩超检查的神经外科疾病患者VTE的平均发病率约为15%。因此，使用药物皮下注射的神经外科疾病患者DVT的相对风险会降低18%~82%，平均降低40%。另外，在未进行药物预防的神经外科疾病患者组中，颅内出血的发病率为0~4.3%；在接受药物预防的患者组中，颅内出血的发病率为0~10.9%，当排除术前使用抗凝药物的患者后，颅内出血发病率降低至0~2.6%。神经外科疾病患者的这种颅内出血风险，给医生用药带来巨大困难。一项采用灵敏度分析和Monte Carlo模拟的研究得出了不同结论，结果提出在接受开颅手术的患者中，与UFH或LMWH治疗相比，机械性预防更能改善患者预后。但是，该研究对DVT、PE和颅内出血患者的生活质量的分级不明确，所以其研究结论具有争议性。

（二）预防DVT的用药时间和用药类型

开颅手术患者使用药物预防DVT的时间和用药种类（UFH或LMWH）目前仍存在争议。与其他外科不同，神经外科患者术前不推荐常规使用药物预防DVT，因为这会诱发严重的颅内出血。很多医疗机构在开颅手术后12~48小时才开始使用药物预防DVT。这种术后"等待时期"是想减少患者的出血风险，在患者度过出血风险期后再开始DVT药物预防治疗。如果患者术后CT发现颅内出血，提示等待期需要进一步延长。

仅有少数研究评价了开颅手术后DVT药物预防的时间和用药种类。与UFH相比，LMWH具有更强的抗Xa因子和Ⅱa因子的作用，更高的生物利用度，更易控制的抗凝作用，以及更长的药效时间。LMWH的不同药品之间抗凝作用差异小，在普通外科和内科已成为DVT预防用药的首选。但在神经外科，UFH依然常被用于开颅术后DVT的预防，因为早期研究发现LMWH可能会增加颅内出血的发病率。

2000年，他们发现LMWH使术后DVT发病率平均降低了的38%，这与既往的研究结果一致，颅内出血的发病率为2.2%。作者提出神经外科使用LMWH每预防11例血栓事件，会发生1例非致死性颅内出血。

神经科专家研究了神经外科患者在术后24小时或48小时接受UFH治疗，其出血和DVT的发病率。结果发现24小时组和48小时组患者VTE或颅内出血的发病率没有统计学差异，DVT的发病率为16%。另外，结果还发现92%的DVT事件发生在术后前2周内，并且发病率和手术持续时间呈正相关，手术超过6小时的患者PE的发病率显著升高。

（三）推荐方案

开颅手术患者不能在术前皮下注射肝素。所有神经外科患者应在术中和术后接受机械性DVT预防。应在术后24～48小时开始皮下注射UFH进行药物预防，DVT的风险可以降低40%。如果手术时间超过6小时或者患者存在其他危险因素（恶性肿瘤或长期制动），在衡量患者出血风险后，可以考虑皮下注射LMWH进行预防性治疗。

三、脑外伤患者的DVT预防

（一）脑外伤后DVT的发病率

严重的脑外伤是DVT的独立的危险因素，中至重度的脑外伤患者DVT的发病率高达33%。此种情况下DVT的发病原因尚不明确，可能与循环血组织因子升高和Von Willebrand因子升高有关。有趣的是，即使给予了正规的药物预防，严重脑外伤患者DVT的发病率依然是对照组的3～4倍。Norwood等研究发现接受开颅手术的脑外伤（TBI）患者在术后24h内接受依诺肝素治疗，其颅内出血的发病率为9.1%。

（二）预防DVT的用药时间和用药类型

医生很难确定TBI患者启动药物预防的最佳时间，同样对用药的选择也存在困难。必须谨慎权衡DVT风险和出血风险。但对于一些关键问题，已有研究得出明确结论。首先，TBI患者伤后超过48小时再开始使用药物预防DVT，将使患者DVT的发病率升高5倍。其次，一项大样本量回顾性研究综合分析了所有外伤患者的临床结果，证明每隔8小时给予一次UFH与每隔12小时给予一次LMWH的预防效果没有显著差异。将这些结果与Norwood等的研究结果结合后，推荐所有脑外伤患者需在入院后48小时内开始接受UFH治疗。另外，脑外伤患者接受药物预防后，DVT的发生风险依然很高，需要每周复查多普勒超声。如果脑外伤患者有抗凝禁忌证，还可以考虑使用IVC过滤器。TBI患者住院康复期间可以持续进行DVT药物预防。出院后患者新发DVT的发病率仅有2%～5%。

（三）推荐方案

所有TBI患者需在入院后48小时内开始UFH预防治疗，每隔8小时一次。并且每周需复查一次多普勒超声。如果患者不能及时进行药物预防，强烈建议植入IVC过滤器。

四、脊髓外伤（spinalcord injury，SCI）患者DVT的预防

（一）DVT的发病率

由于检测手段的不同，文献报道的SCI患者DVT的发病率差异很大（9%～100%）。在伤后第1年死亡的SCI患者中，约10%的患者的死亡原因为VTE。很多因素可以升高患者VTE风险，但是主要原因还是Virchow提出的制动、高凝和血管内皮损伤三大因素。其病理生理机制也已经被阐明，包括凝血功能异常、血小板功能异常

和纤溶功能异常。

（二）预防DVT的用药时间和用药类型

早期的系统性回顾研究提出SCI患者使用LMWH预防DVT的效果是UFH的3倍，但对PE的预防效果却不明显。另外，仅有少数的研究评估SCI患者早期（晚期）预防DVT的效果。其中一项研究发现，当SCI患者伤后超过72小时再开始给予LMWH预防治疗时，患者DVT的风险会增加10倍。关于SCI患者预防治疗的持续时间，有Ⅲ级证据证明几乎90%的DVT事件都发生在SCI患者伤后的前3个月内，因此在这个时间范围内进行药物预防是有效的。如果患者有VTE病史，需考虑持续进行6个月的药物预防。

（三）推荐方案

在神经外科疾病患者中，SCI患者是VTE风险最高的人群。SCI患者应在伤后72h内尽早开始使用LMWH预防VTE，并且持续用药至少12周。如果患者无法使用LMWH药物预防，建议置入IVC过滤器。药物预防应在SCI患者手术前24h停止并在术后24h重新恢复使用。

五、成人择期脊柱手术患者DVT的预防

（一）DVT的发病率

一项大样本量的荟萃分析对择期脊柱手术患者进行了研究。与头部手术研究一样，各研究中脊柱手术患者DVT检测方案和方法不同，因此很难得出明确结论。但是该项荟萃分析提出，脊柱手术患者如果术后不进行任何DVT预防，患者DVT的发病率为6%；如果采用机械性方法预防，患者DVT的发病率是2%；如果同时使用机械性方法和LMWH预防，患者DVT的发病率<0.01%。这一结果在颈、胸、腰段不同部位的脊柱手术中基本一致。前后路联合脊柱重建手术患者DVT的发病率最高（14%～18%），但因为相关研究的病例数较少，尚无法得出准确数据。目前报道的择期脊柱手术患者PE的发病率非常低（0.06%）。在不使用任何抗凝药物的脊柱手术患者组中，术后椎管内硬膜外血肿的发病率为0；而LMWH组为0.4%，在这些椎管内硬膜外血肿患者中有38%的患者会遗留永久性神经功能障碍。最近其他研究也得出了类似的结果。也有人对脊柱手术患者术前植入IVC过滤器的预防效果进行了研究，一些重要的结论和推荐意见在下文有详细的讨论。

（二）推荐方案

对择期脊柱手术（不包括大型的脊柱重建手术）患者而言，单纯使用机械性方法可以充分有效地预防DVT。如果患者存在其他危险因素（恶性肿瘤或长期制动）并且没有禁忌证，应在术后24～48小时开始进行药物预防DVT。脊柱重建手术患者VTE风险较高，下面将对其进行详细讨论。

六、小儿神经外科患者DVT的预防

（一）小儿DVT的发病率

小儿住院患者DVT的发病率非常低，但近年在持续升高；在北美地区的发病率为0.2%。由于在重症监护病房的患儿需要长期留置中心静脉导管，DVT的发病率也会相应增加。

（二）推荐方案

小儿VTE的平均发病率很低，有Ⅲ级证据建议只对有症状的患儿或存在多种VTE危险因素的患儿（长期制动、恶性肿瘤、败血症、长期留置中心静脉置管）进行检查；术后不给予抗凝药物预防VTE，除非患儿有明确的VTE病史。

七、神经外科血管疾病患者DVT的预防：脑室外引流

神经外科血管疾病是由颅内血管畸形（动脉瘤、动静脉畸形、硬脑膜动静脉瘘、海绵状血管瘤）导致的自发性颅内出血（蛛网膜下腔、脑室内出血，脑实质内出血）。通常不推荐此类患者用药物预防DVT，除非患者的出血原因被处理（弹簧圈、夹闭或切除）。当此类患者的出血被完全控制后，对其采取的DVT预防方案与开颅手术患者相同，除非患者还需要放置或拔除脑室外引流管（external ventricular drainage，EVD）。

脑室外引流通常可以在ICU床旁或手术室内进行。脑室外引流引起的颅内出血发病率为5%～41%，但只有0.5%～2%的患者会出现相应症状。脑室外引流常在颅内血管手术之前进行，因此不影响患者术后的DVT药物预防。但是，有文献报道动脉瘤栓塞术后患者使用LMWH和阿司匹林，拔除脑室外引流管时引起了症状性颅内出血。尽管相关病例报道较少，但提示进行DVT药物预防的患者在24小时内置入或拔除脑室外引流管，会增加颅内出血的风险。但是，也有相当一部分研究得出了相反的结果。报道动脉瘤栓塞患者在暗室穿刺置管24小时内进行全剂量的肝素抗凝，EVD相关性出血的发病率为9.2%。这些出血病例中仅有1例（0.8%）患者有症状。如果患者的活化部分凝血活酶时间（APTT）值控制在90以下，那么全身肝素化治疗导致的EVD相关性出血的发病率为0。因此，如果患者可耐受APTT达到90，且在24小时内没有增加出血风险，那么脑室外引流后24小时使用UFH或LMWH预防DVT不会增加患者颅内出血的发病率。另一些研究分析了支架辅助的弹簧圈栓塞术后患者接受双联抗血小板治疗后，EVD相关性出血的发病率为32%，其中约1／4的出血是有症状的。因此，如果EVD患者因为支架植入而需进行双联抗血小板治疗，应停止皮下注射抗凝药物预防DVT。

八、神经外科患者IVC过滤器的应用

理论上，IVC过滤器植入是用来预防PE的；但是，这种装置的使用不是没有风险的，并发症包括植入部位血肿（1%）、IVC过滤器血栓形成（18%，通常是无症状的）、PTS（7%～40%）、IVC过滤器漂移到上腔静脉或右心室（2%～3%）、IVC壁溃

烂并侵及十二指肠或肾脏。如果IVC过滤器永久性植入，则预防PE的效果会降低，实际上还会进一步增加DVT的复发率。基于这些结论，现已开发出可回收性IVC过滤器，这种IVC过滤器在短期预防PE方面更具优势，并且不会对患者造成长期不良影响。患者植入可回收性IVC过滤器后，必须跟踪随访，因为IVC过滤器植入6周以上的患者很少有机会取出过滤器。

（一）IVC过滤器在神经外科患者中的应用

可回收性IVC过滤器在神经外科中一般用于两种特殊情况：

第一种情况是患者刚刚诊断为DVT，但因为考虑到出血风险而不能接受抗凝治疗，采用IVC过滤器可使其受益。全身抗凝的绝对禁忌证有些争议，但已确定包括近期的（≤48h）颅内出血或脊柱手术、活动性消化道出血、严重的HIT、严重的高血压或其他已知的出血因素。应该尽早为这些患者植入IVC过滤器预防PE。

第二种情况是有抗凝禁忌的VTE高风险患者可以预防性地植入IVC过滤器，但目前还存在争议。属于这两种情况的神经外科患者包括进行复杂脊柱重建手术，同时，又存在多种DVT危险因素的患者，以及发生急性多发性创伤或脑外伤的患者。

（二）成人脊柱重建手术患者采用IVC过滤器预防VTE

成人大型脊柱重建手术是抗凝治疗的禁忌证，但是，脊柱重建手术又是已被证明的VTE的高危因素。神经外科对22例大型脊柱重建手术患者开展了初步研究，结果发现患者术前植入IVC过滤器，可以降低死亡率，减少VTE的发病率。接着又开展了一项大样本量（219例）研究，这项研究纳入的是VTE高风险的大型脊柱重建手术患者。VTE高危因素包括：DVT和PE病史、恶性肿瘤、高凝状态、长期制动（术前卧床>2周）、手术范围超过5个脊柱节段、脊柱前后路联合手术、术中涉及髂腔静脉、麻醉时间超过8h。术后早期需采用双功彩超对所有患者进行下肢静脉监测，以后改为每周复查1次。大型脊柱重建手术患者的下肢DVT发病率为7.8%（41／219），

CTA诊断明确的PE发病率为3.7%（8／219）。麻醉超过8h的患者VTE（DVT或PE）的发病率较高。有研究将同样风险等级的住院患者分为植入过滤器组和未植入过滤器组，评估两组患者DVT转变为PE的发病率，结果显示IVC过滤器植入可以显著降低患者PE的发病率，比值比为3.7。

（三）脑外伤或多发性创伤患者采用IVC过滤器预防VTE

PE是患者创伤后出现并发症甚至死亡的常见原因，发病率为1.5%～9%。对于VTE风险高的创伤患者，包括严重的闭合性脑颅外伤和脊髓外伤伴截瘫或全瘫，有Ⅲ级证据建议使用IVC过滤器预防PE。在一项大型荟萃分析研究中，结果证明使用IVC过滤器可以显著降低PE的发病率（0～9%）和PE相关性死亡率（0～0.8%）。

（四）神经外科患者应用IVC过滤器的推荐方案

为了预防PE，任何已确诊DVT的神经外科患者如果存在抗凝禁忌，都应植入IVC过滤器。未确诊DVT的TBI或SCI患者如果存在抗凝禁忌，不能使用药物预防DVT，建议使用IVC过滤器预防PE。此外，存在高危因素（有DVT和PE病史、并发恶性肿瘤、高凝血症、长期制动）需行大型脊柱重建手术的患者，尤其是在麻醉时间超过8h的情况下，也应考虑术前植入IVC过滤器预防PE。

第三节 抗凝药物在其他常见疾病中的应用

在发达国家，动脉性和静脉性血栓事件[急性冠状动脉综合征、卒中、外周动脉血栓、深静脉血栓（DVT）和肺栓塞（PE）]已经是导致患者发病，甚至死亡的主要原因。治疗这些血栓不良事件的常用方法是使用抗栓药物。抗栓药物包括抗血小板药物、抗凝药物、溶栓药物。使用这些药物可以预防血栓形成以及相关并发症的发生，恢复血管通畅，预防患者出现组织、器官、肢体的功能性障碍。虽然抗栓药物挽救了许多患者的生命，但是针对神经外科疾病患者，抗栓治疗还面临着许多挑战。尤其是有冠心病、心房颤动或者有机械性心脏瓣膜的患者长期服用抗血小板或抗凝药物时，如果此类患者发生神经外科疾病，神经外科医生会面临用药的两难选择。另外，新型口服抗凝药物被广泛应用的同时也给医生带来了巨大的挑战。

一、心血管疾病与抗血小板药物

长期服用抗血小板药物的患者中，40%是为了预防心脑血管疾病。很多研究已经证明服用抗血小板药物可以预防心血管疾病。一级预防（患者无心血管病史）、二级预防（患者有心血管病史）的患者以及有冠状动脉支架的患者，一旦中断抗血小板治疗，停药风险有很大差异。研究表明，对于一级预防的患者，抗血小板药物可以降低男性患者心肌梗死的风险，降低女性患者缺血性卒中的风险，但同时会增加其他疾病的风险（如溃疡／消化道出血和出血性卒中）。因此使用抗血小板药物进行一级预防，仅仅针对有明确的心血管疾病危险因素的患者。美国预防保健工作组（USPSTF）建议，如果患者服用阿司匹林的收益大于其引起消化道出血的风险，那么阿司匹林可以用于男性患者（45～80岁）预防心肌梗死；用于女性患者（55～80岁）预防缺血性卒中。许多研究证明，对于二级预防的患者，使用抗血小板药物预防复发性心肌梗死，其预防效果优于抗凝药物；另外与安慰剂相比，抗血小板药物可以显著降低稳定性心绞痛患者心肌梗死、突发性死亡以及渐进性加重的发病率。对心血管疾病一级预防和二级预防的患者，合适的抗血小板治疗可以为此类患者带来巨大收益。但是如果此类患者接受高出血风险的手术（神经外科手术），那么抗血小板治疗对患者的益处会大幅降低，医生需要在患者围术期谨慎用药。

由于一级预防的患者血栓风险相对较小，因此此类患者可以在术前5~7天停止服用抗血小板药物，当患者度过出血危险期后可以恢复抗血小板治疗。对于二级预防的患者而言，停止服用抗血小板药物会明显升高心血管疾病的风险。但在围术期服用阿司匹林会增加50%的出血概率，尤其对于神经外科手术患者。因此建议对于二级预防的患者，如果需要进行高出血风险的手术，必须在术前5~7天停用抗血小板药物，术后24小时恢复用药（或者医生根据患者具体出血风险适当调整时间）。如果长期服用抗血小板药物的患者需要急诊手术，ACCP建议立即输注血小板或者其他止血剂，预防术中大出血。

（一）冠状动脉支架患者

对于近期植入过冠状动脉支架或者近期有心肌梗死病史，并且持续接受抗栓治疗的患者，一旦需要神经外科手术干预，医生将面临很大的治疗挑战。在美国有6 000 000患者有冠状动脉支架，其中有5%的患者在支架植入后1年内因其他疾病需要外科手术干预，外科医生需要全面了解患者停药的风险，并且需要与患者以及家属全面沟通。患者植入支架后，会出现一段时期的高凝状态，植入裸金属支架的患者术后高凝状态会持续1.5~3个月，植入药物涂层支架的患者会持续12个月。抗血小板双联治疗（阿司匹林+噻吩并吡啶类药物）可以显著降低患者心血管不良事件的风险，其效果优于单独使用阿司匹林。对于急性冠状动脉综合征或心肌梗死的患者，如果没有进行支架植入，建议抗血小板双联治疗持续1年，预防心脏缺血的复发。

许多风险统计表明，近期支架植入的患者停用抗血小板药物，会明显增加心血管并发症的风险（OR 89.8）。进一步讲，支架血栓形成的最主要危险因素是支架植入后早期停用抗血小板药物（OR14~57），其中有30%~40%的患者是由于手术原因停药。如果患者在支架植入后30天内停用抗血小板药物，那么与支架植入90天后停药的患者相比，前者发生心血管不良事件的风险是后者的2倍多。很多研究证明冠状动脉支架植入的患者，如果在支架植入术后第1个月因其他疾病需要外科手术，并且停用抗血小板药物，那么该患者的心源性死亡率可达86%；而一直持续双联抗血小板治疗的患者，心源性死亡率仅为5%。有药物涂层支架植入的患者如果停用阿司匹林和氯吡格雷，支架血栓发病率为31%；而持续服用阿司匹林和氯吡格雷的患者，支架血栓发病率为0。但患者在围术期接受双联抗血小板治疗时，会增加50%的出血风险（与单独应用阿司匹林相比），同时增加患者的输血概率。

近期植入冠状动脉支架的患者如果出现神经外科疾病并且需要手术干预，那么围术期的处理是神经外科医生面临的巨大挑战。医生需要全面权衡患者用药的风险收益比，并且考虑以下三条建议。第一，请心脏科医生会诊，共同制订用药方案；第二，如果条件允许，可以推迟手术，直到患者的高凝状态缓解（裸金属支架：3个月，药物洗脱支架：12个月）；第三，如果患者围术期发生心血管不良事件风险较高，必须在排除出血风险后继续服用阿司匹林。病例1中陈述了一位近期植入冠状动脉支架的患者发生外伤性颅内出血的治疗过程，并讨论了相关治疗经验。

（二）病例

一位83岁男性，既往有冠心病史并行冠状动脉旁路移植术，有糖尿病、高血压史，有前列腺癌病史，近期因非ST段抬高型心肌梗死在冠状动脉植入了3个药物涂层支架。支架植入后患者不慎摔倒，并伴有轻度思维混乱，格拉斯哥昏迷评分为14分，检查未发现有明显神经功能障碍。头部CT提示：左侧急性硬膜下血肿；伴右侧肱骨头骨折。患者转入神经外科监护室，复查头部 CT无变化。患者未停用阿司匹林和氯吡格雷，规定一旦患者出现病情恶化并且需要进行硬膜下血肿清除术，则停用氯吡格雷。每8小时监测一次心电图。但是患者随后出现胸痛，并且心电图出现缺血异常。每3～4天复查头部CT，硬膜下血肿无变化。住院第7天患者出现轻度面瘫，复查头颅CT显示左侧小脑后下动脉供血区域亚急性缺血改变。住院第13天患者接受右侧肱骨头骨折复位和内固定手术，随后出现大面积心肌梗死导致死亡。

（三）治疗讨论

最近有一项针对心脏介入医生的调查，结果再次证明了处理近期支架植入患者的复杂性和不确定性。48%的心脏介入医生认为，如果此类患者需要外科手术，会建议继续进行双联抗血小板治疗。而50%的心脏介入医生认为，可以在围术期静脉给予糖蛋白Ⅱb／Ⅲa抑制剂，进行过渡性抗凝治疗（目前还没有明确证据支持这一治疗方案，尤其是对于高出血风险的开颅手术患者）。针对药物涂层支架植入术后1年以上的患者，如果需要外科手术，48%的心脏介入医生认为手术期间需继续服用阿司匹林，可停用氯吡格雷；41%的心脏介入医生认为手术期间需继续进行双联抗血小板治疗；仅11%的心脏介入医生认为可以停用阿司匹林和氯吡格雷。此类患者最终的治疗方案需要外科医生、心脏科医生共同讨论制订，并需要与患者及其家属沟通。

二、心房颤动患者的抗凝治疗

心房颤动是最常见的心律失常，并且，每年有100 000例心房颤动患者会发生缺血性卒中。心房颤动相关性缺血性卒中有25%的死亡率和35%的致残率。由于心房颤动比较常见，并且，引起缺血性卒中的风险较高，因此心房颤动患者需要长期服用抗凝药物（常用VKA）。在美国平均每年有100万例心房颤动患者长期服用华法林。到2050年，服药人数可达600万～1000万。

心房颤动是导致患者死亡最主要的危险因素之一，因为心房颤动会诱发缺血性卒中，破坏心脏功能，增加心肌梗死的死亡率。不服用抗栓药物的心房颤动患者平均每年发生缺血性卒中的风险为5%。值得注意的是，不同的心房颤动患者发生缺血性卒中的风险存在很大差异，这一点对于患者围术期的治疗十分重要。基于各种危险因素的统计，评估每例患者发生缺血性卒中的风险。常用的心房颤动患者发生缺血性卒中的风险分级为CHADS$_2$评分。在CHADS$_2$评分中，将心房颤动患者分为高风险组（每年缺血性卒中的发病率>10%）、中风险组（每年缺血性卒中的发病率为4%~10%）、低风险组（每年缺血性卒中的发病率<4%）。大部分心房颤动患者需要进行抗栓治疗预防缺血性卒中。华法林是心房颤动患者最常用的抗凝药物，它可以减少60%的缺血性卒中的发生。抗血小板治疗（服用阿司匹林或者阿司匹林+氯吡格雷双联治疗）对部分心房颤动患者有预防效果。

长期服用抗凝药物的患者如果需要手术，一般建议在术前停用抗凝药物以避免术中大出血（除非手术出血风险小，可不停药）。所以针对这种情况需要制订围术期的用药方案，如果患者需要在停用华法林期间进行过渡性抗凝治疗（肝素或LMWH），那么何时停用华法林，何时恢复华法林治疗需要医生重点考虑。根据简单的数学计算，因为心房颤动患者平均每年发生缺血性卒中的风险为5%，所以如果患者在8d的围术期停用华法林，每天发生缺血性卒中的风险为0.013%，8天内发生缺血性卒中的风险为0.1%。但临床实际观察研究发现，如果心房颤动患者围术期不接受过渡性抗凝治疗，其缺血性卒中/TIA的发病率在1%以上。由此可见，外科手术患者更容易出现血栓栓塞并发症。一项纳入了700例心房颤动患者的大样本量研究结果显示，心房颤动患者进行手术的总血栓栓塞并发症发病率为0.6%，其中仅有2.5%的心房颤动患者围术期接受了过渡性抗凝治疗。

在临床中，对手术患者的缺血性卒中风险和出血风险的评估需要个体化。对于低风险组的心房颤动患者（CHADS$_2$评分≤2），围术期可以不接受过渡性抗凝治疗。此类患者需在术前5~6天停止服用华法林，并且需在术前24小时监测INR，确保患者抗凝状态已纠正。如果患者术前INR没有达到目标值（<1.3），应立即给予2.5mg的维生素K口服，确保患者INR在术前达到目标值。对于中或高风险组的心房颤动患者（CHADS$_2$评分为3~4或5~6；近期有缺血性卒中/TIA病史或风湿性瓣膜病史），华法林需在术前5~6天停用，并在围术期使用肝素或LMWH进行过渡性抗凝治疗。对于大部分患者而言，术前进行过渡性抗凝治疗是安全的；由于患者术后出血风险较高，进行过渡性抗凝治疗时需要谨慎。全剂量的过渡性抗凝治疗导致术后严重出血的发病率高达20%。

2012年的ACCP指南建议：过渡性抗凝治疗应优先选择LMWH而不是肝素。因为LMWH与肝素的成本和效果均相同，但是LMWH更易于给药，并且用药时不需要实验室监测。使用LMWH时，术前最后一次用药剂量应为之前用药剂量的一半。如果使用肝素进行过渡性抗凝治疗，需要在术前4~6小时停药。术后进行过渡性抗凝治疗的时间需要根据不同患者的出血风险而定。如果术后4~8小时使用预防剂量的肝素，患者术后的出血风险加倍，而术后12~24小时使用预防剂量的肝素则不会增加患者的出血风险。另外，在患者术后24小时内使用治疗剂量的肝素，则大出血的发病率为10%～20%。术后的出血风险也会随着患者年龄的增加而升高。如果患者术后出血风险较高，则建议在术后至少48～72小时再恢复抗凝治疗。再次强调，医生需要根据不同患者的情况，评估出血和血栓栓塞的风险，制定个体化治疗方案。

三、人工心脏瓣膜患者的抗凝治疗

近50年来，人工心脏瓣膜置换手术每年能挽救5万～10万例患者的生命。人工心脏瓣膜患者也需要长期使用抗凝药物，预防缺血性卒中或其他血栓栓塞不良事件的发生。

人工心脏瓣膜患者在围术期使用抗凝药物的策略与心房颤动患者相似。低风险组患者是指人工主动脉瓣膜置换的患者，并且无心房颤动、无卒中的危险因素（缺血性卒中／TIA发病史、高血压、糖尿病、充血性心力衰竭、年龄>75岁）。这类患者一般不需要进行过渡性抗凝治疗，但如果需要，可以皮下注射小剂量的LMWH。中风险组的患者是指人工主动脉瓣膜置换的患者，并伴有一项卒中危险因素。中风险组的人工心脏瓣膜患者在围术期使用抗凝药物的策略和中风险组的心房颤动患者一样（$CHADS_2$评分3～4分），但用药还需根据患者不同情况制定个体化方案。如果患者术后24小时内使用治疗剂量的抗凝药物，则大出血的发病率为10%～20%，因此建议在患者术后至少48～72小时再使用治疗剂量的抗凝药物。高风险组患者的围术期处理与中风险组患者相同。

四、新型抗栓药物

近年来，长期服用抗栓药物的患者在围术期的处理越来越复杂，因为近年来出现了许多新型抗凝药物和抗血小板药物，它们有着强大的抗栓效果，并且没有拮抗剂。医生有必要了解这些药物的适应证、疗效以及可逆性。长期服用华法林的患者每年大出血的发病率为1%～2%，其中3500例为颅内出血。与其他药物相比，华法林导致患者发生药物相关性死亡的风险较高。新型抗凝药物改进了华法林的许多缺陷：新型抗凝药物起效迅速，不需要进行过渡性抗凝治疗；新型抗凝药物的抗凝作用稳定性高，具有可预测性，服药期间不需要频繁监测INR；新型抗凝药物很少会与食物和其他药物产生反应；新型抗凝药物的目标蛋白非常明确，药物的副作用少。目前一些新型抗凝药物（凝血酶抑制剂和活化因子Xa抑制剂）已经在临床上使用。

五、凝血酶抑制剂

达比加群酯是一种口服的直接性凝血酶抑制剂，服用后2小时可达到血药浓度高峰。该药的半衰期为17小时，患者每天仅服用一次（此药主要经肾脏排泄，因此肾功能障碍的患者慎用）。达比加群酯可以直接抑制与纤维蛋白结合的凝血酶，而肝素和LMWH不能直接抑制凝血酶。达比加群酯改进了华法林的许多缺陷。许多随机对照研究证明，与华法林相比，服用达比加群酯的患者出血风险相对较小；达比加群酯可以有效降低患者骨关节置换术后血栓栓塞并发症的发病率和死亡率，其效果与华法林相同，甚至优于华法林。另外，达比加群酯可有效降低心房颤动患者缺血性卒中／TIA的发病率，其效果优于华法林；同时达比加群酯导致的颅内出血和其他大出血并发症的发病率相对较低。

达比加群酯有许多优点，服用该药的患者越来越多，但是达比加群酯相关性出血的发病率依然在1.3%～5.3%。值得注意的是，达比加群酯没有拮抗剂，这一点与华法林不同。输注凝血因子也不能纠正达比加群酯的抗凝作用，因为达比加群酯直接抑制凝血酶。对于少量外伤性颅内出血的患者，使用达比加群酯可能会诱发致死性颅内出血。血液透析能在2～3小时内清除患者体内35%～60%的达比加群酯，但是血液透析难以在短时间内实施，不适用于大出血患者。服用达比加群酯的患者的活化部分凝血活酶时间（activated partial thromboplastin time，APTT）和INR检测是不可靠的，因为这两种指标不能准确估计患者抗凝程度。凝血酶时间（thrombin time，TT）和蛇静脉酶凝结时间（ecarin clotting time，ECT）能提供相对准确的估计，但这些检查仍未被广泛使用。

长期服用达比加群酯的患者如果需要进行高出血风险的手术（颅内手术），必须在术前至少2天停药（在患者肾功能正常的情况下），并且在术前检测TT和ECT，确保患者抗凝状态已被纠正，降低出血风险。如果患者所在医院没有开展TT和ECT检测，也可以通过检测APTT粗略评估患者凝血状态（如果患者APTT正常提示抗凝效应残余较少）。患者术后48～72小时可恢复达比加群酯用药，如果患者术中止血不充分或者手术出血风险很高，可以推迟用药。

六、活化因子Xa抑制剂

活化因子Xa抑制剂（利伐沙班、阿哌沙班）可以选择性地阻断Xa因子的活性位点，间接抑制凝血酶。阿哌沙班是一种口服药，半衰期为12小时，体内25%的阿哌沙班经肾脏排出，同时也经粪便排出。一项大样本研究证明膝关节置换术后患者服用阿哌沙班可以显著降低VTE的发病率和死亡率，其效果优于LMWH和华法林。阿哌沙班也可用于不能耐受VKA治疗的心房颤动患者，其效果优于阿司匹林，但是阿哌沙班引起颅内出血的发病率相对降低。利伐沙班的半衰期是9小时，可通过肾脏排出，也可通过粪便途径排出。一项大样本研究（>2500例）证明膝关节置换术后患者服用利伐沙班可以显著降低DVT、非致死性PE的发病率和死亡率，其效果优于皮下注射LMWH。对于DVT／PE患者，利伐沙班可以达到与LMWH和VKA相同的效果；利伐沙班也用于心房颤动患者预防缺血性卒中或其他器官栓塞，其效果与华法林相似。

2012年12月，美国FDA批准利伐沙班用于外科手术后患者VTE并发症的预防，也可用于心房颤动患者缺血性卒中的预防，以及VTE患者的治疗。目前活化因子Xa抑制剂没有拮抗药物。另外，目前常用的实验室检查不能准确估计长期服用活化因子Xa抑制剂的患者的抗凝程度。因此，围术期患者需慎用活化因子Xa抑制剂。与达比加群酯一样，长期服用活化因子Xa抑制剂（利伐沙班、阿哌沙班）的患者必须在术前2天停药（肾功能障碍的患者需在术前3～4天停药）。术后如果患者止血效果良好，并且不需要长期置管（腰大池外引流，硬膜外置管），可以在术后48～72小时恢复抗凝用药。

七、P2Y12受体拮抗剂

普拉格雷是新一代噻吩并吡啶类抗血小板药物，药效与氯吡格雷相似。与氯吡格雷一样，普拉格雷能更有效地被人体吸收，在服用后30分钟就能达到血药浓度峰值，并且在人群中基因耐药的相对较少。此药半衰期为7小时。通过观察普拉格雷在冠状动脉综合征介入手术中的应用，发现其比氯吡格雷有更快更强更持久的抗血小板作用，能显著降低支架血栓的发病率，但其出血的发病率达到32%，并且明显增加了颅内出血的风险。与氯吡格雷相比，普拉格雷导致的致死性出血并发症的发病率更高。关于围术期患者使用抗血小板药物的方案在前文已有叙述。普拉格雷与氯吡格雷都没有拮抗剂，并且血液透析无效。因此建议在患者术前7天停用。输注血小板是唯一建议的纠正普拉格雷抗血小板作用的方法，但是其效果并没有得到广泛认可。如果条件允许，可以将手术推迟24～48小时，为患者代谢体内的普拉格雷提供时间。

八、总结

许多心脏病患者（冠心病、心房颤动、人工心脏瓣膜）需要长期服用抗栓药物，但是患者在围术期使用这些药物需要慎重，因为可能会导致难以控制的大出血。患者围术期使用抗栓药物需要制订个体化方案。医生需要权衡不同患者的血栓风险和出血风险来制定手术方案和用药策略，以确保患者预后最佳。

第四节 颅内静脉窦血栓的诊断与处理

颅内静脉窦血栓（cerebral venous sinus thrombosis，CVST）是一种多种原因导致的罕见病，占卒中发病率的1%。CVST在妊娠、产后和使用口服避孕药的女性中较为多发，由于CVST临床症状没有特异性且常呈亚急性发病，因此常被忽视或延误。因其病因复杂、表现多样，临床医生可能会遇到各种病因的CVST。肝素是首选治疗药物。CVST患者一般预后良好，但如果诊断不清或治疗不及时，患者也会出现一些严重的后遗症，如出血、脑疝甚至死亡。

一、历史和定义

CVST是一类罕见的脑血管疾病，早在150年前就被发现。最初认为CVST是一种感染性疾病，一般累及上矢状窦，导致双侧或单侧神经障碍、癫痫和昏迷，并经常导致死亡。过去CVST一般通过尸检才能明确诊断，因此被认为是致死性的。在出现血管造影后的早期阶段，死亡率仍维持在30%～50%，随着现代化成像技术的进步，目前可以发现更早期的CVST，死亡率已降低至10%以下。过去25年间，基于对CVST更深入的认识及先进神经影像技术（MRI）的使用，大大提高了CVST的诊断率。

由于皮质静脉之间存在广泛吻合，因此脑静脉引流区域没有脑动脉供血区域明确。这就促进了在发生脑静脉闭塞时侧支循环的建立。CVST的常见颅内静脉窦是上矢状窦（72%）和横窦（70%）。约1/3的病例会累及多个静脉窦，30%～40%病例同时累及窦和脑（小脑）静脉。

二、流行病学

成人CVST的发病率尚不明确，但肯定比以前基于尸检诊断的发病率要高很多，每百万人可有30～40例。一项加拿大的研究报道了18岁以下儿童的发病率为0.67／10万，其中43%是新生儿。成人发病高峰期在20～30岁，男女患者比为3∶10。这种性别差异可能是因为妊娠、产后和口服避孕药（激素）会增加CVST的风险。女性CVST好发于年轻的成年女性，而并非儿童或老年人。国际上对脑静脉和静脉窦血栓的报道中75%是女性患者，通常女性的发病年龄小于男性（女性平均34岁，男性平均42岁），且预后较好。在女性CVST患者中，有65%的患者存在性别特异性的危险因素，如口服避孕药、妊娠、产后和激素替代治疗。

三、病因学

CVST是一种严重的但可治愈的疾病，好发于年轻成人，与动脉卒中不同，它的发病更具有年龄相关性。一般将CVST分为两组：感染性和非感染性的，近年来非感染的病例较为常见。这种疾病是一个动态发展过程，实质上是凝血和溶栓系统的失衡，并导致静脉血栓的反复形成和扩大。一些疾病会导致或促进患者发展为CVST，目前发现超过100种病因和危险因素与CVST形成有关，在一个患者身上经常可以发现至少1种病因。尽管做了深入的调查研究，仍有15%～35%的病例病因不明确。在儿童CVST病例中，98%的病例仅存在一个危险因素。

四、病理学

与深静脉血栓（DVT）一样，CVST是由纤维蛋白丰富的红色血栓开始，如果没有再通就会逐渐纤维化。静脉血栓形成会引起静脉流空延迟、毛细血管灌注压降低和颅内血流量升高，从而导致静脉压升高。

颅内静脉血栓对脑组织的影响与静脉侧支循环和血栓延伸扩大有关。脉络丛有充分的静脉引流，因此脉络丛静脉血栓可能只会导致头痛或其他与颅内压升高相关的症状。如果静脉引流不充分，血栓处脑区的静脉和毛细血管灌注压会升高，并造成血脑屏障的破坏，血浆渗漏到细胞间隙进而出现血管性脑水肿。CVST患者可以没有脑损伤的影像学表现，或者仅表现为血管性水肿。在显微镜下，静脉血栓的脑区皮质和临近的白质会出现苍白和水肿，以及脑梗死的表现。此外，尤其在脑白质，会出现许多点状出血并融合成片。脑静脉性梗死与脑动脉性梗死具有显著差异，前者表现为水肿较重和坏死较轻，这提示组织修复的可能性很大。最近一项研究显示，在CVST的动物模型中，当堵塞上矢状窦后，细胞凋亡在CVST的进展中发挥重要作用。在更严重的情况下，CVST会导致单侧或双侧脑出血，称为出血性静脉梗死。

五、诊断

由于CVST临床症状没有特异性，临床表现呈亚急性，因此诊断经常被忽视或延误。大部分患者出现症状时已经是发病几天或几周后了。CVST临床特点的多样性取决于几个因素，如血栓形成的部位和程度，静脉闭塞的速度，患者年龄和基础疾病。

头痛是CVST最常见的临床症状，并且出现在90%的CVST患者中。头痛也是最常见的起始症状，70%～75%的CVST患者会在出现其他神经系统症状之前表现为头痛。CVST引起的头痛没有特异性。CVST引起的头痛会持续几天，但是一般起病突然并且头痛剧烈，与蛛网膜下腔出血或爆裂性头痛相似。头痛可能是CVST患者唯一的临床症状。这类患者诊断CVST特别困难，尤其在CT和脑脊液（CSF）的结果是正常的情况下，诊断更加困难。

35%～50%的CVST患者会出现癫痫小发作（大发作），并且比卒中更为常见。CVST在患者围生期的发病率非常高（76%）。

40%～60%的CVST患者会出现局灶性神经功能障碍。如果患者出现局灶性神经功能障碍，并伴有头痛、癫痫或者精神状态改变，应考虑CVST的可能。

15%～19%的CVST患者在入院时出现昏睡或昏迷，常见于多静脉窦的CVST或者脑DVT导致双侧丘脑水肿的患者。在所有CVST的临床表现中，昏迷提示患者预后不良。

根据研究，CVST发病的4个主要病征已明确。

1. 孤立性颅内高压。表现为头痛、恶心、呕吐、视神经盘水肿、一过性视觉缺损，最终出现第Ⅵ脑神经麻痹。这是CVST最常见的病征，占CVST病例的20%～40%。

2. 局灶性神经功能障碍或癫痫局灶性发作。"局灶"性病征，如果联合头痛或者精神状态改变，就应考虑CVST的诊断。

3. 亚急性弥漫性脑病。这种类型的病征表现为精神状态低迷，无法定位的癫痫发作，与脑炎或代谢性脑病相似。

4. 疼痛性眼肌麻痹综合征（Tolosa Hunt综合征）。这一病征表现为第Ⅲ、Ⅳ、Ⅵ脑神经的损伤症状，并且伴有球结膜水肿和眼球突出，提示海绵窦CVST。通常由于抗生素使用不当引起。海绵窦CVST很少引起头痛，患者可仅出现第Ⅵ脑神经麻痹症状，伴轻微的球结膜水肿和眼球突出。

CVST也会引起其他罕见的临床表现：短暂性脑缺血发作，有预兆的偏头痛，单纯性精神紊乱，耳鸣，单根或多根的脑神经麻痹和蛛网膜下腔出血。

六、神经影像学检查

鉴于CVST临床表现多种多样，一旦怀疑颅内静脉窦CVST，均应立即行适当的神经影像学检查。诊断的关键是脑静脉系统成像，它能显示闭塞的血管和血管内的血栓。普通CT可以作为没有特殊临床表现和轻度怀疑脑静脉窦血栓的患者的筛选检查。增强CT可以提供更准确的CVST诊断。MRI和MR静脉造影是无创性影像学检查，常被用于可疑患者的最初诊断。CT静脉造影检查方便实用，可用于急诊诊断。

CVST有直接性和间接性的放射影像学特征。直接性特征只见于1／3的CVST患者，即肉眼可见静脉或静脉窦中的血栓。CVST经典的CT表现是空三角征或空delta征、条索征和高密度的三角征。空delta征是注入造影剂后在CT窦汇区出现的充盈缺损。如果上矢状窦后部没有扫描到或在患者起病5天内进行CT扫描，这种现象是看不到的。高密度的三角征是上矢状窦后部新鲜血栓的普通CT表现，然而条索征的出现提示皮质静脉血栓。通常，非增强CT可显示CVST的间接特征，是静脉梗阻导致的大脑实质损伤。这些特征通常是非特异性的。患者也会出现弥漫性脑水肿，造成了大脑低密度影（见于20%～50%的病例）。静脉性脑梗死是非增强CT诊断CVST的间接征象。与动脉性脑梗死区域不同，静脉性脑梗死常涉及皮质下区域，而皮质梗死不明显，同时会出现多个孤立性脑损伤灶。静脉性脑梗死可以是出血性的，也可以是非出血性的，可以根据患者脑梗死区域，结合相关脑区引流静脉的解剖，初步判断CVST的位置。

以前CVST诊断的金标准是DSA，但是现在很少有患者通过DSA检查诊断CVST。目前CVST诊断通常由MRI和MR静脉造影提供。MRI可检测出大脑实质的改变，血凝块的形成，点状出血和血液流动情况。T_1和T_2自旋回波成像能够检测出血栓。MR静脉造影会呈现出充盈缺损。T_2回波平面易感性加权成像对于急性期血栓诊断有很大帮助，对检测皮质静脉血栓很敏感。当T_1和T_2成像的灵敏度降低时，可使用FLAIR检测孤立性血管阻塞。DWI可显示不同表现的脑水肿、脑出血和脑梗死。总的来说，大多数CVST病例都可以通过多种MRI图像，FLAIR和DWI检测出。

七、实验室检查

妊娠期或产褥期出现自发性CVST的患者，需要进行高凝状态的相关检查，指导后续治疗。但是在CVST急性期，没有简单的实验室检查可以明确排除CVST。多项研究证明D-二聚体水平可以作为诊断指标。低D-二聚体水平（<500μg／L）在下肢DVT检测中有很高的阴性预测价值。患者如果近期有CVST病史，D-二聚体含量通常会升高，因此D-二聚体含量测定为阴性，可能提示患者没有CVST。但是如果患者近期有头痛症状，阴性的D-二聚体含量测定不能排除CVST。

腰椎穿刺可以排除细菌性脑膜炎，也可以测定脑脊液压力，并释放脑脊液降低脑脊液压力。CVST导致的脑脊液成分异常通常有蛋白水平升高（50%），红细胞增多

（60%）或白细胞增多（30%）。

八、预后

多项荟萃分析发现CVST存在5%的死亡率。在CVST急性期，死亡率大约有4%。一项纳入了3488例患者的最新研究发现死亡率超过了4.4%。在CVST患者中，75%的患者可以完全恢复。CVST患者较差的预后可能与以下几个原因有关：比如发病年龄的两端（婴儿和老年），快速昏迷和局灶性神经功能障碍和脑DVT。脓毒症和恶性肿瘤会对患者预后产生负面影响。12%的CVST患者会复发，14%的患者会伴发其他部位的静脉血栓。

九、治疗

（一）抗生素

怀疑细菌感染的CVST患者应在最佳时间接受适当的抗生素治疗，并行感染源的外科引流术，收集脓液（Ⅰ级，C类证据）。

（二）肝素治疗

调整剂量的肝素静脉内注射可以预防新的静脉性脑梗死，神经功能恶化和PE。有限的研究证据显示，CVST患者进行抗凝治疗是安全的，抗凝治疗可以降低CVST患者死亡风险，但差异无统计学意义。CVST患者应使用LMWH或肝素进行抗凝，并根据体重进行剂量调节，使患者APTT时间延长至少2倍（Ⅱa级，B类证据）。CVST相关性颅内出血不是肝素治疗的禁忌证。没有并发症的CVST患者首选LMWH，随后改用VKA。

（三）溶栓治疗

介入血管内溶栓通常是指在阻塞的静脉窦内注入溶栓药，来溶解血栓。同时也会联合机械性溶栓技术，例如碎栓、吸栓和利用球囊导管移除血栓。但是，目前还没有充分的证据支持系统性或局部性溶栓用于CVST患者。如果患者在抗凝治疗的情况下，神经功能依然持续恶化，并且排除了其他导致恶化的原因，介入血管内溶栓可以是一个治疗选择。不建议对颅内出血患者或有脑疝风险的大面积出血性脑梗死患者进行介入血管内溶栓治疗（Ⅱb级，C类证据）。关于血管内溶栓的用药方案目前并不明确。

（四）口服抗凝

除非有明确的禁忌证，维生素K拮抗剂可以用于所有CVST患者急性期。关于CVST患者口服抗凝药的持续时间，目前还没有明确的证据。如果CVST继发于高危因素（比如感染或创伤），口服抗凝药物可以使用约3个月。自发性CVST并伴有轻度高血栓形成倾向的患者推荐使用口服抗凝药物6～12个月。对于有两次以上CVST发作的患者或有一次发作并伴有严重高血栓形成倾向的患者，建议永久性服用抗凝药物（Ⅱb级，C类证据）。INR的目标范围和下肢DVT治疗的INR目标范围（2.0～3.0）相同。

（五）抗癫痫药

没有癫痫发作的CVST患者，不推荐常规使用抗癫痫药（Ⅲ级，C类证据）。对于因脑实质损伤而引起单次癫痫发作的CVST患者，建议早期开始使用抗癫痫药防止再次发作。CVST患者服用抗癫痫药的最佳持续时间目前并不清楚，一些研究者建议持续使用抗癫痫药1年，直到患者没有癫痫发作，脑出血灶消失；对于无危险因素的患者，在急性期后可逐渐减少抗癫痫药的剂量。

（六）颅内高压的治疗

关于CVST患者降低颅内高压的治疗，目前还没有对照研究分析相关治疗方法的风险和收益。但是根据有限的研究证据，不建议使用类固醇类药物（Ⅲ级，B类）。可以使用乙酰唑胺缓解颅内高压症状：如果患者出现渐进性视力下降，选择其他的治疗（如腰穿、眼神经减压或分流）也有一定疗效（Ⅱa级，C类证据）。如果患者由于严重的占位效应或颅内出血造成神经功能持续恶化，需考虑进行开颅减压治疗（Ⅱb级，C类）。及时的开颅减压手术（降压性颅骨切除术，血肿清除）可以挽救患者生命，改善濒临脑疝的CVST患者的预后，但目前仍需更多的关于开颅减压手术效果的研究数据。

第二章　神经科围术期出血与凝血的管理

第一节　神经外科拮抗抗凝与抗血小板药物的策略

　　1916年，一位名叫Jay Mclean的医学生偶然发现一种可以抑制血液凝固的物质。大约20年后，人们才提取出这种物质用于临床治疗，这就是肝素。此后，更多的抗凝药物和抗血小板药物被开发出来，在临床上用于治疗病理性血栓。

　　抗凝药物和抗血小板药物可用于治疗神经外科患者的静脉窦血栓、缺血性卒中、颅内支架、颈动脉或椎动脉夹层。临床上神经外科医生常将抗凝药物和抗血小板药物用于冠状动脉及外周血管疾病，或者将抗凝药物用于预防骨科手术后的静脉血栓栓塞。所以神经外科医生需要了解如何在短时间内消除这些药物的作用，哪种方法最恰当，患者应该继续观察还是立即进行手术。

　　本章简要介绍了近年来使用的抗凝药物和抗血小板药物，以及这些药物的拮抗剂，并对其作用机制、剂量、注意事项进行了探讨（表2-1）。

一、抗凝药物

（一）肝素和低分子肝素（LMWH）

　　肝素／普通肝素（UFH）是神经系统疾病患者最常用到的抗凝药物。该药是一种黏多糖硫酸脂，能够结合于凝血因子Ⅱa（FⅡa），对凝血因子Xa（FXa）亦有一定的结合能力。这种能力与其15～30kD的分子量密切相关。肝素的抗凝作用常以活化部分凝血活酶时间（APTT）进行测量。UFH的半衰期相对较短，为1～2小时，因此在停药后3～4小时，凝血功能即可恢复正常。鱼精蛋白可用于拮抗肝素的抗凝作用，其正电荷可与肝素的负电荷耦合，阻止肝素与凝血酶原的结合。1mg鱼精蛋白可对抗100U肝素。鱼精蛋白的用量应根据循环中的活性肝素计算，例如患者2小时前使用了1000U肝素，则现在给予2mg鱼精蛋白就可以完全拮抗肝素的抗凝作用。

　　LMWH是UFH解聚制备而成的一类分子量较低的肝素的总称，其分子量为8～15kD。LMWH可抑制凝血因子Xa的活性，对凝血酶及其他凝血因子影响不大。LMWH的半衰期约为4小时，因此该药的抗凝作用在数小时后才能完全消失。鱼精蛋白亦可拮抗LMWH的药效，但只能拮抗LMWH 50%的抑制凝血因子Xa的能力。6～8小时前注入1mg的LMWH需用1mg的鱼精蛋白拮抗。

表2-1 抗凝药物及其拮抗剂

抗凝药物	作用机制	拮抗剂	剂量
肝素／普通肝素 低分子量肝素	抗因子Ⅱa作用强 抗因子Xa作用弱 抗因子Xa作用强 抗因子Ⅱa作用弱	鱼精蛋白	1mg鱼精蛋白拮抗100U肝素
磺达肝癸钠 利伐沙班	抑制因子Xa	重组因子Ⅶ 凝血酶原复合物	PT或抗Xa检测之后输注80μg／kg
阿加曲班 达比加群酯	抑制因子Ⅱa	无	血液透析
比伐卢定 来匹卢定 地西卢定	二价的抑制因子Ⅱa的活性区域	无 停止静脉给药	
华法林 醋硝香豆素 苯丙香豆素 茴茚二酮	抑制维生素K依赖性凝血因子Ⅱ、Ⅶ、Ⅸ、Ⅹ	维生素K 新鲜冷冻血浆 重组因子Ⅶa	每12h皮下注射1～2mg 测INR后输注80μg／kg
阿司匹林	抑制血小板COX-1，遏制TXA2，尤其是在血小板活化过程中	血小板DDAVP	初始1U，行PFA后0.3μg／kg
氯吡格雷 普拉格雷	抑制P2Y12（血小板活化所需的一种ADP受体）	血小板DDAVP	初始1U，行PFA后0.3μg／kg
阿昔单抗 依替巴肽	抑制糖蛋白Ⅱb／Ⅲa（血小板活化的最终通路）	血小板FFP或PCC	初始可给予FFP 1U 随后可使用浓缩血小板和PCC

COX=环加氧酶。DDAVP=去氨基-D-精氨酸血管升压素。FFP=新鲜冰冻血浆。

LMWH=低分子量肝素。PCC=凝血酶原复合物。PFA=血小板功能检测。TXA=血栓素A。

1mg的LMWH需用1mg的鱼精蛋白拮抗。

（二）凝血因子Xa抑制剂

凝血因子Xa抑制剂有两种类型：戊多糖类和可口服的因子Xa直接抑制剂类。戊多糖类包括磺达肝癸钠和艾卓肝素。磺达肝癸钠的半衰期为17小时，而艾卓肝素的半衰期较长达80小时。这些药物唯一有效的拮抗剂是重组因子Ⅶa（rFⅦa），其初始使用剂量为80μg/kg。

利伐沙班是可口服的因子Xa直接抑制剂类药物，半衰期为7～11小时。该药的抗凝作用无须监测，可延长凝血酶原时间（PT）。凝血酶原复合物可作为利伐沙班的拮抗剂，但患者需行PT检测或抗因子Xa检测。

（三）直接凝血酶抑制剂

这种药物可结合于凝血酶的活性位点，有口服药物和静脉输注药物，有单价体药物和二价体药物。阿加曲班是一种静脉输注的单价体药物，半衰期为50分钟。达比加群酯是一种口服药物，半衰期为12～17小时。比伐卢定、来匹卢定（重组水蛭素）及地西卢定（水蛭素）为静脉注射的二价体药物，半衰期为25～75分钟。

此类药物无任何拮抗剂，rFⅦa和凝血酶原复合物均不能拮抗其抗凝作用。二价体类药物的抗凝作用可在停药后立即消失，并可通过PT检测评估。血液透析可以消除达比加群酯的抗凝作用。

（四）维生素K依赖性凝血因子抑制剂

此种抗凝药物的发现可追溯至20世纪30年代，当时的科学家发现牛食用一种特殊的三叶草就会死于出血性疾病。随后，人们从中分离出了可抑制血液凝固的香豆素。如今，华法林已经成为临床上最常用的口服抗凝药物，但其可能会增加颅内出血（ICH）的发病率和死亡率。华法林能够抑制肝脏中维生素K依赖性凝血因子，包括因子Ⅱ、Ⅶ、Ⅸ、X以及蛋白C和蛋白S。华法林属于一种4-羟基香豆素，可以抑制维生K环加氧还原酶，进而抑制了上述凝血因子。此类药物还包括醋硝香豆素、苯丙香豆素及茴茚二酮。它们的半衰期为18小时至10天。香豆素药效水平可通过INR评估。

拮抗香豆素抗凝作用的策略依患者病情的紧急性而定。在非紧急情况下，可选择皮下注射维生素K（1～2mg），每12小时1次，拮抗香豆素抗凝作用。除在严重出血患者中外，没有证据表明静脉给药更具优越性。一般维生素K的拮抗作用在初次注射2小时内起效，并在12～16小时内达到拮抗效果。口服维生素K可在24小时内达到拮抗香豆素的作用。

在紧急情况下，使用新鲜冰冻血浆（fresh frozen plasma，FFP）或凝血酶原复合物（prothrombin complex concentrate，PCC）可以达到很好的快速拮抗作用。PCC中的凝血因子浓度比FFP高60倍，可以起到更持久的拮抗作用。PCC包含了失活的血源性因子Ⅸ、Ⅱ、Ⅶ、X以及蛋白C和蛋白S，它们可以通过替代维生素K依赖性凝血因子，达到快速逆转抗凝血药物的作用。PCC的缺点在于其可导致高凝状态，使患者处于动脉血栓或静脉血栓的高危状态。即使维生素K和FFP常规用于逆转抗凝血，但二者均不能快速逆转患者INR。因此，可以在适当的情况下选择应用PCC和rFⅦa等其他替代产品。

如果患者需要紧急手术，可以使用rFⅦa快速逆转患者的抗凝状态。rFⅦa是一种维生素K依赖性糖蛋白，可通过激活外源性凝血途径而达到止血作用。rFⅦa可以快速起效，半衰期为2～3小时。颅内出血患者使用rFⅦa剂量的研究结果显示，建议初始给药剂量为80μg／kg。使用rFⅦa后，需联合使用FFP或PCC以及维生素K，这一点十分重要。因为rFⅦa的拮抗作用不会持续太久，rFⅦa不能替代被华法林抑制的凝血因子。目前还没有研究明确rFⅦa的给药频率。但需要注意的是rFⅦa可能会导致急性血栓。Mayer等发现80μg／kg的rFⅦa会使患者动脉血栓的发生率提高5%。

二、抗血小板药物

（一）非类固醇类抗炎药物

阿司匹林是Bayer于1899年为治疗风湿病合成的水杨酸类药物。其抗血小板特性是由于与环加氧酶（COX）–1结合，继而抑制血栓塞（TXA_2），TXA_2是血小板活化过程中重要的催化剂。阿司匹林在吸收后数分钟内起效，半衰期接近3小时，但因其特殊的药代动力学特点导致对血小板抑制作用可达7～10天。

通过血小板功能分析—PFA–100—进行血小板抑制效果的评估。这是一种离体全血分析，通过采集血液计算凝血时间。根据是否使用胶原质肾上腺素试剂盒或ADP，正常凝血时间为60～120秒。

如果条件允许，最好在择期手术前7～10d避免使用阿司匹林，除非临床状况要求持续使用。为了逆转阿司匹林的药效，有两种方法可以采用。第一种方法是输注血小板。最近的研究发现，给长期服用阿司匹林的脑创伤患者输注血小板，可有效逆转抗血小板作用，并且该作用呈剂量依赖性。第二种方法是使用DDAVP，可以促进释放因子Ⅷ和Von Willebrand因子（VWF）以增加血小板的黏附性，因子Ⅷ和vWF是血小板重要的黏附因子。DDAVP的使用剂量为0.3μg／kg，使用时溶于生理盐水中，输注时间必须大于30min。

（二）噻吩吡啶类药物

氯吡格雷和普拉格雷都是噻吩吡啶类药物，通过与ADP受体P2Y12结合，抑制血小板功能。使用ADP试剂盒进行PFA–100检测，可以评估血小板抑制效果。

这种药物的拮抗方法与阿司匹林相似，都是输注血小板和0.3μg／kg的DDAVP。

（三）糖蛋白（GP）Ⅱb／Ⅲa抑制剂

GPⅡb／Ⅲa是血小板表面的一种整合蛋白，一旦被激活，可与纤维蛋白原结合，导致血小板聚集。

阿昔单抗，是一种人鼠嵌合单克隆抗体，可以抑制GPⅡb／Ⅲa。依替巴肽，是一种小肽，可与GPⅡb／Ⅲa的β₃亚基相结合并抑制其功能。这一亚基能特异性识别vWF和纤维蛋白原上精氨酸-甘氨酸-天冬氨酸（AGD）残端，与之结合促进血小板聚集。阿昔单抗半衰期短，但对GPⅡb／Ⅲa有强亲和力，因此对血小板的抑制作用长达4～5天。依替巴肽对其靶点亲和力弱，因此抗血小板作用会在停止静脉输注数小时内消失（患者肾功能正常的情况下）。

GPⅡb／Ⅲa抑制剂的拮抗方法包括停止给药、输注血小板和FFP／PPC。PFA-100检测可用来评估血小板功能。

三、结　论

病理性血栓导致的心血管、脑血管和外周血管疾病，是欧美国家的常见疾病。抗凝药物和抗血小板药物的出现改善了这些患者的预后，但使用这些药物有许多风险，首要风险是出血风险。当患者出现出血或需要其他紧急的神经外科治疗时，通常需要快速纠正患者的抗凝或抗血小板状态。

使用这些逆转抗凝和抗血小板作用的药物同样具有风险，包括静脉血栓、缺血性卒中和心肌梗死。对于长期接受阿司匹林联合波立维治疗的心脑血管支架患者，用药方案更加复杂。神经外科医生必须慎重权衡拮抗患者抗凝和抗血小板状态的风险收益比。

第二节　神经外科手术患者术后
恢复抗凝与抗血小板用药的策略

颅内手术和脊柱手术术后出现出血性并发症的风险较高。因此，治疗一些长期口服抗凝或抗血小板药物的患者对于神经外科医生而言是一种挑战。这些患者术后常常需要过渡性抗凝治疗并调整抗血小板用药，使术后出现并发症的风险最小化。但目前依然仅有很少的研究证据明确指导神经外科手术的患者术后如何恢复抗凝和抗血小板用药。因此医生只有借鉴非神经外科手术患者术后的抗凝和抗血小板用药建议来指导神经外科手术患者术后的用药。2008年美国胸科医师学会（ACCP）指南为神经外科医生提供了治疗依据。与2008年的指南相比，最近的ACCP指南在证据的质量和等级上稍有变化，但没有实质性改变。

一、抗血小板药物和抗凝药物

（一）抗血小板药物

抗血小板药物可以减少血小板聚集、预防动脉内血栓形成。临床上应用的抗血小板药物包括环加氧酶抑制剂（阿司匹林）、腺苷二磷酸受体抑制剂（氯吡格雷、普拉格雷、噻氯匹定）、非类固醇抗炎药、GPⅡb／Ⅲa抑制剂（阿昔单抗、埃替非巴肽、盐酸替罗非班）、腺苷脱氨酶和磷酸二酯酶抑制剂（双嘧达莫）。阿司匹林氯吡格雷是最常用的抗血小板药物，用于预防心脑血管血栓性疾病的发生。有关阿司匹林和氯吡格雷的研究较多，目前已经建立了相关指南指导术后如何恢复这两种药物治疗，并将在下文中详述。其他抗血小板药物大部分被用于急性心血管疾病的治疗，围术期的用药需要在心脏科医生的指导下进行。

（二）抗凝药物

有下列4种疾病的患者可能需要长期口服抗凝药物（如华法林）：

1. 心血管疾病　需要服用抗凝药物的心血管病包括心脏瓣膜病（有或无人工瓣膜）、扩张型心肌病、心腔内血栓和心房颤动。此类患者出现血栓栓塞性并发症的风险较高，在围术期需要过渡性抗凝治疗。ACCP指南提出如果这些患者术后不恢复抗凝治疗，那么每年出现血栓栓塞性并发症的风险大于4%。

2. 脑血管疾病　包括心源性血栓或动脉粥样硬化导致的卒中和颈动脉夹层。

3. 静脉血栓栓塞（VTE）　包括上下肢深静脉血栓（DVT）和肺栓塞（PE）。

4. 外周血管疾病　包括动脉狭窄和动脉旁路移植。

上述患者需要在术前和围术期进行过渡性抗凝治疗早已明确，值得注意的是过渡性抗凝治疗常用药物为UFH和LMWH。术后是否给予UFH或LMWH，需要医生根据不同患者权衡其出血和血栓栓塞的风险。在神经外科疾病患者中，医生常常需要精确掌握患者围术期出血和血栓栓塞的风险。为确保患者的安全，需要医务工作者分析手术类型、风险分级，悉心照顾，逐个评估患者术后出血的风险。

二、抗凝和抗血小板治疗的术后应用

迄今，所有关于患者术后抗凝和抗血小板治疗的指南建议都是1B／C级和2C级的。众所周知，这个领域的数据资料证明力度有限，因此患者术后抗凝和抗血小板治疗的风险可能比数据资料估计得更高。这就导致医生需要根据每例患者的不同情况，制定个体化治疗方案。而治疗方案必须基于对患者术后出血风险和血栓栓塞风险的权衡而制订。

神经外科手术患者围术期出血风险较高，医生需要根据患者术后止血的程度决定什么时候开始抗凝和抗血小板治疗。患者在一期止血不充分的情况下不可恢复抗凝用药。术后患者需要常规检查凝血指标（PT、PTT），并且血小板计数必须大于100 000／μl。如果患者术后存在凝血异常，需要及时评估和纠正。

在患者术后恢复抗凝和抗血小板用药之前，医生还需评估该患者血栓栓塞的相关风险。这种风险评估必须在术前患者伴随疾病的情况上进行。术前患者的伴随疾病和依赖口服抗凝药物的程度决定术后患者恢复抗凝治疗的用药剂量。目前很多关于患者血栓栓塞的风险分级尚未得到有力验证，但是ACCP根据患者最初接受抗血栓治疗时的疾病状态将患者分为高风险组、中风险组、低风险组。高风险组和中风险组的患者需要过渡性抗凝治疗。

对于出血风险较高的术后患者（如所有神经外科手术后患者），部分患者需要过渡性抗凝治疗。ACCP指南针对这些患者提出了一些1C级推荐，其中包括：

1. 在患者术中充分止血的情况下，LMWH／UFH用药应推迟至术后48小时或72小时后给予。

2. 在患者术中充分止血的情况下，LMWH／UFH的用药剂量应为低剂量。

3. 术后过渡性抗凝治疗可仅使用华法林，不可同时使用LMWH或LTFH。

另一条1C级推荐提出患者术后进行过渡性抗凝治疗没有固定时间，应根据不同患者的预计出血风险和术后止血效果来决定患者术后LMWH或UFH开始用药的时间。

对于高出血风险伴高血栓栓塞风险的患者，可以考虑给予下腔静脉过滤器植入。术后恢复使用LMWH／UFH抗凝治疗基于对两个影响因素的估计，即血栓栓塞风险和出血风险。在患者术中充分止血的情况下，如果该患者出血风险高并且有高或中等的血栓栓塞风险，则需要在术后≥24小时考虑给予低剂量的LMWH／UFH，也可以暂不给予抗凝治疗。另外，对于高出血风险伴高血栓栓塞风险的患者，可以考虑给予下腔静脉过滤器植入。对于低出血风险伴高血栓栓塞风险的患者，则需要在术后≥24小时考虑给予全剂量的LMWH／UFH。对于低出血风险伴中等血栓栓塞风险的患者，可考虑在术后≥24小时给予低剂量或者全剂量的LMWH／UFH。

由于华法林抗凝起效慢，术后过渡性抗凝治疗的主要目的是在华法林起效前，加用LMWH／UFH，使患者血栓栓塞不良事件的风险降至最低。根据华法林的药物特点，华法林使用2天才能达到部分效力的抗凝效果（INR≥1.5）。因此ACCP指南提出1B级推荐：可在手术当晚或者术后第1天开始恢复华法林用药，或者在患者术中充分止血的情况下及时恢复华法林用药。可惜的是，这些推荐并不是基于神经外科手术患者的数据资料，因此不是神经外科手术患者用药的金标准。许多神经外科医生在患者术后3～4天甚至术后1周才考虑抗凝治疗，因为这时候的患者出血风险最低。

当患者恢复华法林用药时，其剂量可以是患者术前的用药剂量，也可以在恢复用药的前2天给予双倍基础剂量。大量的研究证明要达到治疗性的INR（2.0～3.0），需要持续4～7天的过渡性抗凝治疗。指南同时提出，一旦达到治疗性INR可以停用LMWH／UFH，继续应用华法林。重要的是，所有患者住院期间在达到治疗性INR前需要每天监测INR，达到治疗性INR后还需要每周监测2次。

许多患者需长期服用抗血小板药物，术后需要及时恢复用药，如：裸金属支架植入6周内的患者或药物涂层支架植入12个月内的患者。对于围术期出血风险较高的手术，建议在手术前7～10天停止服用抗血小板药物。ACCP指南2C级推荐提出，在患者术中止血充分的情况下，可在术后24小时恢复应用阿司匹林和氯吡格雷。再次强调，这些推荐并不是基于神经外科手术患者的数据资料，许多神经外科医生一般在患者术后3～4

天，甚至1周后才开始给予抗血小板治疗，因为这时候的患者出血风险最低。决定是否恢复抗血小板治疗还需要神经外科医生权衡不同患者的血栓风险和出血风险。

对于一些血栓栓塞风险较高的患者（例如近期支架植入或者心肌梗死的患者），建议术后先给予过渡性抗血小板治疗。在使用口服抗血小板药物之前，这些患者的过渡性抗血小板治疗可以使用短效GPⅡb／Ⅲa拮抗剂（埃替非巴肽、替罗非班）。值得注意的是，短效GPⅡb／Ⅲa拮抗剂的这种使用是药品说明书之外的用法，制定抗血小板治疗的方案需要参考心脏病科医生的意见及多学科的会诊意见。目前还没有关注其他抗血小板药物的相关指南。过渡性抗血小板药物必须在患者术中充分止血的前提下使用。ACCP不推荐患者恢复抗血小板用药时，使用血小板功能检测。

治疗剂量的抗凝治疗可以引起多达10%～20%的患者出现出血并发症。患者术后是否恢复抗凝治疗，医生需要根据患者术中的止血情况，患者术前伴随疾病导致血栓栓塞的风险，以及引起出血风险增加的因素（老年人、长期服用抗血小板药物、肾损伤、脊髓或硬膜外导管的应用、肝脏疾病或癌症）来制订个体化的治疗方案。医生需要仔细权衡患者进行过渡性抗凝治疗和抗血小板治疗的风险。

三、神经外科相关问题

神经外科手术后的患者如果出现出血或者血栓栓塞的并发症，可能危及患者生命，医生需要格外注意。但是在神经外科领域，关于抗凝和抗血小板治疗的相关文献很少，也没有相关指南。

众所周知，华法林、UFH、LMWH、氯吡格雷和阿司匹林会增加神经外科手术后患者的出血风险。神经外科手术后患者如果出现出血并发症，可能导致二次手术和永久性神经功能障碍。目前研究最多的出血并发症是硬膜外血肿，进展型硬膜外血肿会引起严重后果。术后有症状的硬膜外血肿的准确发病率尚不明确，但是推测在0.1%～1.0%（无论患者术后是否接受抗栓治疗）。如果患者因为术前伴随疾病长期接受抗凝治疗，那么术后有症状的硬膜外血肿的发病率高达22%。最近的神经外科相关综述提出预防剂量和治疗剂量的抗凝治疗都会增加硬膜外血肿形成的风险，但是其精确的发病率尚不明确。如前所述，硬膜外血肿的形成可以导致患者长期或永久性的神经功能障碍。因此，大量神经外科相关建议提出如果患者术后需要抗凝治疗，建议使用UFH替代LMWH，因为UFH更容易控制，作用时间更短，鱼精蛋白更容易拮抗其抗凝作用。

脊柱或者颅内手术后患者一旦出现静脉血栓栓塞，会影响患者神经功能的恢复。对于那些术前就存在高血栓栓塞风险的患者，由于术后需要长期卧床和活动限制，患者术后出现血栓栓塞的风险更高。但是这些患者术后是否需要恢复抗凝或抗血小板治疗，医生还应根据患者术后的止血效果进行评判。

如果患者术前就存在深静脉血栓或肺栓塞病史，但是脊柱或者颅内手术后止血效果又不佳，医生应格外重视。对于这些患者，建议术后给予下腔静脉过滤器植入，替代术后使用UFH或LMWH的过渡性抗凝治疗。但是对于一些需要长期服用抗凝药物的心房颤动患者、机械性心脏瓣膜患者以及术后脑血管意外高风险患者（缺血性卒中和医生需要个体化分析患者）的风险收益比，决定术后是否开始或推迟抗凝治疗。

长期服用抗凝药物的患者会引起高INR，出现颅内出血和硬膜下血肿（合并或不合并外伤）。神经外科医生在临床上经常遇到一个问题，如果长期服用抗凝药物的患者出现颅内出血，那么停用抗凝药物多长时间是安全的。Wijdicks等对这个问题进行了相关研究，他们观察了一些血栓栓塞风险较高的患者（人工心脏瓣膜合并心房颤动患者或球笼瓣膜患者），分别停用抗凝药物2～22天，并没有出现血栓栓塞并发症。虽然这项回顾性分析只纳入了9例患者，但是作者提出如果长期服用抗凝药物的患者出现颅内出血，需行动脉瘤夹闭或栓塞术，或者需要在不增加血栓栓塞风险的前提下治疗颅内血肿，可停用抗凝药物1～2周。

对于脊柱和头颅手术术后患者，神经外科医生需要根据患者不同情况个体化分析其风险收益比。如果患者术中和术后止血效果良好，可以考虑术后恢复抗凝治疗，但是医生需要时刻评估抗凝治疗的风险。最终需要强调的是，在患者术后出血未控制之前，不可进行过渡性抗凝治疗。

四、病例

（一）病例1

C.K.，女，45岁，以急性右侧胸部疼痛症状入急诊科就诊。患者1个月前由于多发性骨髓瘤继发溶骨性病变，导致病理性骨折，并随后进行左右侧全髋关节置换术。患者术后持续性的地接受预防剂量的依诺肝素治疗。患者此次入院行胸部CTA检查结果提示双侧肺栓塞右侧栓塞较为严重。住院期间将患者依诺肝素剂量加大至治疗剂量（每天2次）。1周后，患者突然出现弥漫性头痛、谵妄、言语含糊不清等症状，并再次入急诊科就诊。头部CT提示急性颅内出血。医生及时纠正患者抗凝状态，并进行手术干预。
问题：患者术后什么时候可以恢复抗凝治疗？哪一种抗凝药物可以在患者术后早期使用？以下几条建议可供医生参考。

1. 患者近期有深静脉血栓和肺栓塞病史，但是如果术后过早恢复抗凝治疗，患者出现症状性颅内出血的风险很高。建议先给予暂时性的下腔静脉过滤器植入，并且推迟术后抗凝治疗的时间。几周后，如果患者一般情况良好，可以给予治疗剂量的抗凝药物。在患者恢复治疗剂量的抗凝治疗后再去除下腔静脉过滤器。

2. 术后给予患者下腔静脉过滤器植入的同时，如果患者头部CT显示颅内血肿稳定并且临床检查无异常，可以在术后24～48小时适当给予低剂量的肝素治疗。术后2～5天再次评估患者情况，决定是否可以调整为高剂量的肝素治疗。如果患者术后一直未进行过渡性抗凝治疗，可在术后2～5天再次评估患者情况，决定是否可以给予低剂量的肝素治疗。

3. UFH比LMWH更适合用于神经外科术后患者的过渡性抗凝治疗。因为UFH的抗凝效应更容易控制。

4. 在患者恢复治疗剂量的抗凝治疗之后再去除下腔静脉过滤器。

（二）病例2

H.B.，男，72岁，有2型糖尿病史、高血压史、卒中史、冠心病史。10年前被诊断为弥漫性大B细胞淋巴瘤Ⅱa期，并接受化疗，化疗后患者病情好转。11个月前患者因冠心病行冠状动脉介入手术，在左前降支植入药物涂层支架，术后患者持续服用氯吡格雷。此次入院患者有弥漫性头部钝痛，伴有意识改变。头颅CT结果提示右侧大脑颞叶和顶叶两处占位性病变，怀疑为中枢神经系统淋巴瘤。神经外科医生需要对患者进行手术，取活组织检查，同时需要咨询心脏病科医生是否可以暂时停用氯吡格雷。如果心脏科医生认为可以在围术期停用氯吡格雷，并且不会出现任何并发症，那么该患者术前什么时候可以停用氯吡格雷，术后什么时候可以恢复氯吡格雷的使用，以下几条建议可提供给医生参考。

1. 该患者术前5～7天停用氯吡格雷。

2. 如果患者术中充分止血，术后头部CT扫描无出血，临床检查无异常，可以在术后48～96小时开始服用氯吡格雷。

第三节 预防术中出血的介入栓塞技术

在对颅内或椎管内病变的术前评估中，病变富含血管程度的评估至关重要。仔细评估患者术前神经影像和病史，需要重点估计血管病变和术中大出血的可能性。如果有疑似血管病变，医生需要在术前考虑用合适的方法止血。目前，神经介入放射学栓塞技术是术前准备的主要方法。随着X射线设备、导管、导丝和栓塞材料的不断发展，适合栓塞治疗的颅内和椎管内病变比例逐渐升高。术前介入栓塞主要采用动脉穿刺途径，但是在一些特殊的病例中，直接性经皮穿刺栓塞技术也可供选择。除了减少术中出血外，术前介入栓塞还有其他优点：

1. 术前选择性地控制术中难以接近的供血动脉。

2. 减少手术时间。

3. 增加病变的全切率。

4. 降低损伤周围神经组织的风险。

5. 降低病变的复发率。

6. 提高解剖变异的辨别率和术野清晰度。

本章着重介绍术前介入栓塞技术概论和最常应用的栓塞材料。简要描述最常见的适合做术前介入栓塞的颅内和椎管内病变，讨论主要的并发症和风险。重要的是，术前介入栓塞仅仅是手术的辅助手段。因此，对待每例患者，均需权衡利弊，以确保术前介入栓塞的上述优势大于潜在的风险。

一、栓塞技术

（一）导管、导丝和技术

经动脉介入栓塞技术可分为3个阶段：评估和诊断，微导管的选择，介入栓塞手术。首先，我们讨论患者的麻醉问题。介入栓塞的患者可保持清醒或者轻度镇静，以确保持续性的神经系统监控和诱发试验，从而避免全身麻醉风险。从另一方面讲，全身麻醉的优势在于消除患者不适感，以及在关键诊断和栓塞过程中防止患者移动。全身麻醉的主要劣势在于不能对患者进行实时神经功能检测。但是，一些神经生理学监测可以在术中运用，例如：脑电图，体感诱发电位和运动诱发电位。通常在全身麻醉下行所有的颅内外和颈部的介入栓塞手术。对于大部分椎管内介入栓塞手术，中度镇静已可以满足手术需要。但是，转移性的胸椎病变会对麻醉有更高要求。因为患者呼吸运动和病变引起的阵发性疼痛会使手术操作更加困难。

（二）动脉通路

穿刺的动脉通常选择股动脉。但是在一些特殊情况下，也可选择肱动脉、桡动脉、颈动脉。在插入动脉鞘管后，医生可应用各种诊断用导管送进相应血管内行血管造影。血管造影诊断的关键在于确认病变相关血管解剖，包括病变富血管程度、供血动脉及引流静脉。在操作过程中，需要在施行干预前和干预后分别进行相关血管造影，并将两者进行对比分析。例如，对于一些颅外和颈部肿瘤，需要在干预前行选择性颈内动脉血管造影，了解是否存在血栓风险。干预后行选择性颈内动脉血管造影，便于发现遗漏的血管分支并分析血流变化。

（三）导管（概述）

诊断性血管造影完成后，造影导管需被替换为导引导管。使用导引导管的目的是为更细、更软的微导管通过提供稳定的平台。因此，这种导管通常比造影导管更硬、更粗。明确了相关血管解剖位置后，一般导引导管可直接进入目标血管。如果遇到非常扭曲或复杂的血管时，可以将造影导管先送入目标区，引导长交换导丝传入目标区远端后，再替换为导引导管。在一些特殊情况下，造影导管可以用作导引导管。在脊髓介入栓塞手术中，一般采用5-French Cobra 2造影导管。这种导管尖端专为方便送入横行方向的血管设计，比如，脊髓节段性动脉。这种诊断导管内径很大，可容纳微导管通过。Cobra 2导管尖端形状有助于在脊髓阶节段性动脉内稳定位置。肝素需通过旋转止血阀持续冲洗导引导管，预防导管内血栓形成。但是用量不能影响凝血参数。全身肝素抗凝治疗经常用于减少血栓栓塞性并发症。在介入栓塞手术中，通常使用70U／kg的肝素，以期望活化凝血时间达到基线的两倍。

（四）微导管和导丝

介入栓塞手术的第二阶段是选择微导管。这一阶段的目的是将微导管送入最佳位置，以便能够安全有效地递送栓塞材料进入目标病变。

第一步是要选择合适的微导管。目前，有多种微导管可供选择。这些微导管普遍设计为近端比较粗硬，远端逐渐变软变细。微导管比较粗硬的近端方便操作导管向前传送，而比较柔软的远端能使导管容易送入更细的血管远端，并减少血管破裂和断裂的风险。微导管通过编织制成，这样可以预防微导管通过血管急弯时弯折。微导管表面涂有亲水性涂层，这样可以减少微导管和导引导管、微导管和血管壁之间的摩擦力。也有一些证据表明，亲水性涂层也可以减少沿导管周围的血栓形成。推送微导管的技巧在于需先同轴递送微导丝到位，再缓慢推送微导管。微导丝前端柔软，对血管壁损伤小。漂浮微导管是一种用特殊方式推送的特殊导管。Magic微导管和Marathon微导管均属于漂浮微导管。这种微导管的远端极度柔软、纤细。运用这种微导管，微导丝可以缩回微导管腔内，将微导管柔软的远端顺着血流方向推送。漂浮微导管可以操作进入非常细的血管而且很少损伤血管。微导管尖端可以用传统的蒸汽方法塑形，方便操作，也可以用其他方法塑形。最后，在选择微导管之前，必须考虑微导管和栓塞材料的兼容性。液体型栓塞剂Onyx溶于二甲亚砜，因此只能应用于二甲亚砜兼容的微导管，如Marathon微导管。此外，颗粒型栓塞剂会在微导管内聚集，导致导管堵塞，甚至损害导管。

每一个微导管都需要一个微导丝导引。和微导管一样，微导丝也有许多种类可供选择。微导丝内的芯线决定微导丝的大小、柔韧度、可塑形性、可控制性、可输送性、力矩调节和透视能见度。微导丝很容易用传统蒸汽法塑形。微导丝塑形是通过血管急弯和进入血管分支终末端的关键一步。

（五）血管造影技术

对于头颅的介入操作常采用双向透视，而椎管内病变的介入操作采用单向透视即可。为了方便操作，路图技术已被广泛应用。这种技术是先获得血管路径的掩膜图像，再把实时透视影像重叠在上面。如果患者移动或者X射线管和图像增强器的位置变化，那么路图作用会失效。由于这个原因，易受到呼吸和肠蠕动的影响，路图技术并不适用于胸腰椎部位的操作。目前，3D路图技术已得到开发，这种技术是使用旋转造影构建的3D影像作为路图。3D路图技术可在X射线设备变换新的投射角度的情况下应用，而不用获得新的路图。但是，与普通路图相似，3D路图也不允许患者移动。

当微导管达到目标区后，必须施行超选择性造影确定是否到达合适位置。合适位置是指微导管必须在只对病变供血的供血动脉里和栓塞剂通过微导管能够进入靶点的位置。另外，行超选择性造影确定导管位置的另一目的在于：排除进入供应正常大脑和脊髓血管的可能；对于头颈部的介入栓塞，需明确是否存在颅内外交通支。医生需要对超选择性造影的结果进行分析。分析时间长短根据目标病变的不同而不同。例如，对颅内动静脉畸形超选择性造影结果进行分析的时间要比L$_5$肾细胞癌转移的分析时间长得多。微导管到位后，可以通过注射戊巴比妥和利多卡因行神经功能诱发试验。通常诱发试验是在清醒患者中开展的，目的在于明确从确定的微导管位置，是否有血流流入正常大脑、脊髓或脑神经。现已证实利用脑电图行诱发试验可以预测动静脉畸形栓塞后的神经功能并发症。诱发试验的主要缺陷是假阴性结果。因为注射的药物容易分流入有高流量血管的病变，从而很难进入正常神经组织。因此，一些权威专家认为要达到排除是否存在危险的交通支和微导管是否进入正常脑组织血管的目的，仔细分析选择性造影结果和使用激发试验的效果一样。

（六）栓塞材料

目前，有许多种栓塞材料可供选择。在介入栓塞术前评估阶段，对栓塞材料的选择很关键。因为栓塞材料可以影响微导管的选择和微导管需要到达的位置。选择栓塞材料需要考虑病变的特点，比如病变类型、位置及血流速率。决定栓塞材料选择的另一些因素包括其易用性、价格、与微导管的兼容性。本章我们重点讨论三种栓塞材料：颗粒型栓塞剂、液体型栓塞剂和弹簧圈。但是，我们过去使用过的以及目前在使用的栓塞材料品种还很多。

（七）颗粒型栓塞剂

由于颗粒型栓塞剂相对价格低廉、易于操作，目前使用最为普遍。颗粒型栓塞剂对于有毛细血管床的病变最为有效，比如肿瘤性病变。颗粒型栓塞剂的一个优势在于能够从微导管口被血流运送入肿瘤毛细血管床。直径越小的颗粒，越容易进入血管远端。过去，颗粒型栓塞剂主要用于术前动静脉畸形的栓塞。但是由于其出血性并发症的风险高，现在逐渐被液体型栓塞剂取代。颗粒在透视下不显影。因此在将固体微粒注入微导管时，需将其与低浓度造影剂混合，才能在透视下可视性操作。

目前最常用的颗粒型栓塞剂是聚乙烯醇（polyvinyl acetate，PVA）。PVA颗粒形状不规则且容易聚集，因此容易导致微导管近端堵塞。为了降低这种风险，医生需要选择合适型号的微导管，而且固体颗粒与造影剂混合浓度不可过高。球形颗粒栓塞剂有着稳定一致的形状，例如Bead Block和EmbosPheres。稳定一致的球形颗粒比标准大小的PVA颗粒更容易进入血管远端。越小的颗粒越容易进入肿瘤毛细血管床，越容易阻断肿瘤血流供应。但另一方面，球形颗粒栓塞剂和小颗粒型（<150μm）PVA栓塞后出血的风险较高，这可能与栓塞剂弥散入静脉端有关。在头颈部栓塞术中，球形颗粒栓塞剂和小颗粒型PVA容易穿过正常颅外向颅内吻合支，这也是潜在的风险。对于颅内外沟通的脑膜瘤，颅外和颈部的肿瘤，以及椎管内病变，一般使用标准（≥150~250μm）PVA颗粒。使用颗粒型栓塞剂有很高的再通率，因为它所导致的血管堵塞基于颗粒周围的血栓

形成，有被分解的可能性。但是，颗粒型栓塞剂适用于肿瘤病变的术前栓塞，因为一般在颗粒栓塞再通之前已经施行了肿瘤病变的外科手术切除。

（八）液体型栓塞剂

目前液体型栓塞剂已经得到广泛应用。因为液体型栓塞剂容易通过微导管注射，而且遇到血流便可发生聚合反应。目前最常使用的液体型栓塞剂是氰基丙烯酸盐黏合剂（胶合物）和Onyx。在氰基丙烯酸盐黏合剂中，最常用的是α-氰基丙烯酸丁酯（n-butyl-cyanoacrylate，NBCA）。

当氰基丙烯酸盐黏合剂遇到阴离子介质（血液）时，会迅速发生聚合反应。NBCA所引起的血管堵塞被认为是永久性的，但也有一些证据表明其堵塞的血管有再通的可能。在准备和装填NBCA时，操作必须非常细致，以避免NBCA的不利聚合导致导管堵塞。为了预防NBCA在微导管的聚合，导管需先用体积分数为5%的葡萄糖溶液冲洗。通过混合超液化碘油或者冰乙酸可以延长NBCA的聚合时间。超液化碘油是一种油基对比剂。超液化碘油可以增加混合液的黏稠度，而冰乙酸对混合液黏稠度无影响。在混合液里添加钽粉可以加强透视下的可视度。当混合液流动在微导管口形成楔形时，需要严格控制推送混合液。因为微导管尖部在远端血管里已堵塞，以至于混合液的流动完全依靠注射的推送。很多微导管适用于NBCA，包括小的漂浮微导管（Magic微导管）。NBCA的另一个优势在于能够在距离病变更近的位置产生栓塞。因为可以根据病变特点，变化NBCA和超液化碘油的混合比例从而调整其聚合速度。NBCA的缺点是被激活凝固相对较快，以及其强力的黏附特性容易导致导管黏附于血管内。根据作者的实践经验，在注入NBCA后移动和停止微导管移动需以非常协调的方式进行，这样才能使导管粘连于血管壁的风险最小化。NBCA最初被食品与药品监督管理局批准用于动静脉畸形的术前栓塞。目前NBCA也被用于其他颅内病变的栓塞。

Onyx是乙烯-乙烯醇共聚物（ethylene vinyl acetate copolymer，EVOH）、二甲基亚砜（DMSO）组成的混悬液。当与水性溶液（如血液）接触时，DMSO快速弥散到水性溶液中，EVOH则沉淀为团块。在混悬液里添加钽粉可以加强透视下的可视度。EVOH可沉淀转化为非黏附性海绵状团块。在市场上可以获得不同比例EVOH的Onyx。不同比例的EVOH可以影响Onyx沉淀速率和渗入血管远端的概率。与NBCA相比，Onyx更容易操作，激活凝固时间长，导管与血管粘连的风险小。但是如果Onyx出现大量反流，导管粘连的风险仍然存在。进一步讲，Onyx堵塞的血管比NBCA堵塞的血管更柔软，栓塞后在手术中更容易剥离。Onyx比NBCA更容易渗入较小的远端血管。一般认为，Onyx会引起轻度炎症反应。在Onyx栓塞后的动静脉畸形手术切除标本中发现了血管和血管周围炎症反应。与NBCA不同，注入Onyx时可以随时停止和重新操作。在注射停止时允许进行造影，可以改换方向使Onyx进入病变的不同血管部分。Onyx可以在导管尖部形成活塞，这样可以预防反流，更好地控制每一次注射。Onyx主要的缺点在于价格较贵，与

DMSO兼容的微导管较少。如果注射过快，DMSO对血管内皮有毒性作用，而且当其被代谢时会产生难闻的气味。Onyx血管阻断的耐久性一直存在争论。Natarajan等进行的一项组织病理学研究表明，在切除的动静脉畸形标本中，18％出现血管再通。与NBCA一样，Onyx最初也被食品药品监督管理局批准用于动静脉畸形的术前栓塞。目前Onyx的适应证也被扩大，用于其他头部病变的栓塞。

（九）微弹簧圈

微弹簧圈是有多种型号和形状的铂金线圈。微弹簧圈可以通过微导管被推送至目标血管。在术前栓塞中，弹簧圈普遍被用作其他栓塞剂的辅助工具。弹簧圈的使用能进一步减少供血动脉的血流，并且可以降低颗粒型栓塞剂栓塞肿瘤毛细血管床的再通率。在颅外病变术前栓塞中，当微导管不能推送至目标位置，不能保护正常脑区或者危险吻合支时，微弹簧圈可用来引导微粒型栓塞剂进入目标区。可推送弹簧圈也是一种铂金线圈，具有极易形成血栓的纤维。这种纤维由聚酰胺纤维、聚酯和其他合成物质组成。这种弹簧圈需要更粗的微导管，且需要推送器推送。在神经介入手术中，最常用的弹簧圈是可解脱铂金微弹簧圈。这种弹簧圈最初设计用来栓塞颅内动脉瘤，并且至今仍是栓塞颅内动脉瘤的主要工具。Guglielmi可解脱弹簧圈（GDC）是一种标准弹簧圈。这种GDC保留了弹簧圈传送系统，术者可用电解或者机械方法解脱弹簧圈。如果弹簧圈投放位置不满意，可再调整或者整体拔出。GDC的主要缺点就是价格昂贵。

（十）直接性经皮穿刺肿瘤栓塞

除经动脉穿刺栓塞技术外，直接经皮穿刺栓塞技术也是一种术前病变去血管化的方法。这种技术最常用的栓塞剂是液体型栓塞剂NBCA和Onyx。头颈部肿瘤，如副神经节瘤、青少年鼻腔血管纤维瘤、颅盖血管外皮细胞瘤，可运用此技术栓塞。Schirmer等报道在治疗一组5例高度血管化的肾癌脊柱转移患者的过程中，采用经皮穿刺直接注射NBCA的方法作为经动脉穿刺栓塞的补充手段。直接性经皮穿刺栓塞技术也有导致缺血的风险。因为栓塞剂会反流进入正常脑神经血管分支、颅内外血管吻合支，甚至直接反流入颅内循环。为减少栓子进入颅内循环的风险，在对头颈部肿瘤进行直接穿刺时需联合血管造影。因为血管造影有助于明确肿瘤栓塞的程度，另外在颈内动脉或椎动脉置入球囊导管也可以起到保护作用。

（十一）手术时间

术前栓塞后，肿瘤切除的最佳手术时间一直存在争议。一些神经介入医生和神经外科医生建议肿瘤栓塞后1～2周再行外科手术切除。他们认为根据Kai等的一项研究，栓塞后的肿瘤会逐渐出现坏死、变软，因此栓塞后7～9天进行手术可以最大化切除肿瘤。但是，也有一些学者建议肿瘤栓塞后早期切除。他们认为栓塞后推迟手术会增加肿瘤水肿和出血的风险。Chun等进行了一系列脑膜瘤术前栓塞后证实，栓塞后24小时进行手术切除，止血效果最佳。围术期常规给予地塞米松可以减轻栓塞导致的肿瘤水肿。此外，栓塞后推迟手术还会造成对肿瘤的错误分级。例如，栓塞后导致的肿瘤细胞坏死和其他反应变化会使脑膜瘤分级评估变高。一般在头颅或椎管肿瘤栓塞后24~48小时进行外科手术。在动静脉畸形的治疗中，一般在栓塞后3~30天进行外科手术切除。

二、术前栓塞的常见病变

（一）头颈部病变

1. 脑膜瘤　脑膜瘤是术前栓塞的常见肿瘤。这种肿瘤起源于蛛网膜颗粒细胞，是中枢神经系统最常见的肿瘤之一，好发部位包括大脑镰旁、大脑凸面、蝶骨嵴、鞍旁、嗅沟、小脑幕。8%的患者会出现多发性脑膜瘤。

由于脑膜瘤起源于蛛网膜，因此颈外动脉脑膜支是其最初的供血动脉。此外，软膜的血管也可以向脑膜瘤供血。大脑凸面、大脑镰旁、蝶骨嵴部位的脑膜瘤常由脑膜中动脉供血。当脑膜瘤位置接近中线或者跨中线时，其供血动脉常为双侧脑膜中动脉。就嗅沟脑膜瘤而言，其供血动脉常起源于颈内动脉的软膜支，其中包括眼动脉的筛骨分支。小脑幕或者斜坡脑膜瘤常接受颈内动脉海绵窦段分支的供血，如天幕动脉（Bernasconi-Cassinari动脉）。后颅窝后内侧区脑膜瘤常接受椎动脉脑膜支供血，而后颅窝外侧区脑膜瘤常接受枕动脉或咽升动脉供血。

一般而言，介入栓塞所选择的肿瘤供血动脉需起源于颈外动脉，因为选择起源于颈内动脉的血管会增加卒中的风险。脑膜瘤在不同的个体之间存在着血管化程度的差异，因此肿瘤强化程度也不同。有些肿瘤内血管会出现"辐轮"特征。诊断性血管造影可以为医生提供重要信息，尤其是判断受镰旁脑膜瘤影响的上矢状窦是否通畅。对于巨大、高血管化的脑膜瘤而言，术前介入栓塞被认为可以减少术中出血量。但是，目前只有很少的对照试验能证明这种优势。Dean等对18例栓塞后的脑膜瘤患者和18例未进行栓塞的脑膜瘤患者手术后进行回顾性对照分析，发现术前栓塞的脑膜瘤患者术中出血量和输血量明显减少，差异有统计学意义。另一项研究对照了两所不同的神经外科中心，一组神经外科医生常规采用术前栓塞，另一组不采用。研究结果表明。当术前栓塞达到90%以上的肿瘤去血管化时，术中出血明显减少。

脑膜瘤术前栓塞材料最常采用颗粒型栓塞剂，例如PVA。但是液体型栓塞剂（NBCA和Onyx）也经常被使用。当选择颈外动脉系统的血管进行栓塞时，对颅内外血管吻合支和脑神经血流供应的掌握理解至关重要。据报道，对颈外动脉系统的血管进行栓塞导致的缺血性神经功能并发症可达3%左右。这可能是由于栓子进入了颅内外血管吻合支，也可能是由于栓塞剂的反流进入了供应正常神经组织或与正常神经组织交通的血管分支。部分病例也会出现出血性并发症。这可能是由于栓塞导致肿瘤坏死增加了肿瘤血管的脆弱性，也可能是由于颗粒型栓塞剂进入了肿瘤静脉端导致静脉流出道堵塞。

2. 血管外皮细胞瘤　脑膜血管外皮细胞瘤相对少见，发生率占脑膜瘤的2.4%。血管外皮细胞瘤被认为起源于毛细血管壁外的周细胞，周细胞是一种收缩细胞。这种肿瘤常见于幕上，后颅窝少见。这种肿瘤趋向于高度血管化，经常在MRI影像上看到明显的血管。

血管外皮细胞瘤的血管造影影像经常显示延长、密集、不均匀的螺旋形血管。这些血管充盈在肿瘤内。经常有混合在一起的硬膜和软膜血管供应肿瘤。由于这种肿瘤高度血管化，而且有硬膜的血管供应肿瘤，术中经常会出现大出血。因此，提倡血管外皮细胞瘤进行术前栓塞。根据Fountas等的一项小样本量研究，介入栓塞的血管外皮细胞瘤术中出血量为508mL；而未介入栓塞的血管外皮细胞瘤术中出血量可达1160mL。肿瘤的供血动脉靶点应选择可以进行超选择性造影的颈内或颈外动脉分支。至于栓塞材料的选择，例如PVA、GDC和NBCA的使用都有文献报道。由于血管外皮细胞瘤比较罕见，目前还没有大样本量的对照研究明确证明这种肿瘤术前栓塞的止血效果。但是，大多数学者强烈建议如果条件允许，需对血管外皮细胞瘤进行术前栓塞。

3. 血管网状细胞瘤 血管网状细胞瘤在中枢神经系统肿瘤中占比较小。但在后颅窝肿瘤中，血管网状细胞瘤的发生率占7%～12%。它是成人后颅窝脑实质内最常见的肿瘤。血管网状细胞瘤的典型表现是一个囊性病灶内有一个壁结节，但是也有很大比例的血管网状细胞瘤是实体的。血管网状细胞瘤常呈散发性，但有10%～20%的血管网状细胞瘤伴视网膜血管瘤。这种肿瘤常见于小脑，偶见于延髓和脊髓髓内。

除囊肿和壁结节特征外，血管网状细胞瘤的MRI影像经常显示迂回曲折的流空影。在血管造影中，可以看到小的高度血管化的壁结节被持久血管染色。这种肿瘤因为高度血管化，在手术切除中大出血的风险很高。为加强术中止血，很多学者建议需要对颅内和椎管内血管网状细胞瘤进行术前栓塞。由于病例数较少，目前尚无系统性对照研究对血管网状细胞瘤术前栓塞的止血效果进行分析。迄今，已有文献描述采用颗粒型栓塞剂对该肿瘤进行术前栓塞。据报道，该肿瘤栓塞中和栓塞后的出血是采用颗粒型栓塞剂进行治疗的主要并发症。除了肿瘤出血外，血管网状细胞瘤的术前栓塞还会导致肿瘤水肿。当栓塞剂阻断正常脑组织血管时，也会导致缺血性并发症。随着类似NBCA和Onyx这种液体型栓塞剂的发展，更有效、安全的术前栓塞将会逐步实现。

4. 脉络丛肿瘤 脉络丛肿瘤包括脉络丛乳突状瘤和脉络丛乳突状癌。脉络丛乳突状瘤的发病率是脉络丛乳突状癌的两倍。本病可发生于任何年龄，但是年龄小于2岁的儿童占70%。脉络丛肿瘤发病率低，但在2岁以下儿童颅内肿瘤中占12%。脉络丛肿瘤的好发部位因年龄而不同，在儿童中多见于侧脑室，而在成人中多见于四脑室。这种肿瘤血供丰富，由于术中出血导致的手术死亡率高达12%。

供应脉络丛肿瘤的脉络膜血管很细，在过去由于缺乏能进入脉络膜血管的微导管，使术前栓塞十分困难。随着Magic和Marathon漂浮微导管的发展，推送微导管进入脉络膜血管已不再困难。PVA、Onyx、NBCA都可以用来进行该肿瘤的术前栓塞。由于病例数有限，迄今，还没有大样本的对照研究对脉络丛肿瘤术前栓塞的止血效果进行评价。

5. 副神经节瘤 头颈部副神经节瘤起源于副交感神经节。颈静脉球瘤是常见的副神经节瘤，起源于颈静脉球外膜球样小体的化学感受细胞。好发部位为颈动脉体、中耳、颈静脉孔、迷走神经、喉。这种肿瘤生长缓慢，呈局部浸润性生长。可侵袭周围组织并破坏周围骨质结构。颈静脉球瘤在MRI上有特异性表现，即肿瘤内出现血管流空现象，称为颈静脉球体瘤。

血管造影可见肿瘤异常染色，常见由颈外动脉系的咽升动脉、枕动脉和脑膜中动脉的分支供血。在一些特殊病例中，也可见颈内动脉和椎动脉分支供血。由于该肿瘤供血丰富，很多专家提倡在手术切除前行介入栓塞，栓塞肿瘤颈外动脉系的供血血管。最常用的栓塞材料为PVA。Tikkakoski等报道了20例颈部副神经节瘤的患者。其中9例进行了术前栓塞，术中平均出血量为588mL；而11例未进行术前栓塞的患者，术中平均出血量为1374mL。在一些颈动脉体瘤的病例中，没有证据表明术前栓塞能够有效改善术中出血，因此很多学者不建议对颈动脉体瘤行术前栓塞。但是在针对颈动脉体瘤治疗的全国性住院患者资料分析中，数据证明术前栓塞可以减少颈动脉体瘤患者的输血量。如前所述，除了经动脉穿刺栓塞技术外，副神经节瘤也可采用直接经皮穿刺肿瘤栓塞技术进行治疗。该肿瘤最常用的栓塞材料为PVA、NBCA、Onyx。

本病术前栓塞可能引起的并发症包括脑缺血和脑神经麻痹。脑神经麻痹常由动脉分支堵塞和肿瘤水肿导致。咽升动脉的神经脑脊膜干为后组脑神经供血，术前栓塞导致此动脉的堵塞是脑神经麻痹常见病因。运用可吸收性栓塞材料或者颗粒型栓塞剂（>150μm）可以降低永久性脑神经瘫痪的风险。最后，医生需要排除颅内外吻合支的存在，预防栓塞剂进入颈内动脉或椎动脉。

6. 动静脉畸形（arteriovenous malformation，AVM） 脑动静脉畸形是一种先天性脑血管发育障碍性病变。这种病变由一团异常、畸形的血管组成，供血动脉与扩张的深浅静脉高流量交通，其间无毛细血管。动静脉畸形团周围脑实质可见胶质细胞增生和含铁血黄素染色。AVM患者初次出血概率为每年2%～4%。

近年来，AVM的介入栓塞治疗得到广泛发展。但是单一使用血管内介入栓塞技术，仅能治愈小部分AVM患者。目前，针对AVM的治疗，一般采用血管内介入栓塞联合显微外科手术切除或放射外科的综合性治疗手段。医生在介入栓塞前需要注意AVM具有动静脉交通和颅内动脉瘤的特点，但是栓塞的靶点是血管畸形团。对于AVM，介入栓塞可以堵塞手术难以到达的深部供血动脉，缩小血管畸形团，减少动静脉分流，从而减少术中出血量。另外，介入栓塞还可以缩短手术时间，降低术前颅内动脉瘤破裂的风险。

在AVM介入栓塞前，医生需特别重视造影诊断和微导管选择。AVM的末端供血动脉走行于伴行血管或非末端血管中，这些扩张或狭窄的血管经常伴有流量相关的动脉瘤。对造影结果分析的关键在于确定真正的末端供血动脉。同时，还需要对血管畸形团的大小、形状、位置、血流流速、血管扩张、颅内动脉瘤情况进行分析。最后，需要分析AVM如何由深浅静脉引流，引流静脉的数量，明确引流的静脉和它所引流的区域范围。还要判断是否涉及硬脑膜窦，引流静脉是否存在狭窄、堵塞、曲张。

针对AVM的栓塞，目前液体型栓塞剂NBCA和Onyx已广泛取代了PVA。NBCA和Onyx分别于2000年和2005年被食品药品监督管理局批准用于AVM的栓塞治疗。与NBCA相比，PVA栓塞AVM更容易在手术切除后出现出血。尽管在理论上AVM的术前介入栓塞有上述优点，但是目前仍缺乏对照研究明确证明术前介入栓塞AVM可以减少术中出血。Pasqualin等发现当AVM病变体积大于20cm³时，术前栓塞可以减少术中出血量。此项研究开展较早，液体型栓塞剂尚未得到广泛应用，因此所用的栓塞材料为硅橡胶海绵和复合聚乙烯丝。Jafar等对33例AVM患者进行研究，部分患者接受单独手术治疗，部分患者接受术前栓塞和手术联合治疗。他们发现尽管术前栓塞组AVM的体积更大，Spetzler-Martin分级更高，两组患者术中出血量却相似。NBCA与PVA栓塞AVM的术中出血量没有显著差异。同样，NBCA与Onyx栓塞AVM的术中出血量也无显著差异。在AVM手术切除前，也可以行分阶段介入栓塞。本文作者倾向于在一般栓塞后间隔2~4周再行下一次栓塞。栓塞AVM引起的并发症很常见，包括围术期出血、缺血性卒中甚至死亡。最近几篇文献报道栓塞后死亡率为1%~2.6%，永久性神经功能障碍发生率为1.6%~11%。医生可以通过对超选择造影结果的仔细分析，微创漂浮微导管和液体型栓塞剂的应用，对围术期血压的严格控制，以及分阶段栓塞来减少相关并发症的发生。分阶段栓塞也可以减少正常灌注压突破导致的围术期出血。

（二）脊柱病变

1. 脊柱转移瘤　脊柱富血管转移瘤常见于肾细胞癌、甲状腺癌、乳腺癌、前列腺癌、肺癌、肝癌、黑色素瘤转移。30%~70%的转移瘤向脊柱转移。在上述肿瘤中，肾细胞癌和甲状腺癌常向椎体转移，且高度血管化。目前大部分对脊柱转移瘤术前栓塞的研究文献都集中在肾细胞癌上。这些脊柱转移瘤富血管程度高，因此手术切除会引起术中大出血，且增加并发症的发生率和死亡率。

术前介入栓塞是治疗高度血管化的脊柱转移瘤的重要辅助手段。Berkefield等对一组患者术前采用PVA进行介入栓塞，这组患者大部分为肾细胞癌患者，研究表明，非术前栓塞患者术中平均出血量为4350mL，而术前栓塞患者术中平均出血量为1800mL。在一些特殊病例中，有学者采用弹簧圈联合PVA进行术前栓塞。但是，没有证据证明运用弹簧圈能够降低出血风险。在另一项小样本研究中，17例肾细胞癌脊柱转移患者行术前介入栓塞，10例患者行单纯手术切除，研究证明PVA栓塞可以降低出血风险。实际上，对照组中2例患者因术中大出血危及生命而被迫终止手术。

Wilson等最近报道了100例脊柱原发性和转移性肿瘤患者，并对其进行了术前栓塞，其中肾细胞癌脊柱转移瘤占38%。研究者发现，肾细胞癌脊柱转移瘤比其他病种的术中出血量高。部分栓塞或非栓塞的肾细胞癌脊柱转移瘤术中平均出血量为3460mL，而完全栓塞的肾细胞癌脊柱转移瘤术中平均出血量为1821mL。此外，也有学者报道采用直接经皮穿刺栓塞技术作为肾细胞癌脊柱转移治疗的辅助手段。

Camille等首次报道对甲状腺癌脊柱和骨盆转移患者进行了术前栓塞。但是，目前还没有大样本量对照研究明确证明术前栓塞对甲状腺癌转移瘤有明显止血效果。

术前栓塞引起的主要神经功能并发症为脊髓缺血。主要是由堵塞供应脊髓的根髓动脉导致。医生需要仔细检查脊髓节段动脉造影影像，避免此种情况的发生。在颈椎肿瘤的栓塞中，术者需注意颈动脉、椎动脉、锁骨下动脉的分支（肋颈干、甲状颈干）之间的吻合支。这些血管会使栓子进入颅内，导致脑梗死。

2. 常见的脊柱骨肿瘤　术前介入栓塞也可作为治疗常见的骨肿瘤的辅助手段，如血管瘤、成骨细胞瘤、动脉瘤样骨囊肿及骨巨细胞瘤。血管瘤是常见于椎体的良性肿瘤，可以起脊髓压迫和病理性压缩性骨折。因为该肿瘤易出血，很多学者建议术前栓塞。在手术切除前，采用颗粒型栓塞剂或Onyx进行颈动脉途径介入栓塞，可减少有症状的脊柱血管瘤术中出血。成骨细胞瘤在良性肿瘤中占3%，在所有骨肿瘤中占1%。手术切除是主要的治疗手段，但是完全切除会引发术中大量出血。在Trubenbach等的小样本研究中，对3例颈椎成骨细胞瘤患者采用颗粒型栓塞剂进行术前栓塞，未出现相关并发症。但是研究并未描述这些病例精确的术中出血量。动脉瘤样骨囊肿是一种膨胀性溶骨性病变，以反应性结缔组织增生和多个充满血液的骨性囊腔为特点。为预防这种高度血管化病变的术中大出血，一般在手术切除前采用PVA进行介入栓塞。但是动脉瘤样骨囊肿常缺乏真正的供血动脉干，其供血方式为小毛细血管网供血。因此部分病例不适合行介入栓塞。

与脊柱转移瘤的术前栓塞一样，在脊柱骨肿瘤的栓塞中，医生需要在栓塞前仔细阅读造影结果，辨别供应脊髓的根髓动脉。在颈椎病变中需要警惕颈动脉与椎动脉之间的吻合支。这样才能避免与神经功能相关的并发症发生。

三、结论

在头颅和脊柱部位可见多种高度血管化的良性和恶性病变，手术切除这些病变可导致术中大量出血。因此这些病变的手术并发症的发生率和死亡率均较高。随着新技术的发展以及数字3D路图、漂浮微导管、液体型栓塞剂的应用，越来越多的高度血管化病变在手术切除前可以得到神经介入医生的处理。当然，术前介入栓塞也存在风险，医生必须与单纯手术切除的并发症发生率和死亡率进行仔细比较，权衡风险。但是，所有的神经外科医生需要了解这些医疗技术和设备，并且应用它们对高度血管化病变进行术前止血。

第四节 预防术中出血的手术操作技术

在其他外科手术中常用的止血技术包括金属夹、机械填塞和结扎。这些技术在神经外科手术中也得到一定程度的应用。但是，由于神经组织的精细性和脆弱性，其他止血技术在神经外科手术中得到了快速发展。每台神经外科手术都必须坚持细致的止血，因为神经外科医生在颅内或脊柱手术中对小手术腔内的积血往往失去耐心。可能有些医生对术中如何运用这些止血技术缺乏基础性理解，因为目前缺乏相关研究明确阐述这些问题。彻底理解术中止血技术的原理，深度了解各种止血材料和技术的利弊对手术的有效性、安全性至关重要。本章主要讨论目前神经外科手术中常用的止血方法，包括化学法、电凝法、热凝法和其他辅助方法。

一、历史概述

首次对止血的描述可追溯到古埃及时期。在埃及发现了古埃及人运用热凝法的许多文献，他们运用滚烫的烙铁和石头，甚至是煮沸的油进行止血。根据Galen的描述，热凝法是古代人常用的止血方法。利用高温的热传导来止血十分有效，但是会损伤周围组织。由于可以有效且迅速地止血，这种方法是在没有麻醉和无菌手术条件下的必要手段。

在16世纪，Ambroise Pare在截肢手术中率先使用了结扎止血法。为了止血，他设计并运用了"鸦嘴式"（bec de corbin）的止血工具。这种工具是现代止血钳的前身。但是当时灭菌和无菌操作技术还没有出现，结扎止血会导致感染的扩散。尽管如此，结扎止血法在当时已成为技术上的突破，并且已经初步具有了现代外科手术技术理念。

在20世纪30年代，William T. Bovie和Harvey Cushing发明了单极电凝，成为止血技术史上的里程碑。与传统的利用高温传导至组织的方法相比，单极电凝可通过诱导组织产热并使产热区域得到很好的控制。Cushing于1926年首次在手术中运用单极电凝。这种利用单极电凝止血的方法现在依然广泛地应用于外科手术中。

在希波克拉底文集中发现了许多对化学止血法的描述，这种化学止血法常采用止血剂和腐蚀剂。止血剂是一种可以诱导血管收缩的物质，它的使用可以追溯到古罗马和古希腊。古罗马人和古希腊人运用蔬菜和矿石止血治疗战伤。在中世纪，硫酸铜被用作止血剂。腐蚀剂可以使任何组织蛋白变性从而产生止血效果，但是这种止血效果并不确定和可靠。在结扎止血法出现前，人们一直应用腐蚀剂止血法。运用化学腐蚀剂的优点在于它可以阻止无法结扎的毛细血管出血。随着技术的进步，出现了许多反应更小、损伤更小的止血剂。

机械性止血法是阻止外科手术和创伤出血的有效方法。这种方法可追溯到古罗马，古罗马人在截肢手术中采用青铜和皮革制成的止血带来减少术中出血。在显微外科手术和单极电凝出现之前，神经外科医生遇到出血不得不频繁使用棉花压迫止血，这种方法导致手术时间延长。一旦去掉棉花，脑组织会再出血。为了避免脑组织的再出血，Cushig运用骨骼肌代替棉花进行机械压迫止血。肌肉可以永久留于脑内，但会引起严重的组织反应。因此这种方法没有得到广泛应用。随着可吸收性明胶海绵的出现，机械性止血法依然在现代神经外科手术中广泛应用。

随着科技和医学技术的发展，可供选择的止血材料日益增多，且具有微创性。但止血的技术原理（化学止血法、机械止血法、热凝法、电凝法）却维持不变。本章主要讨论目前神经外科常用的止血材料和工具。

二、神经外科常用的止血材料和工具

（一）可吸收性明胶海绵

Gelfoam和Surgifoam于1945年首次被运用。Gelfoam和Surgifoam是一种水溶性可吸收海绵，由纯化的猪皮明胶制成。可吸收性明胶海绵的止血原理主要是机械止血，因为它可以吸收相当于自身重量45倍的血液。海绵构造可以提供支撑结构，方便血液在此凝结，形成人造血凝块。血小板进入海绵结构后，与海绵间隙壁接触从而被激活，释放促凝血酶原激酶。促凝血酶原激酶继而与钙、凝血酶原反应产生血栓，激活凝血瀑布反应。

可吸收性明胶海绵可以单独使用，也可以在盐水中浸泡后使用。但是可吸收性明胶海绵常与凝血酶一起浸泡后使用，这样可以联合可吸收性明胶海绵的机械止血特性和凝血酶的化学止血特性。如果可吸收性明胶海绵与凝血酶联用，必须从可吸收性明胶海绵上清除过多的凝血酶。可吸收性明胶海绵常直接置于出血区表面，然后将棉片放于可吸收性明胶海绵外表面10秒，随后移除棉片。当血液完全浸透可吸收性明胶海绵外表面时才能达到最大化利用。可吸收性明胶海绵可以切成更薄的薄片，甚至可以切成2mm薄的薄片且不破碎。因为Gelfoam膨胀性很强，所以在止血过程中需尽量使用薄的海绵。

可吸收性明胶海绵的主要缺点是在血凝块形成后，存在血浆渗漏的可能性。此外，由于可吸收性明胶海绵的膨胀性，会压迫神经组织。目前有许多文献报道了可吸收性明胶海绵膨胀后压迫脑和脊髓组织引起症状的病例，包括马尾综合征、狭窄和感觉异常。尽管Gelfoam被认为组织反应相对较轻，但是也有许多文献报道在可吸收性明胶海绵植入处形成了巨细胞肉芽肿。

影响可吸收性明胶海绵吸收的因素很多，包括植入区域、体液饱和度和使用量。一般情况下，可吸收性明胶海绵植入软组织中4~6周可完全被吸收。当可吸收性明胶海绵被用于鼻腔、直肠或阴道黏膜出血时，2~5天即可溶解。据文献报道，可吸收性明胶海绵的吸收过程类似于自然血凝块吸收，不会导致过度的瘢痕形成。尽管如此，可吸收性明胶海绵不可用于皮肤切口的缝合，因为可吸收性明胶海绵在皮肤切口间的介入会干扰其愈合。此外，Gelfoarnt不可与自体血回收环路联用，因为在理论上它会导致弥散性血管内凝血（DIC）。

尽管可吸收性明胶海绵无抗原性，但它依然是异物，会滋生细菌导致感染。有研究表明，可吸收性明胶海绵会增加感染风险，尤其是用在污染区域时。因此，当需要保留可吸收性明胶海绵在手术区时，应尽量减少用量。此外，我们并不推荐使用混合抗生素的可吸收性明胶海绵。

可吸收性明胶海绵有多种类型可供选择。Gelfoam Plus（IL）是Gelfoam可吸收性明胶海绵与巴曲亭的混合包装。可吸收性明胶海绵也能以粉剂形式与巴曲亭混合，尤其适用于骨松质出血。

（二）氧化纤维素和再生氧化纤维素

目前在市场能买到的氧化纤维素有两种：氧化纤维素（Oxycel，Becton Dickinson，Sandy，UT）和再生氧化纤维素（NJ）。两种都有片状、条状和粉状等不同规格可供选择。氧化纤维素是由纤维素与一氧化二氮（N_2O）产生氧化反应后形成。氧化反应使纤维素上的羟基自由基转化为羧基，形成由葡萄糖醛酸酐组成的功能单位。再生氧化纤维素也是由纤维素组成的，但制作原理不同。先用碱性溶液溶解纯α-纤维素，然后挤压成纤维，编织成薄片，再行氧化反应即可制成再生氧化纤维素。因此这种合成纤维成分一致，氧化反应可控性强，其可吸收性和组织反应也一致。两种氧化纤维素的止血特性相似。

两种氧化纤维素的止血特性都是在20世纪50年代被发现的，并得到迅速发展。最开始认为氧化纤维素的止血原理只是机械性止血。既往研究认为氧化纤维素可以提供支撑框架，方便血小板黏附，从而导致血凝块形成。最新研究发现氧化纤维素的化学性更有助于止血。氧化纤维素可与血液反应，并形成含有血色素的红色凝胶状团块。与可吸收性明胶海绵相比，氧化纤维素止血更依赖于化学性能。

由于纤维素需氧化，所以氧化纤维素pH非常低，最好单独使用。与生理盐水或者凝血酶混合会减弱其止血性能。当凝血酶与低pH值的氧化纤维素接触时会发生变性，破坏其化学止血特性。除此之外，氧化纤维素的低pH值有抑菌作用，可以使细菌的一些蛋白变性，使细菌对抗生素更加敏感。目前氧化纤维素被发现有广谱抗菌作用。在医源性感染伤口的对照研究中，尽管使用氧化纤维的感染率高于对照组，但是其感染率明显小于Gelfoam明胶海绵和微纤维胶原。研究表明氧化纤维素的使用导致的异物感染率较小。但值得注意的是，氧化纤维素的使用量增加，感染风险也会加大。因此，尽管氧化纤维素有抗菌特性，依然建议尽量使用少量的氧化纤维素置入术区。

氧化纤维素导致的组织反应较轻。止血后形成的凝胶状团块可以移除，不会引起再出血。形成的凝胶团块也很少引起异物的排斥反应。氧化纤维素的吸收与置入区域有关。研究证明，当氧化纤维素置入猫的脑皮质时，3~6周可被吸收。研究同时表明氧化纤维素可以减少组织粘连，因此可以用于预防硬脑膜与脑皮质表面的粘连。

但是氧化纤维素还有一些缺点。第一，它可以阻碍骨质形成。在骨膜下肋骨切除术中使用氧化纤维素，会减少骨质形成。因此在植骨融合或者希望骨质愈合的手术中，需使用最小量的氧化纤维素。第二，根据产品说明书，氧化纤维素不能缠绕血管，因为它可使血管狭窄和硬化。最后，因为氧化纤维素接触血液会膨胀，可能会导致压迫性神经症状。目前有许多文献报道，膨胀的氧化纤维素压迫会导致神经病变，感觉异常，甚至失明。

（三）微纤维胶原（Avitene）

微纤维胶原，也称为微晶体胶原，于1967年首次报道。它是一种水溶性的含微晶体的不完全盐酸氨基盐胶原纤维。1969年首次报道微纤维胶原可用作止血材料。Avitene由1μm的纯化牛皮胶原微晶体组成。Avitene可以促使血小板聚集产生止血反应。当凝血因子被释放时，微纤维胶原可以为血小板聚集提供界面。胶原上的间隙可以阻止后续血小板的流失。由于微纤维胶原依靠血小板凝血，因此对于重型血小板减少症患者（<10 000／mL），微纤维胶原的止血效果很差。

无论片状或粉状的微纤维胶原，在使用前都必须保持干燥。因为潮湿会降低微纤维胶原的止血效果。微纤维胶原亲水性强，容易黏附于外科手套。因此最好使用无菌钳进行操作。与其他止血材料一样，微纤维胶原属于异物，容易滋养细菌导致感染，因此手术中尽量使用微纤维胶原的最小剂量。微纤维胶原容易在出血表面迅速漂浮影响止血效果，例如硬脑膜窦出血。因此在应用微纤维胶原止血时，建议在用微纤维胶原后，再使用干燥可吸收性明胶海绵压于出血表面。可吸收性明胶海绵需压至少30秒，30秒后移除可吸收性明胶海绵后不会导致再出血。过多的微纤维胶原可以使用小吸引器或者刮勺清除，不会导致再出血。

微纤维胶原的粉剂很难被操作。为了方便使用，微纤维胶原被做成圆片并放入注射器中。注射器尖部被切除，这样可以在推挤出微纤维胶原圆片时降低损伤风险。微纤维胶原粉剂的另一种使用方法是将其放置于氧化纤维素薄片上联合使用。粉剂撒放至氧化纤维素薄片上后，可将其折叠形成"三明治状"结构。三明治状薄片可以放置到粉剂很难接近的出血区进行止血。

小颗粒型的微纤维胶原粉剂尤其适用于骨松质的出血。在骨松质的止血效果比较中，小颗粒型的微纤维胶原粉剂的止血效果明显优于其他止血材料，例如单独使用的凝血酶、与Gelfoam联用的凝血酶。与氧化纤维素和骨蜡比较，小颗粒型的微纤维胶原粉剂不会干扰骨质愈合，因此非常适合用于以骨质融合为目的的手术。建议在使用小颗粒型的微纤维胶原粉剂阻止骨质出血时，将其牢固地挤塞入骨质表面，并按压5~10分钟。

微纤维胶原由外源性蛋白组成，因此理论上存在过敏反应的可能性。但是微纤维胶原的抗原性弱，仅会导致轻度的炎症反应。微纤维胶原的吸收时间与其使用部位相关，但一般情况下，微纤维胶原在7周左右被吸收，仅遗留很少的残留物。在动物实验中，腹腔注射微纤维胶原可以引起组织粘连。但与氧化纤维素相比，微纤维胶原很少引起血管狭窄。

（四）凝血酶

在20世纪40年代，相对纯化的凝血酶开始投入使用。凝血酶是由牛血中提取的凝血酶原，经促凝血酶原激酶和氯化钙激活而制成。然后加工成为干粉状，以瓶装提供，每瓶含量1000～10 000NIH单位不等（1NIH单位是指凝固1ml的草酸盐血浆所需的凝血酶量）。目前市场上也可以获得重组凝血酶（NJ）。因为凝血酶所导致的凝血反应需要依靠纤维蛋白原的存在，因此凝血酶只在全血、血浆或简单的纤维蛋白原溶液中起效。

凝血酶粉剂直接用于出血区表面，或者溶于无菌生理盐水后用作冲洗剂和喷雾剂。最常见的用法是与可吸收性明胶海绵联用，这样可以整合凝血酶的化学止血特性和可吸收性明胶海绵的机械止血特性。前文提到凝血酶不能与氧化纤维素联用。除此之外，凝血酶也不能与微纤维胶原联用，因为联用会使微纤维胶原变潮湿，影响其止血特性。

尽管凝血酶相关血凝块形成非常迅速，但是也极易被血液冲走。因此，凝血酶最适用于轻度和中度的出血。单独使用凝血酶不能阻止快速的动脉出血。此外，对于重度纤维蛋白原减少的患者，凝血酶是无效的。

由于凝血酶从牛血中提取，所以用于人时有引起过敏反应的可能性。凝血酶不可进入血管系统，因为有可能引起DIC。在动物实验中，凝血酶在一定浓度时可加重脑水肿（100～1000U／cm^3），这种浓度在神经外科手术中，也会加重脑水肿。因此，在神经外科手术中，凝血酶的使用量应尽量最小化，需在其他止血方法不能见效的情况下使用，例如单极电凝无法阻止出血时。

（五）骨蜡

骨蜡于19世纪开始使用。1892年，Victor Horsley首次在神经外科手术中应用骨蜡。由于他的贡献填补了神经外科的空白，他在手术中止血所用的蜂蜡被命名为著名的"Horsley's wax"。目前所用的骨蜡由蜂蜡通过质量分数为12%的棕榈酸异丙酯和质量分数为30%的固体石蜡软化制成，也可不加质量分数为30%的固体石蜡。这种配制方法与Horsley所配制蜂蜡的方法极为相似。由于骨蜡易于操作且止血效果好，目前广泛用于骨质的止血。

骨蜡的止血原理是纯粹机械性的。它是通过填塞出血孔道起止血作用的。骨蜡不可溶解，也不会被身体吸收。因此它会永久地存在于植入处。尽管骨蜡应用广泛，但也有缺点。骨蜡可能会引起慢性炎症和异物肉芽肿的发生。同时骨蜡会阻碍骨松质内细菌的清除，导致感染。此外，骨蜡在局部会引有占位效应，压迫周围神经或血管结构导致疼痛、无力、失明或硬脑膜窦的堵塞。因此，建议有节制地应用骨蜡。

干扰骨质愈合是骨蜡最重要的缺点之一。在胸骨切开术中已发现骨蜡会影响骨质愈合。由于骨蜡的生理惰性，它在骨质之间会形成永久的屏障。因此在以骨质融合为目的的手术中，需避免使用骨蜡，例如脊柱融合术。

由于以蜂蜡为主要成分的骨蜡有种种缺点，使得其他配制成分的骨蜡得到发展。Ostene（CA）是由环氧烷烃嵌段共聚物组成的骨蜡。在大鼠实验中已经证明Ostene可快速吸收且不会干扰骨质愈合。由于Ostene在市场上出现时间短，针对它的研究较少，因此应用Ostene长期弊端尚不清楚。

（六）生物蛋白胶

生物蛋白胶（biomedical fibrin glue，BFG）主要由两种成分组成：人纤维蛋白原和人凝血酶。纤维蛋白原被作为密封层蛋白释放，其成分中含有抑肽酶，可阻止纤维蛋白溶解。当生物胶两种成分混合后，会模拟人凝血反应的最后阶段。在凝血酶作用下，可溶性的纤维蛋白原转化为纤维蛋白，并聚合成团块黏附于组织，从而达到止血效果。除此之外，生物蛋白胶还有密封特性，因此常作为治疗脑脊液漏的辅助材料。

使用指南标示，生物蛋白胶仅适用于心肺分流术或者脾破裂时的止血，也可作为密封剂，防止暂时性结肠造瘘术后结肠吻合处的泄露。生物蛋白胶说明书明确陈述，在神经外科手术中，生物蛋白胶的使用并不被认为是安全的。尽管如此，生物蛋白胶依然在神经外科手术中被广泛作为止血剂和密封剂使用。因为生物蛋白胶的止血作用不受患者自身凝血情况影响，可以用于全身肝素化的患者。尽管使用规范不建议在神经外科手术中使用，但是依然有许多文献报道了生物蛋白胶作为止血剂，用于阻止硬膜外、脑皮质和硬脑膜窦的出血。生物蛋白胶同时被用于外周神经修复中。各种动物实验研究发现，生物蛋白胶修复外周神经的效果与缝合修复效果相同。

生物蛋白胶可被分装到具有双配药器筒体的注射器中释放，也可以喷雾形式释放。在任何手术中，将生物蛋白胶植入出血区后须等待3～5分钟，确保其凝固并黏附于组织上。使用生物蛋白胶的喷雾部件时，不可将其离组织太近，有发生气栓的风险。此外，生物蛋白胶喷涂于伤口后须形成均匀薄膜，胶膜太厚会导致伤口愈合延迟。氧化纤维素会使生物蛋白胶的蛋白质变性，降低其止血效果。由于生物蛋白胶是从人混合血浆中提取的，因此有疾病传播的风险。除此之外，因为生物蛋白胶含有合成抑肽酶，一些病例发生了过敏反应。

三、电凝止血

（一）单极电凝

物理学家william T.Bovie于20世纪30年代在麻省理工学院研制出单极电凝。Bovie发现火花隙振荡器可以通过产生不规则阻尼波形达到极好的凝血效果，据此研制出来现代单极电凝的前身。同时还发现火花隙振荡器能够产生同步正弦波形，可以达到切割效果。Harvey Cushing首次将单极电凝技术运用在手术中。电凝技术的出现是手术领域的一场革命，尤其是脑外科手术。Cushing使用单极电凝完成了许多部位的肿瘤切除，这些肿瘤都是以前因为出血难以控制而无法切除的。多年来，单极电凝几经改良，但是止血作用原理依然保持不变。

活性电极是通过在尖端释放高密度的电流，从而产生切割或者凝血效果的。回程线路由大的接地板构成。不规则的电流波形可以消除分子共振效应，从而产生凝血效果。消除组织内的分子共振可产生凝血效果，但不能产生切割效果。电流经组织传导至接地板的过程中，会优先选择高传导性的组织进行传导，例如血管和神经。因此这种电流传导方式会产生两种影响。第一，它会在电极尖端接触点1～2cm的组织产生电流和热效应。因此不适合用于微创手术。第二，因为电流会优先选择血管和神经传导，因此会对这些组织产生损伤或者刺激神经肌肉产生兴奋。

如果电流波形是规则的正弦曲线，对组织就会产生切割效果。0.5～3MHz的电流波形可以诱导组织内的分子共振，从而导致组织的分裂效应，并且对神经肌肉的刺激最小。如果将功率降低到某一水平，凝血效应就会出现。但是尽量不要在单极电凝切割模式下进行凝血，因为高密度的电流传导会在与电极接触的组织局部产生切割效应。与在单极电凝凝血模式一样，切割模式的电流会在电极尖端接触点1～2cm的组织产生热效应，并且优先选择神经血管传导，这样会导致电流传导路径的组织损伤。在任何情况下，将电极接近，但没有接触到组织时，会出现电火花，这种灼烧方式会导致组织损伤。

（二）双极电凝

为了使电凝止血达到更好的控制，随后出现了双极电凝。Greenwood将双极镊子的一侧连接于电流发生器，另一侧连接于接地板，从而首次设计出了双极电凝系统。与单极电凝相比，双极电凝的电流扩散明显减小，因此它的功率设定也相应较低。但是双极电凝系统并不是完全孤立的。只要双极电凝镊子的电流侧与组织接触，电流就会通过患者身体扩散至任何接地部位。与单极电凝相比，双极电凝的功率较小，因此减少了组织损伤。尽管双极电凝止血有效且使用方便，但是在当时仅被Greenwood自己使用，并没有得到广泛普及。

随着固体电子学的发展，Malis发明了新型双极电凝装置并且沿用至今。不同于以前使用的电火花发生器，固体电子发生器可以产生可控的同步或非同步电流波形，根据需要产生可控的切割和凝血效应。这个系统是完全孤立的。因此当双极镊子的电流侧接触患者时，不会出现电流扩散。和单极电凝一样，同步的电流波形会导致组织内的分子共振，产生切割效应。如果电流波形是非同步的，没有分子共振的出现，可能产生凝血效应。

双极电凝是通过双极镊子的两个尖端向机体组织提供高频电能，很少向周围组织扩散。因此相对于单极电凝，双极电凝所需功率较小。此外，双极电凝的作用范围仅限于镊子两端之间，因此它适用于微创手术。双极电凝镊子尖端越靠近，其电能产生就越集中。因此，为了达到最佳凝血效果，应在电凝过程中使镊子尖端尽量靠近。使用双极电凝过程中建议给予冲水，这样可以预防组织碳化和镊子粘连。现代的双极电凝装置在镊子上整合了冲水系统。镊子头也被削尖，使微创手术视野的遮挡最小化。

双极电凝使用时间长了，由于电解作用，镊子尖端会变得粗糙或者出现凹痕。双侧镊子尖端吻合错位，会导致电凝过程中镊子尖端与组织粘连。现代双极电凝镊子由金属合金制成，对电解作用耐受性强，很少出现镊尖凹痕。双极电凝镊尖不能用表面粗糙的纱布进行擦拭。需用湿海绵清洁镊尖，避免损伤双极镊子。

四、激光

激光是受激辐射式光频放大器的简称，在神经外科领域得到了一定程度的运用。激光首次应用于20世纪70年代，并于20世纪90年代得到发展。但是，因为激光止血效率低，精确性差（相对于双极电凝）。以及非人体工程学的特性，限制了它的广泛应用。目前，尽管激光仍被应用于神经外科领域，但是远远没有预测的那样普及。

激光一般以三种形式在手术中被运用：光凝、光汽化、光活化。激光和组织特性决定这三种形式的运用。激光的特性包括：功率输出，波长，经轴密度，曝光时间。组织特性包括：吸收系数，消光长度，吸光生色团的出现。目前已有三种类型的激光用于神经外科手术：

1. CO_2激光　波长10.6μm，可以产生凝血效应、切割效应、汽化效应。

2. 氩激光　波长488～516nm，散射的组织面积大。因此能量传递面积大，止血区域广。

3. Nd：YAG激光　波长1060～1340nm，散射的组织面积更大。激光使组织深部缓慢产生热效应。因此止血区域广泛。尽管Nd：YAG激光产热效应精确度差，限制了它在手术中的应用，但是在20世纪90年代，Nd：YAG激光在血管吻合术中运用广泛。

最早的激光器会传递高能量脉冲。在最早的动物实验中，发现激光可以在小鼠大脑中迅速产热和扩散，引起脑疝导致小鼠迅速死亡。随后减小了激光器的功率，一种持续输出功率的激光器被开发出来。这种激光器能使热能向组织传递得更慢、更可控，使切割和凝血效应更精确。后来一些试验描述了激光有汽化效应，汽化的中心被干燥的组织包绕。最外围环绕着因热效应导致的水肿组织。

随后，激光被用于肿瘤的切除手术中。利用激光，术者可以不用接触组织去切除肿瘤，这种新型手术观念非常引人注目。利用激光可以切除各种肿瘤，包括胶质瘤和纤维性肿瘤（脑膜瘤、周围神经肿瘤，脊髓栓系的瘢痕组织）。后来激光也被用于内镜技术中，但是随后发现在手术中经光纤电缆折射后的激光会损失能量，从而限制了它在内镜技术中的应用。尽管激光有众多优点，但是与双极电凝和超声吸引器相比，激光的作用效率较慢。此外由于激光器设备巨大且笨重，激光在手术中的应用并没有受到广泛青睐。

最近，一种新型的CO_2激光由OmniGuide（Cambridge，MA）公司开发。它是由柔韧的中空纤维与一个全向反射镜相连组成的，改善了既往CO_2激光的众多缺点。这种激光剖面小，可以用于显微手术中。激光在神经外科手术的应用前景依然值得期待。

五、总结

·止血技术可以分为化学止血、机械止血、热凝止血。

·所有的止血材料均为异物，容易滋养细菌导致感染，应尽量减少使用量。

·止血材料是由动物蛋白制成，可能有抗原性。

·凝血酶和生物蛋白胶可能会引起过敏反应。

·可吸收性明胶海绵和氧化纤维素会膨胀，可对周围组织造成压迫。

·骨蜡和氧化纤维素会阻碍骨质愈合，因此在以骨愈合为目的的手术中不可使用。

·与单极电凝相比，双极电凝传导电流精确，可用于显微外科手术中。

·尽管激光止血有效，但是在神经外科手术中并没有得到广泛应用。

第三章 止血与凝血

第一节 凝血与血小板栓子形成

止血机制能够在血管损伤后防止失血过多，同时也能够阻止过度血栓形成。维持这种平衡需要血管内皮细胞、血小板和凝血蛋白之间的平衡协作。血管损伤启动初级止血机制，包括血小板黏附至损伤的内皮细胞并逐渐聚集。随后，凝血机制（次级止血机制）产生纤维蛋白网加固血小板栓子。纤维蛋白溶解机制可修复血管使其通畅。初级止血功能障碍（血小板的数量和功能）或者次级止血功能障碍（凝血因子缺乏）都能够导致过度失血。

一、初级止血

血管损伤导致血管内皮下成分（如胶原蛋白）暴露，这些成分诱导Von Willebrand因子（vWF）与血小板结合。这种结合需要血小板上VWF受体、糖蛋白（glycoprotein，GP）Ⅰb的介导。内皮下成分-VWF-GPⅠb机制导致血小板黏附。随后血小板激活导致血小板聚集，这个过程需要纤维蛋白原和血小板GPⅡb／Ⅲa的介导。缺乏GPⅠb、GPⅡb／Ⅲa、vWF，以及血小板减少症或血小板功能障碍均可导致初级止血机制障碍和过度失血。

二、次级止血

加固血小板栓子需要激活凝血机制，凝血机制的激活需要组织因子。正常情况下，组织因子未暴露于血液。但是，血管损伤之后，组织因子活性表达，启动了凝血酶的产生。凝血过程包括一系列酶从其前体（酶原）转换成其活性酶（蛋白酶），并继续激活下游的酶原。这种级联反应导致凝血酶原转换成凝血酶，最终导致血浆中可溶性纤维蛋白原转换成不可溶性纤维蛋白凝块。

三、血小板的生理特征与功能

血小板是骨髓巨核细胞产生的无核、盘状的细胞。随着巨核细胞的成熟，巨核细胞胞质分化为血小板并进入血液循环。血小板膜上有介导初级止血机制的关键GP受体：GPⅠb和GPⅡb／Ⅲa。血小板还包含参与初级止血的小颗粒：α-颗粒包含VWF和血小板因子4，δ-颗粒包含腺苷二磷酸（adenosine diphosphate，ADP）、腺苷三磷酸（adenosine triphosphate，ATP）及5-羟色胺。血小板释放5-羟色胺介导血管损伤后的血管收缩。

血小板黏附到损伤的血管壁后，血小板随即被激活，释放颗粒并且促进前列腺素的合成。血小板的磷脂产生花生四烯酸，血小板环氧化酶和血栓素合成酶将花生四烯酸转换为血栓素A_2，血栓素A_2是强效血小板激活剂和血管收缩剂。血小板的颗粒释放反应和血栓素A_2的合成与GPⅡb／Ⅲa受体表达、纤维蛋白原与血小板的结合以及血小板聚集是协调的。以上过程导致快速的延续性血小板栓子的形成和止血。被激活的血小板表面表达凝血蛋白酶受体，这些蛋白酶最终产生纤维蛋白加固血小板栓子。概括了血管损伤后的止血过程。需要注意的是，初级和次级止血过程几乎是同步进行的。

四、凝血途径

激活凝血主要通过两个途径。主要途径包括，在Ⅶ因子或者活化的Ⅶa因子存在下，组织因子快速将因子X激活为Xa，将因子Ⅸ激活为Ⅸa。在因子Va的存在下，Xa将凝血酶原转换为凝血酶。凝血酶剪切纤维蛋白原产生可溶性纤维蛋白，激活血小板，同时激活因子Ⅴ、Ⅷ、Ⅺ和ⅩⅢ。在因子ⅩⅢ作用下，可溶性纤维蛋白互相交联聚合，形成不可溶性纤维蛋白凝块。

此外，凝血酶可以通过因子Ⅻ途径产生。异常表面导致因子Ⅻ活化为Ⅻa。因子Ⅻ能够将前激肽释放酶转换为激肽释放酶，后者能够增强因子Ⅻ的活化。Ⅻa能够活化因子Ⅺ。这些反应需要一个辅助蛋白：高分子量激肽原（high molecular weight kininogen，HMWK）。因子Ⅺa随后激活因子Ⅸ，进而在Ⅷ（ⅤⅢa）的作用下，因子Ⅸa将因子X活化为Xa。

尽管因子Ⅻ途径在体外对凝血酶的产生很重要，但是在体内对凝血酶的产生并没有那么重要，因为缺乏因子Ⅻ，前激肽释放酶和HMWK不会导致出血性疾病。这表明体内存在其他激活因子Ⅺ的途径，因为因子Ⅺ的缺乏并未导致出血性疾病。现阶段研究表明，组织因子途径产生的凝血酶能够反馈性激活因子Ⅴ、Ⅷ和Ⅺ，从而增强凝血。

五、纤维蛋白溶解

在止血性血栓形成和出血停止后，血管即开始修复，首先是纤维蛋白块的溶解。凝血酶能够促进内皮细胞分泌组织纤溶酶原激活物（tissue-type plasminogen activator，tPA）。纤溶酶原和tPA散布在纤维块内部，tPA能够促使纤溶酶原转换为纤溶解酶，导致生理性纤维蛋白溶解。纤溶酶原激活物抑制剂（plasminogen activator inhibitor，PAI）和α_2-抗纤溶酶能够将纤维蛋白溶解局限在纤维栓块内。

六、凝血调节机制

凝血级联反应和血小板功能受调节机制的控制，以此维持血液的流动性。这些调节机制多数与血管内皮细胞有关，包括蛋白C通路、抗凝血酶通路、组织因子通路抑制剂及纤维蛋白溶解。内皮细胞通过至少3个途径调控血小板的活化，即分泌抗血小板聚集物的前列环素，分泌一氧化氮，表达腺苷二磷酸酶 CD39（具有抗血小板功能）。这些调节机制都具有非常重要的临床意义，因为调节通路中的重要蛋白（如蛋白C、蛋白S和抗凝血酶）的缺乏都能够导致高凝状态和血栓形成风险升高。

蛋白C途径包括3个蛋白：蛋白C、蛋白S和血栓调节蛋白。凝血酶能够结合血栓调节蛋白形成复合物，这个复合物能够活化蛋白C，在蛋白S的存在下，活化的蛋白C能够使活化的因子Va和Ⅷa失活，从而抑制凝血酶的产生。这个反馈抑制途径在调节凝血酶功能方面有着重要作用，可以阻止过度的纤维蛋白积聚。

抗凝血酶通路是另外一个天然的抗凝血机制。血管内皮的管腔面表达硫酸乙酰肝素，能够催化抗凝血酶，从而抑制凝血酶和其他活化的凝血因子。组织因子在发挥作用后，能够被组织因子途径抑制剂所抑制。

七、止血的实验室检查

（一）血小板

血小板计数通常从全血细胞计数（complete blood count，CBC）检查中获取，计数器主要依据细胞的大小进行计数。目前认为，血小板功能的体内检测（如出血时间）并不可靠，因为它不能准确预测过度出血，也无法区分血小板功能正常和血小板功能异常的人。血小板功能的体外检测[如血小板功能检测仪（PFA）-100，siemens medical solutions USA，Inc，Malvern，PA]可能比出血时间更有意义，但是，目前评估血小板功能检测的共识委员会并未推荐PFA-100检测在临床中的常规应用。

检测血小板功能的金标准是光传输血小板聚集实验。无论柠檬酸抗凝的全血还是血小板含量较高的血浆，均加入了血小板激动剂，血小板的聚集程度都可以被定量。目前也出现一些检测血小板功能的新方法（如VerifyNow™、Accymetrics、San Diego、CA等），但这些方法在改善临床结局方面仍然缺少足够的实践证据。

（二）凝血因子

凝血酶原时间（prothrombin time，PT）和部分凝血活酶时间（partial thromboplastin time，PTT）是两个检测凝血因子水平的方法。PT主要检测因子Ⅶ途径和共同途径（因子X、V，凝血酶原和纤维蛋白原）。PT时间延长通常表明至少上述一种凝血因子水平降低。

PTT检测的是因子Ⅻ途径（前激肽释放酶及HMWK），因子Ⅺ、Ⅸ及Ⅷ，以及共同途径（因子X、V，凝血酶原和纤维蛋白原）。 PTT时间延长通常表明至少上述一种凝血因子水平降低。

八、出血性疾病患者中PT和PTT检测的解读

与血小板计数结果结合，PT和PTT检测能有效评估患者是否存在潜在出血性疾病。需要注意的是，在考虑患者是否有凝血缺陷前，要考虑是否存在血管破损出血和动静脉畸形。鉴于此，术前评估患者的出凝血史意义重大。

如果怀疑患者止血功能异常，止血障碍和相应的实验室检查。例如，如果患者PT延长，PTT和血小板计数均正常，那么，需要检查该患者是否有肝脏疾病，是否正在应用华法林，是否存在维生素K缺乏，以及是否存在弥散性血管内凝血（disseminate intravascular coagulation，DIC）。如果患者PTT延长，PT和血小板计数均正常，首先应排除肝素的应用，其次，应该检测因子Ⅷ、Ⅸ和Ⅺ水平是否正常。很多出血性疾病患者的PT、PTT和血小板计数均正常，在对这些患者做出明确诊断前需开展深入检查。

第二节 神经外科患者术前凝血评估

一、循证背景

血管受损后，血管内皮、血小板、凝血系统和纤溶系统协作，在损伤局部形成血栓，有效阻止失血。上述任一环节出现问题，都会导致失血。整个止血系统是十分复杂的，目前常用的实验室检查尚无法全面准确地反映体内的止血过程。

为了评价出血倾向，常在术前进行常规的凝血检查。在大多数情况下，也可以不用做凝血检查，因为询问患者的出血史是最好的术前筛查。常规的术前凝血检查对患者的治疗并无太大益处。最近，英国血液学标准委员会发表了术前或者有创检查前评估出血风险的指南。基于文献回顾，该委员会认为术前血液学检查的预测价值并不高，因此，他们推荐，如果患者没有出血史，可以在术前不进行常规凝血检查。但是，该推荐仅基于数项研究结果得出。同样，意大利血液学和血栓协会最近也发表了术前评估出血风险的指南。该指南的宗旨在于减少可预防的出血性并发症，不过度进行不必要的实验室检查。这些指南中的证据（尽管质量不高）包括从进行神经外科手术的成人中采集的证据，这些证据证实了病史、PT、PTT和血小板计数的临床价值；也包括从进行大手术（比如扁桃体切除术和神经外科手术）的儿童中采集的证据。但是，这些指南都有局限性，其所纳入的研究中的方法学质量比较低，未采用盲法进行评估，因此存在偏倚的可能性较大。而且，不同研究所采用的出血严重程度评价标准不同，实验室检查的正常参考值也不同。

据澳大利亚维多利亚的皇家墨尔本医院进行的一项纳入1211例神经外科手术患者为期1年的回顾性研究显示，许多患者的病史表明有潜在的出血倾向，但是实验室检查

仅显示PTT延长。这些患者术前仅仅应用抗高血压药和麻醉药，结果出现了术后出血。因此，在大多数患者中，临床出血史的PTT的延长具有重要的预测价值。

因此，目前仍缺乏有关术前常规凝血检查应用价值的随机研究，神经外科手术术前凝血检查的研究数据更为缺乏。

二、常规和特殊凝血检查

（一）常规检查

1. 血小板计数　与所有其他的常规实验室检查一样，术前血小板测定的必要性依然存有疑问。然而，有一个相对的共识，对于富含血管的器官的手术，如心脏手术和神经外科手术，术前有必要进行这种检测。正常的血小板计数消除了对于止血-血栓减少症的常规病症的担忧。血小板计数的基线值，可用于回顾性分析术中或术后出血，或者分析肝素诱导的血栓减少症。

2. PT　PT是由自动分析仪测定的，它被用来评估外源性和共同的凝血途径，包括组织因子、因子Ⅶ以及凝血因子的共同通路因子Ⅱ（凝血酶原）、Ⅴ、Ⅹ和纤维蛋白原。国际标准化比值（international normalized ratio，INR）只应作为一个对于应用华法林或其他维生素K拮抗剂的患者PT值的标准化测量。

3. PTT　PTT是由自动化分析仪测定的。它被用来测试凝血的内在完整性和共同的凝血途径。它检测内源性凝血（因子Ⅷ、Ⅸ和Ⅺ）的缺陷和抑制以及共同通路因子（包括狼疮抗凝物和治疗性抗凝药物）。它也检测因子Ⅻ、前血管舒缓素和高分子量激肽原的缺陷。因此，PTT能够直接检测血友病（因子Ⅷ和Ⅸ缺陷）和间接检测血管性血友病。它能够检测比较重要的以及常见的凝血疾病。因此，如果仅能开展一项检查以检测凝血疾病，它应该是PTT而非PT。

4. 凝血酶时间（thrombin time，TT）　TT通过在患者血浆中加入外源性凝血酶，测量纤维蛋白原转化为纤维蛋白的时间，这是凝血的最后步骤。它可能会发现低纤维蛋白原血症、异常纤维蛋白原血症、过多的纤维蛋白溶解及纤维蛋白降解产物（fibrin degradation product，FDP）。延长TT的主要原因之一是肝素。血浆中肝素的存在可以使用巴曲酶时间分析法进行确认。在测定中，采用从蛇毒衍生出的巴曲酶来代替凝血酶。巴曲酶具有类似于凝血酶的作用，但与凝血酶不同的是，它不能由肝素抑制。患者应用肝素时，TT将延长，但巴曲酶时间正常。

（二）特殊检查

这些检查不应该常规进行，应在咨询血液学家后进行。大多数测试的术前使用价值尚未得到证实。

1. 外周血涂片　由血液学家或血液病理学家观察评估血涂片，有助于评估血小板减少或血小板增多的病因。

2. 弥散性血管内凝血（DIC）检查　D-二聚体，纤维蛋白原，FDP。D-二聚体是FDP，FDP是一种血块被纤维蛋白酶降解产生的存在于血液中的小蛋白片段。其得名源于其含有纤维蛋白原的两个交叉连接的D结构域。有证据表明，在DIC中D-二聚体和其他的FDP显著升高。由于DIC中大量纤维蛋白的沉积，纤维蛋白原水平通常下降。然而，情况并非总是如此，因为纤维蛋白原是一种急性期反应物，在存在炎症反应时增加，虽然纤维蛋白原在DIC进展时可能会降低，但低纤维蛋白原血症不一定会出现在所有的DIC病例中。诊断DIC的金标准是D-二聚体检测。

3. 因子活性水平　特定因子水平可被测量，包括因子Ⅷ、Ⅸ和ⅪI的水平。

4. 1∶1混合研究　此试验用于区分凝血因子缺乏和凝血因子的抑制，如狼疮抗凝剂，或特定的因子抑制剂，或针对Ⅷ因子的抗体。混合研究的事实依据是，因子水平达到正常的50%就能够得到正常的PT或PTT结果。该试验将患者的血浆与包含100%的所有因子水平的正常血浆按照1∶1的比例混合。混合后，PT或PTT得到纠正，表明凝血因子缺乏；没有纠正，表明存在凝血因子抑制剂。

5. 血管性血友病　该病的检测包括血管性血友病因子抗原（vWF∶Ag）和vWF辅助因子活性（vWF∶RCO）的检测，vWF∶Ag测量vW蛋白的数量，vWF∶RCO测量vW蛋白的功能。而且，因子Ⅷ也是血管性血友病检测的重要组成部分。

6. 出血时间　该检测一直被用以预测手术出血情况。虽然出血时间可用于血小板功能的预测，但它并非良好的预测出血风险的筛查试验。一项纳入13项将出血时间作为筛查试验的研究（其中2项是前瞻性研究）的回顾性分析显示，出血时间和手术出血之间没有相关性。因为出血时间检查不敏感，具有侵入性，比较耗时，并且检测结果多受技术因素影响，所以，它目前在止血测试中意义不大，而且，指南并不支持使用出血时间检测。

7. 血小板功能分析仪（PFA-100）　作为止血的筛查试验，这个试验已被报道优于出血时间检测，而且它在筛查血管性血友病（血友病）和内在血小板功能减退中已经取代了出血时间检测。然而，由于缺乏确认其效用的研究，血栓与止血的国际协会不推荐使用PFA-100测试。

8. 有关血小板聚集的研究　这个测试有很多技术要求，包括血液样品必须是1小时之内采集的，而且患者一定要禁食，不能服用某些药物。该测试在评价疑似遗传性血小板质量缺陷的疾病中起到了重要作用。如果血小板数量显著降低（<100 000／μl），这种测试可能不准确。血小板聚集的金标准是血小板功能检测。

9. 血栓弹力图　半个多世纪以来，血栓弹力图一直被用作一种评估凝血和纤溶的技术。即时检验分析仪的发展重燃了该测试用于评估出血风险的兴趣。该方法通过检测血浆或全血中纤维蛋白的聚合和血凝块强度变化的速率，用于反映血样中黏弹性的变化。一些研究已经证实这一试验在肝脏手术中的应用价值，尤其是在肝脏移植中。一些研究评估了血栓弹力图在儿童和成人神经外科围术期评估凝血的效用。在这些研究中，血栓弹力图凝血分析提示了术后的高凝状态。然而，由于这些研究的规模和数量有限，目前不推荐在临床中常规使用血栓弹力图。

三、凝血测试的局限性

掌握凝血筛查测试的局限性和相关的临床情况，才能更好地诠释它们的临床意义。大多数此类测试是在实验室进行的体外实验，在试管中测量凝块的形成时间，并且需要加入外源试剂。这些测试可能无法准确地反映体内止血反应，而且不同人之间正常生理值存在差别，因此，需谨慎解读测试结果。在实验室检查中，正常范围被定义为落入正常人群结果的平均值±标准差之间的数值。因此，根据定义，5%的健康人将会出现不正常的凝血测试结果。在没有相关临床信息的情况下，可能会产生不必要的进一步检查，导致延迟诊断、情绪焦虑、成本增加，以及与血液制品的不必要接触。此外，检测中采用的方法技术也存在一定影响，长时间使用止血带、创伤性失血、样本量不足、肝素污染、长期储存及采样均存在影响。病理状态和临床上重要的疾病都可能被生理反应修改或掩盖。例如，因子Ⅷ的水平，在妊娠和创伤应激后显著上升，这会导致PTT缩短，可能会掩盖轻度血友病A和血管性血友病的检测。

四、针对普通患者推荐的评估策略

（一）临床评估

重要的临床病史问题如下：

1. 是否有出血性疾病史？

（1）是否曾经出现原因不明的嘴/牙龈出血过多或经常流鼻血？

（2）是否有过肌肉或关节内出血？是否有过便血？

（3）即使在没有明显损伤/创伤的情况下，出现大范围瘀伤或"蓝色斑点"（血肿）？是否有过小伤口流血过多？如果是的话，出血或"蓝色斑点"（血肿）的频率是多少：每周1~2次或更频繁？

（4）你是否在拔牙后长期或严重出血？

（5）你经历过哪些手术？包括微小手术，如皮肤活检、结肠镜检查或支气管镜活检。是否有直接或延迟出血？

（6）是否存在其他健康问题？是否有肝脏疾病、肾脏疾病或凝血性疾病史？是否曾经输入全血、红细胞、血小板、血浆或血液凝血因子？如果是，请列出相应的操作或原因。

（7）你目前应用什么药物吗？你应用抗凝血药物吗？最近10天你是否服用过阿司匹林或止痛药？你是否服用过非处方药、补品或替代性药物（如补药或草药制剂）？

（8）你月经出血量过多吗？在你的印象中，是否有经期延长（>7天）或卫生棉条更换频率很高的现象？

2. 如果有出血史，疾病是家族性的还是获得性的？

（1）发病年龄。

（2）症状持续时间。

（3）对既往止血处理的反应。

（4）家族史：是否有任何亲属在术后有出血倾向或出血过多？

3. 出血性疾病的类型有哪些？

表3-1总结了相应的临床与体格检查特征，用于区分血小板型出血和凝血型出血疾病。

表3-1　血小板型出血和凝血型出血的特征

血小板型出血	凝血型出血
皮肤黏膜	大范围软组织瘀斑
轻微割伤后出血	不常见
瘀斑较小，较浅	瘀斑较大，可扪及
瘀斑和紫癜	血肿
显性遗传家族史	X连锁隐性疾病史
女性居多	男性居多
早期出血（渗出）相对轻度至中度	迟发性出血，相对中度至重度

注：此表总结了血小板型出血和凝血型出血病史，以及体格检查的特征，可以帮助区分血小板缺乏（功能障碍）与凝血级联反应障碍引起的出血。

4. 是否存在潜在的系统性疾病？这些包括：

（1）肝脏疾病。

（2）可引起血小板减少症（充血性脾大）的疾病。

（3）增加纤维蛋白溶解（缺乏抑制纤维蛋白溶解的肝源性因子，如α_2-纤溶酶抑制剂）的疾病。

（4）异常纤维蛋白原血症。

（5）肾功能障碍。

（6）甲状腺功能减退症。

（7）淀粉样变。

（8）DIC：感染、外伤、肿瘤、毒素、产科并发症、代谢性疾病。

（9）用药史。

（10）妊娠。

（二）实验室评估

一般而言，即使小的术后出血也可能是致死性的，因此神经外科手术被归类到中-高风险类别。大多数情况下，是否进行检测以及进行何种检测通常由外科医生根据个人的经验和专业知识决定。对于无法明确诊断的病理，应请血液科会诊。

五、结 论

在检测即将接受神经外科手术（或者任何手术）的患者潜在止血问题时，最重要的一步是与出血相关的临床病史和体格检查。筛检试验不能代替临床病史或体格检查。令人意外的是，神经外科领域，缺乏精心设计的有关术前常规凝血检查的随机试验。目前，执行一些廉价的检查（血小板计数、PTT、PT）似乎是合适的，这些检查的主要作用是为即将进行神经外科手术的患者提供出血凝血状况的基线值。只有在患者存在临床指征的情况下才进行更专业的测试。

第三节 与凝血和血小板功能相关的临床疾病

本章简要总结遗传性和获得性出血和血栓性疾病。出血和血栓形成的获得性病因比遗传性病因更为常见。

一、血栓形成

血栓是在血管内形成血液凝块的过程，这样，血液凝块通过循环系统阻碍了血液的流动。最常见的是下肢深静脉血栓。血栓形成的原因可以分为获得性与遗传性。Virchow提出血栓形成由以下一个或多个原因引起：血流改变，血管内皮损伤，血液成分改变。本章主要讨论静脉血栓栓塞（venous thromboembolism，VTE）。

二、静脉血栓形成原因概述

（一）遗传性血栓形成

遗传性血栓形成是血栓形成的遗传倾向，通常出现于年轻患者（<50岁）中，具有反复性。最常见的原因是因子V Leiden和凝血酶原基因突变，约占病例总数的40%。表3-2总结了遗传状态、患病率以及相关的血栓形成风险。

表3-2 遗传性高凝状态

危险因素	患病率	静脉血栓栓塞风险
因子V Leiden	杂合子 4%	7×
	纯合子 0.1%	80×
凝血酶原突变	2%	2.8×
同型半胱氨酸血症	5%~10%	2.5×
蛋白C或S缺乏症	0.30%	10×
抗凝血酶缺陷	0.04%	25×

注：本表显示了6种最常见的遗传性血栓形成疾病及其静脉血栓栓塞风险。

抗凝治疗和急性血栓形成都可能影响血栓形成倾向的实验室评估。然而，有关因子V Leiden和凝血酶原基因突变的DNA检测，同型半胱氨酸的水平，均不受抗凝治疗的影响，结果相当可靠。表3-3总结了血栓形成倾向的其他遗传因素和潜在影响化验结果的混杂因素。尽管更多的实验室评估可以识别受影响的患者中超过50%的遗传性血栓形成倾向，但现有资料表明，阳性的血栓形成倾向测试结果并不会改变患者的治疗方式。

表3-3　血栓形成和抗凝治疗对某些罕见的遗传性血栓性疾病检测的影响

高凝症	急性血栓形成	肝素治疗	华法林治疗	最佳检测
抗凝血酶缺陷	可以减少急性期反应物（增加的）	下降	不变	功能性抗凝血酶检测事件停止治疗后6个月进行检测
因子Ⅷ水平升高		*	*	
蛋白C缺乏	可以减少	不变	无法衡量	功能性蛋白C测定
蛋白S缺乏	可以减少	不变	无法衡量	游离蛋白S水平

注：1. 本表列出了血栓形成和抗凝治疗对某些罕见的遗传性血栓性疾病检测的影响。对于每种疾病，最佳检测时间应远离血栓形成事件，并且停止抗凝治疗至少2周。

2. *因子Ⅷ水平是通过凝血的方法来测定，其测量会受到肝素或华法林治疗的影响。

（二）获得性静脉血栓形成

获得性静脉血栓形成的易患因素包括先前的血栓事件、最近大手术或者住院、中央静脉置管、创伤、制动、恶性肿瘤、妊娠、某些药物（他莫昔芬或来那度胺）、骨髓增生性疾病以及抗磷脂抗体。许多静脉血栓患者有多种危险因素。2009年在马萨诸塞州伍斯特市进行的基于人群的静脉血栓研究证实了这一点，这项研究发现了静脉血栓患者的6项特征：①上个月制动超过48h（45%的患者）。②近3个月住院治疗（39%）。③在过去的3个月接受手术（34%）。④在过去的3个月存在恶性肿瘤（34%）。⑤在过去的3个月出现感染（34%）。⑥目前住院（26%）。

在这项研究的587例静脉血栓中，只有119的患者不具备以上6点中的任何一点，而36%的患者具备1点或2点，53%的患者具有3点。

1. 恶性肿瘤　恶性肿瘤患者血栓事件的风险增加，是由于肿瘤能够表达促凝分子，如组织因子。临床静脉血栓发生在约5%的癌症患者和12%中央静脉置管的癌症患者。

2. 手术　血栓风险在手术中和手术后大大增加了。其他危险因素包括年龄，静脉血栓栓塞症（venous thromboembolism，VTE）史，恶性肿瘤或内科疾病并存，血栓形成遗传倾向，较长时间的手术，麻醉，较长的固定时间。术后立即进行血栓预防能够大幅降低症状性VTE的发病率。对于存在持续VTE危险因素的患者，尤其是骨科患者，需要更长时间的血栓预防。2009年一项前瞻性研究表明，神经外科患者VTE的发病率很高。

使用机械预防，37例患者中5例（13.5%）出现经超声证实的无症状深静脉血栓。这5例患者，最终3例出现了肺栓塞，这表明需要更多的药物预防。

涅米和阿姆斯特朗近期完成了一篇综述，详述了在血栓形成和颅内出血风险较高的神经外科患者中进行血栓预防管理。他们的结论是，血栓预防和过渡性治疗应根据个体风险和神经外科手术类型决定。术前使血液凝固功能正常化，术后相对较晚地使用低剂量的低分子肝素（low molecular weight heparin，LMWH），可以使颅内出血风险最小化。

3. 创伤　创伤显著增加VTE风险。一项研究表明，在54%头部重大创伤、61%骨盆骨折、77%胫骨骨折、80%股骨颈骨折的患者中发现静脉血栓形成。3～4周前的小创伤也能增加VTE的风险。

4. 妊娠　与非妊娠妇女相比，同年龄段的妊娠妇女VTE风险增加5～50倍，可能原因是增大的子宫阻塞了静脉回流，以及妊娠相关的血液高凝状态。

5. 药品　口服和透皮避孕药在开始使用的4个月内增加VTE风险。心脏与雌孕激素替代治疗研究与女性健康倡议均表明，激素替代疗法能够使VTE的风险增加2倍，尤其是开始治疗的第1年。

6. 制动　此类患者包括近期住院治疗的患者，卧床休息的患者，不能自理的老年患者，卒中、心力衰竭或近期心肌梗死的患者，以及那些近期长途旅行的患者。

7. 抗磷脂抗体　抗磷脂综合征的特征是存在针对结合阴离子磷脂的血浆蛋白的抗体，这些患者的临床特征常常表现为动脉或静脉血栓形成、妊娠并发症、反复流产、血小板减少。病因既可能是原发性的（特发性疾病），也可能是继发性的（继发于自身免疫综合征，如系统性红斑狼疮、恶性肿瘤、感染或药物反应）。虽然，在此类疾病中，PTT延长，并且与正常血浆混合依然不能纠正PTT。但是，最理想的检测方法是检测狼疮抗凝物，免疫球蛋白（Ig）G和IgM抗磷脂抗体，以及β$_2$糖蛋白-1 IgG和IgM抗体。抗磷脂抗体阳性能够改变治疗的时间。抗磷脂综合征患者，只要抗磷脂抗体检测结果阳性，就应该持续接受抗凝治疗。

8. 骨髓增生性肿瘤和阵发性睡眠性血红蛋白尿症　慢性骨髓增生性肿瘤，特别是真性红细胞增多症（polycythemia vera，PV）和原发性血小板增多症，其特征表现是动脉和静脉的血栓性并发症。阵发性睡眠性血红蛋白尿症（paroxysmal nocturnal hemoglobinuria，PNH）是一种克隆性骨髓疾病，可导致血管内溶血伴血红蛋白尿发作，偶见白细胞减少和血小板减少症。PNH与静脉或动脉血栓形成的发生率增加有关。

9. 肾脏疾病　慢性肾脏疾病、肾病综合征、肾移植均被报道与VTE的发病率升高有关。与肾功能正常的患者相比，Ⅲ／Ⅳ期慢性肾脏疾病的患者发生VTE的相对风险为1.7。

10. 慢性肝病　普遍认为，肝病和肝硬化会导致凝血功能障碍。但是，一项纳入190例慢性肝病住院患者的回顾性队列研究显示，12例（6.3%）患者发生VTE。具体机制可能是获得性蛋白C和S缺乏。

11. 血清高黏滞性　血栓形成可以是血清高黏滞相关疾病（瓦氏巨球蛋白血症或多发性骨髓瘤）的表现，红细胞的数量增加，或红细胞变形性降低如镰状细胞病。症状包括由于血小板功能异常导致的出血、视觉障碍、神经系统缺陷、深静脉血栓形成、肺栓塞、门静脉和肝静脉血栓形成。

12. 同型半胱氨酸血症　这种疾病可能是遗传性或获得性的。遗传性疾病与纯合性的甲基四氢叶酸还原酶的耐热突变体有关，或者与杂合性或纯合性胱硫醚β合成酶突变有关。在获得性疾病如维生素B_6、维生素B_{12}及叶酸缺乏中，同型半胱氨酸浓度也可升高。

三、出血性疾病

（一）血小板异常

血小板功能异常，包括常见的遗传性出血性疾病（血管性血友病）、罕见的遗传性疾病以及许多常见的获得性疾病。血小板异常的出血症状包括容易挫伤、皮肤黏膜出血、月经过多。

获得性血小板异常较为常见，最有可能的病因是继发于治疗性抗血小板药物。这些药物包括阿司匹林、其他非阿司匹林的非类固醇抗炎药、双嘧达莫、氯吡格雷以及其他糖蛋白（GP）Ⅱb／Ⅲa受体拮抗剂（包括阿昔单抗和依替巴肽）。另一个获得性血小板功能障碍是肝脏疾病，慢性肝脏疾病和急性肝损伤都可诱导血小板缺陷。在众多因素的影响下，包括血小板与旁通膜的非生理性表面组分的相互作用、绕行期间低温、激活补体、细胞因子释放、凝血酶的产生，心肺转流术也会造成显著的血小板功能异常。慢性肾衰竭相关的尿毒症由于内在血小板代谢缺陷也与临床出血增加相关。此外，恶性肿瘤、克隆性疾病以及继发于其他疾病的血小板减少症都有可能导致流血过多。

遗传性的血小板功能异常疾病包括最常见的出血性疾病、血管性血友病（von willebrand disease，vWD）以及罕见的血小板异常疾病，如巨大血小板和血小板无力症、血小板分泌和信号转导异常、Hermansky–Pudlak综合征、Quebec血小板异常。这一分类还包括花生四烯酸途径以及血栓素A_2的合成信号传导缺陷和异常。另外，细胞骨架调节缺陷包括Wiskottaldrich综合征。最后，包括血小板促凝功能障碍的斯科特综合征。

（二）获得性与遗传性凝血障碍型出血性疾病

凝血障碍的出血症状包括深部软组织血肿、内脏出血及血肿。最常见的获得性凝血障碍与抗凝药物相关，包括抗凝血酶抑制剂（如肝素类产品）、因子Xa抑制剂（如聚糖）及维生素K拮抗剂（如华法林）。肝病和营养不良导致的维生素K缺乏也可导致凝血性疾病。某些获得性抗体，也可以抑制凝血因子活性或增加凝血因子的清除，使患者更容易出血。影响凝血因子活性最常见的抗体是针对因子Ⅷ的抗体，称为获得性血友病A。该病见于产后、风湿性疾病和某些实体瘤。此外还存在针对其他凝血蛋白的抗体。遗传性或先天性凝血蛋白疾病包括血管性血友病、血友病A（凝血因子Ⅷ缺乏）、血友病B（凝血因子Ⅸ缺乏症）以及不常见的凝血因子缺乏，如纤维蛋白原、凝血酶原和因子V、Ⅶ、Ⅹ、Ⅺ和Ⅻ。

第四节　影响凝血与血小板功能的药物

围术期出血的管理对于任何外科医生而言都是非常重要的，应用抗凝和抗血小板治疗使这一问题变得更加重要。神经外科许多需要急诊或择期手术的患者均应用过抗凝药物，为了降低出血风险，有必要逆转抗凝药物的作用。在围术期，抗凝药物治疗的中断与管理并非易事。本章回顾了经典及新型抗凝药物的作用机制，并为围术期抗凝治疗的管理提供了理论基础。

口服抗凝治疗（oral anticoagulant therapy，OAC）在很多疾病中应用，在心房颤动、左心室血栓或心脏瓣膜置换的患者中，可以用于预防卒中。OAC也可用于治疗深静脉血栓（deep venous thrombosis，DVT）、肺栓塞以及各种获得性和遗传性血凝过快。抗血小板治疗用于卒中和冠心病的一级、二级预防。OAC也可在接受裸金属支架或药物洗脱支架介入治疗的急性冠状动脉综合征患者中预防支架内血栓形成。心房颤动患者存在发生急性冠状动脉综合征的风险，这些患者经常接受"三联疗法"，即应用两种抗血小板药物联合OAC进行治疗。最后，低剂量的抗凝治疗也用于住院患者的DVT预防。对于即将接受神经外科手术的患者，这些抗凝治疗的应用带来了管理难题。

一、维生素K拮抗剂（vitamin K antagonist，VKA）

最常用的VKA是华法林。VKA通过干扰维生素K依赖性凝血因子（Ⅱ、Ⅶ、Ⅸ和Ⅹ）的合成发挥其抗凝作用。VKA抑制维生素K环氧化物的还原。还原形式的维生素K对于维生素K依赖性凝血因子的N末端区域谷氨酸残基的γ羧化是必要的。γ羧化能够促进钙结合，产生蛋白质结构的构象变化，促进维生素K依赖性抗凝因子结合到磷脂表面的辅因子，从而发挥促凝剂的作用。

当VKA的抗凝作用需要得到扭转时，需要考虑临床情况的紧急程度（择期手术还是急诊手术）、药物的半衰期以及维生素K依赖性凝血因子的半衰期。

二、逆转VKA的门诊管理

基于INR和出血状态，美国胸科医师学会（american college of chest physicians，ACCP）对VKA的药理学与门诊管理制订了指南。如果INR超标，但小于5，可以停用VKA或调整剂量，更频繁地监测INR，而当 INR恢复到正常治疗范围时，可以恢复应用VKA。如果5≤INR<9，需停用VKA，更频繁地监测INR，当INR恢复到正常治疗范围

时，可以恢复应用调整剂量的VKA。换言之，该指南要求以下情况应用口服维生素K：如果患者存在出血的风险，停用华法林并口服1～2.5mg的维生素K，或者，对于需要紧急手术的患者，口服5mg以下维生素K，如果INR在24小时后仍然处于高值，需要再次补充维生素K。如果 INR>9，患者没有严重的出血，停用VKA治疗并口服高剂量的维生素K（2.5～5mg），更频繁地监测INR。如果患者存在严重出血且INR升高，无论INR升高多少，该指南建议停用华法林，慢速静脉注射10mg维生素K，并根据临床情况的紧急性，决定是否合用新鲜冰冻血浆（fresh frozen plasma，FFP）、凝血酶原复合物浓缩物（prothrombin complex concentrate，PCC）或重组凝血因子Ⅶa（rFⅦa）。必要时可重复给予维生素K。表3-4总结了这些建议。

表3-4　美国胸科医师学会（ACCP）对于应用VKA患者的药理学与门诊管理指南

临床情况	治疗
华法淋INR<5	维持剂量
华法林INR 5～9	维持剂量
	口服维生素K 1～2.5mg
	维持剂量
华法林INR>9，无出血	口服维生素K 1～2.5mg
	维持剂量
华法林和出血	静脉滴注维生素K 10mg
	凝血因子替代（FFP、PCC或rFⅦa）
普通肝素治疗水平之上的PTT	中断肝素静脉滴注2～4h；恢复肝素静脉滴注时减少剂量
普通肝素治疗水平之上的PTT和出血	中断肝素静脉滴注2～4h；恢复肝素静脉滴注时减少剂量；鱼精蛋白
低分子量肝素和出血	维持剂量鱼精蛋白（部分有效；PCC或rFⅦa）
肝素戊糖	维持剂量
	PCC或rFⅦa
直接凝血酶抑制剂	维持剂量
	PCC或rFⅦa（无有效证据）
口服Xa抑制剂	维持剂量
	PCC或rFⅦa

　注：INR=国际标准化比值。PTT=部分凝血活酶时间。FFP=新鲜冰冻血浆。PCC=凝血酶原复合物浓缩物。rFⅦa=重组凝血因子Ⅶa

三、紧急逆转VKA的作用

维生素K

口服维生素K具有良好的生物利用度，但静脉给药具有起效更快的优势，而且维生素K的各种口服制剂的功效不同。静脉注射确实比皮下注射维生素K起效更快，后者在注射后的72小时才起效。此外，皮下注射维生素K具有不可预测的生物利用度和临床疗效。当INR>10时，研究表明静脉注射维生素K起效要快2小时，当INR为6~10，静脉和皮下注射的起效时间几乎是相同的。因此，存在活动性出血时，静脉注射维生素K是首选方案。然而，如果需要快速矫正INR，静脉注射维生素K并不是唯一的方法。

静脉注射维生素K必须缓慢，以预防变态反应的发生。这种反应，虽然比较罕见（估计每10万例有3例），但可能是致死性的。特别是在神经外科出血病例中，止血的获益大于风险。推荐的输注速率为1mg／min，也有人推荐更低的速率，低至1mg／h。通常的做法是，用50ml静脉流体稀释维生素K，在30分钟内滴注完毕。

维生素K的起效时间取决于凝血因子的半衰期。因子Ⅶ的半衰期为5小时，是半衰期最短的，而因子Ⅱ、Ⅸ和Ⅹ的半衰期分别为65小时、25小时和40小时，将其恢复到止血的水平分别需要24~72小时。因此，应用FFP、PCC或rFⅦa更换凝血因子，对于快速逆转VKA的作用非常必要。

四、FFP

在美国，FFP常用于逆转华法林的作用，常用剂量为15mL／kg。有数据表明，该剂量可能不足以纠正凝血障碍，因为凝血因子Ⅸ水平可能仍处于低位。已有人推荐应用40ml／kg的高剂量，而且患者可能需要2L的总容量。应用大容量FFP的缺点是存在液体超负荷的风险；此外，FFP扩展了血浆总容量，从而减少了凝血因子活性的有效增加。FFP的早期应用增加了24小时内校正凝血病的可能性。可以通过实施旨在快速诊断和FFP输液的机构协议来减少死亡率和出血进展。然而，一些研究指出，FFP给药的困难主要在于准备FFP需要较长的时间，而且存在液体超负荷的风险，而接受OAC治疗的许多患者都可能有心脏疾病。与任何血液制品一样，FFP具有传播传染病的风险。考虑到以上不足，人们不断研究FFP的替代疗法，如PCC和rFⅦa，不久的将来这些可能会纳入治疗指南。

五、PCC

PCC是血浆源性产品，包含凝血因子Ⅱ、Ⅴ、Ⅶ和Ⅸ。食品与药品监督管理总局批准PCC用于因子Ⅸ缺乏的B型血友病的治疗，但其药品标签上注明用于因子Ⅸ活性的测量。不同产品在凝血因子组成比例上各有不同，在美国上市的大部分产品，凝血因子Ⅶ的比例比因子Ⅸ小。Schulman和Bijsterveld总结了常用的PCC。这些产品均源自人类血浆，具有传播传染病的风险。因此，所有这些产品都要进行清除病毒处理。PCC中凝血因子的浓度比FFP中高约25倍，因此，有效治疗需要更少量的PCC即可达成。基于前面已经叙述的FFP的局限性，关于药理学和VKA管理的ACCP指南强调"立即和全面纠正凝血只能通过应用凝血因子浓缩剂来实现"。

对于INR≤5的患者，推荐联合应用500U的PCC与维生素K。INR逆转能够在10分钟n内实现，并且持续效果长达12～24小时。对于INR>5的患者，推荐应用更高的剂量（可高达1500U），或基于体重的剂量（26U／kg）。给药剂量也可以应用患者的INR、目标INR和体重进行计算。采用患者的INR和目标INR之间的差值，乘以患者的体重（kg），得到的数值就是凝血因子浓缩物的量或FFP（ml）的量。这个公式往往高估了替代治疗的量，因为凝血因子分布在血浆中，而血浆约占70%的体重。

PCC存在引起静脉和动脉血栓的风险。由于更长半衰期凝血因子（因子Ⅱ和X）的积聚和活化凝血因子在产品中的存在，高剂量的PCC可能增加血栓栓塞的风险。不同产品风险各不相同，一些制剂含有不同水平激活的凝血因子，有的产品已包括蛋白C和S，以提供凝血与抗凝血蛋白、抗凝血酶和肝素之间的平衡，以抑制体内血栓因子的活化。

在脑出血的背景下，有人对于PCC的应用进行了研究，在校正INR方面，与联合FFP和维生素K或单独应用维生素K相比，PCC在逆转抗凝药物效果上更有优势，可见血肿体积减小和围术期出血减少等改善。84%的应用PCC的患者INR得到逆转，然而，在应用FFP的患者中这一数据为39%，在单独应用维生素K的患者中这一数据为0。然而，这些差异对于临床结局没有显著影响。在每项研究中都有数例患者出现血栓并发症。数据的统计学分析并未发现，PCC较其他药物增加了血栓形成的风险。所有这些研究均为回顾性研究，或者比较治疗组与历史对照组的研究，因此，这些研究结果仍有待随机对照研究进一步证实。

六、rFⅦa

rFⅦa最初用于治疗血友病A（凝血因子Ⅷ缺乏）和血友病B（凝血因子Ⅸ缺乏）患者的出血。在美国，FDA批准它用于血友病A和血友病B中的出血事件、外科手术患者的出血预防、因子Ⅶ缺乏症以及因子Ⅷ或Ⅸ获得性缺陷的患者。它被广泛用于手术中不可控制的出血。在颅内出血（intracranial hemorrhage，ICH）方面，rFⅦa被用于创伤性脑出血、自发性脑出血以及抗凝相关的颅内出血的研究中。

在创伤性脑出血中，研究人员应用随机对照试验，研究了rFⅦa在预先未接受抗凝治疗的患者中的疗效。患者被随机分配至安慰剂组或递增剂量（40～200μg／kg）的rFⅦa组。患者的死亡率或不良事件没有显著差异，但80μg／kg或更高剂量rFⅦa组有血肿体积减小的趋势，同时，深静脉血栓的风险也随之增加。

在自发性脑出血中，Mayer等采用4项随机对照试验研究了rFⅦa的疗效。在一项规模较大的试验中，399例脑出血患者随机接受安慰剂或递增剂量的rFⅦa（40μg／kg、80μg／kg或160μg／kg）治疗。口服抗凝药物的患者被排除在外。第90天，与对照组相比，rFⅦa治疗组的患者血肿扩大有所减少，死亡率和机体功能有所改善。但rFⅦa治疗组发生了更多的血栓栓塞事件（治疗组7% vs安慰剂组2%）。同一研究团队开展了Ⅲ期临床试验，841例患者随机接受安慰剂或20μg／kg或80μg／kg的rFⅦa。同样，血肿扩大的减少得到了证实，但对照组与研究组在死亡率或不良临床事件发病率方面没有显著差异。在80μg／kg rFⅦa组中，动脉血栓事件的发病率有所升高。因此，目前rFⅦa仍未被批准用于自发性脑出血的治疗。

也有研究人员对rFⅦa在逆转抗凝药物的疗效方面进行了研究。在13例患者的系列报道中，给予口服抗凝药物导致明显临床出血或INR过高（>10）的患者rFⅦa治疗，剂量为15～90μg／kg。在所有患者中，INR立即减小。对因子活性进行了测定，只有Ⅶ因子增加。在一项前瞻性研究中，接受OAC的患者出现急性大出血，给予固定剂量的rFⅦa（1.2mg）用于抗凝的逆转。结果表明，16例患者中的14例平均INR显著降低，止血效果显著。但是，有些患者同时服用了维生素K和FFP。

在一个中枢神经系统出血的系列病例报道中，联合应用rFⅦa与FFP。每例患者接受1.2mg的rFⅦa，所有患者的INR均在2小时内正常化，手术失血量≤100mL。另一个类似的系列病例报道，除FFP和维生素K（15～90μg／kg），还应用了rFⅦa。结果显示，INR的平均值从2.7下降至1.08。另外一项针对华法林相关脑出血的回顾性对照研究，研究组12例患者接受FFP、维生素K以及rFⅦa治疗，对照组仅接受FFP和维生素K治疗。rFⅦa组的死亡率较高，但这些患者入院时的格拉斯哥昏迷量表评分也较差。rFⅦa组纠正INR的时间更早，而且FFP的用量减半。rFⅦa组1例患者出现弥散性血管内凝血（DIC），但该患者有肾脏疾病且接受过多次rFⅦa治疗。在另一项回顾性研究中，对应用华法林和创伤性脑出血的患者紧急应用1.2mg rFⅦa的疗效进行了研究。每个队列纳入了20例患者。rFⅦa组的INR正常化时间更早，死亡率或血栓事件的发病率没有组间差异。

根据以上证据，rFⅦa似乎在颅内出血的治疗中未发挥重要作用，且与是否接受华法林治疗无关。因此，应在其他治疗失败的情况下，应用rFⅦa。

七、肝素

肝素通常用于急性冠状动脉综合征的治疗，用于DVT的治疗及预防。在安装了人工心脏瓣膜和心房颤动风险高的患者中，它们也被用作桥接治疗手段。急性冠状动脉综合征的治疗通常是短期的，仅在急性住院期间采用此种治疗方法。对于DVT，抗凝治疗通常需要较长时间，通常直到VKA出现治疗效果才会停用肝素，广泛应用这些药物往往影响神经外科患者的围术期处理。

（一）普通肝素（unfractionted heparin，UFH）

UFH是从猪肠子衍生的硫酸化糖胺聚糖的非均相混合物。它通过一个高亲和性的戊糖结合抗凝血酶发挥其抗凝作用。肝素抗凝血酶复合物可以高亲和性地结合因子Xa，肝素的抗凝活性主要通过凝血因子Xa的灭活实现。较大的肝素分子还可以灭活凝血酶（因子Ⅱa），并提供额外的抗凝作用。

UFH可以通过全剂量静脉注射用于全身抗凝，或在较低的剂量下，用于DVT的预防。可以通过PTT来监测静脉UFH的治疗效果。接受UFH的患者遇到危及生命的出血时，如在颅内出血的情况下，必须迅速应用药物逆转治疗。因为静脉内肝素的半衰期很短（60~90分钟），中断给药是治疗这种药物引起的出血最常用的手段。

肝素导致的凝血病可通过鱼精蛋白来实现更直接的校正。鱼精蛋白是从鱼精子中提取的基本蛋白，并且可以迅速地结合肝素形成稳定的化合物。1mg的鱼精蛋白可以中和约100U的UFH。鱼精蛋白的剂量是通过3小时前给予UFH的量计算的。因此，如果UFH的剂量为1200U／h，12mg的鱼精蛋白将扭转过去1小时的剂量，6mg可以逆转之前1小时的剂量，3mg可以逆转更前的1小时的剂量，所以，总剂量为21mg。鱼精蛋白的最大剂量为50mg，它具有约7分钟的短半衰期。鱼精蛋白的效果可以采用PTT进行监测。鱼精蛋白可以出现严重的副作用，包括心动过缓和低血压，这可通过缓慢输注来避免。对于接受精蛋白-胰岛素的患者，经历了输精管结扎术，或者对鱼过敏的患者，可能会出现过敏反应，包括过敏性休克。对于此类患者，可预先采用皮质类固醇和抗组胺药来预防过敏反应。

（二）低分子肝素（LMWH）

LMWH由UFH通过化学或酶解聚合成。这些LMWH包括依诺肝素、达肝素、达那肝素、那屈肝素和亭扎肝素。与凝血酶相比，LMWH抑制因子Xa活性的作用更强。LMWH通过一个五糖分子结合于凝血酶来发挥抗凝作用。通常情况下，LMWH的使用剂量基于体重进行计算，并且通过肾脏代谢，所以，肌酐清除率<30mL／min的患者应谨慎应用。LMWH的治疗效果可以通过Xa水平进行监测。通常不需要常规监测抗Xa水平，然而，对于妊娠期（血浆体积随时间推移而增加）或肾功能处于临界值的患者，可能有必要监测。

（三）肝素戊糖

肝素戊糖（磺达肝癸钠；商品名戊聚糖钠）是人工合成的肝素中与抗凝血酶结合的戊糖序列的类似物。肝素戊糖选择性抑制因子Xa，具有更长的半衰期，可以每日给一次药。有人研究了磺达肝癸钠在DVT的治疗和预防以及急性冠状动脉综合征的治疗中的作用。在出血并发症方面，类似于UFH和LMWH，肝素戊糖是相对安全的。当患者的肌酐清除率<30ml／min时，禁止应用肝素戊糖。它能安全地用于肝素诱导的血小板减少症（HIT）。用于DVT的预防和急性冠状动脉综合征的治疗时，剂量为2.5mg。用于DVT的治疗时，需要更大的剂量7.5mg。有时根据体重调整剂量，当患者的体重<50kg时，剂量为5mg；当患者体重>100kg时，剂量为10mg。

与UFH不同，LMWH和磺达肝癸钠的半衰期更长（分别为8~12小时和17~21小时）。如果正在接受这些药物治疗的患者发生出血，中断给药不会导致抗凝活性的快速下降。

鱼精蛋白具有扭转LMWH的抗凝作用，但它并非完全有效。鱼精蛋白主要具有结合至更大的肝素分子以及逆转抗凝血酶的效应，它对抗Xa因子的作用很小。ACCP指南推荐用1mg硫酸鱼精蛋白来对抗100U的LMWH。对于依诺肝素，1mg相当于100U的抗Xa。

磺达肝癸钠是目前没有批准的解毒剂，其抗凝作用不能由鱼精蛋白抑制，因为其作用机制是拮抗因子Xa。在一项纳入16例健康志愿者的研究中，受试者被随机分配至以下3组：10mg磺达肝癸钠和90μg／kg rFⅦa组（n=8）、聚糖和安慰剂组（n=4）、安慰剂和rFⅦa组（n=4），测定了凝血酶的生成和活性。磺达肝癸钠将凝血酶生成时间延长了1倍，降低了凝血酶活性，并降低了凝血酶原活化肽片段1+2（F1+2）。所有以上这些变化，可以被rFⅦa逆转。此外，磺达肝癸钠给药后，略微增加了活化部分凝血活酶时间（APTT）和凝血酶原时间（PT），目前尚无临床研究探讨在出血背景下rFⅦa对磺达肝癸钠的扭转作用。

（四）口服Xa抑制剂

口服Xa抑制剂是与因子Xa结合并抑制其酶功能的小分子合成物。利伐沙班经FDA批准，用于骨科手术后DVT的预防，剂量为10mg／d。对于非瓣膜性心房颤动患者，预防动脉栓塞的剂量为20mg／d。在治疗DVT上，它被证明并不劣于依诺肝素，而且，ROCKET AF临床试验（利伐沙班Xa抑制剂 vs VKA预防心房颤动引起的卒中与栓塞试验，利伐沙班的用药方式为每天一次，口服）结果显示，Xa抑制剂治疗心房颤动的效果与华法林无显著差异。与磺达肝癸钠一样，利伐沙班目前也没有解药，但是，在动物模型中，rFⅦa已显示出部分逆转利伐沙班诱导的出血时间延长、PT延长以及产生凝血酶的作用。

八、直接凝血酶抑制剂

直接凝血酶抑制剂（direct thrombin inhibitor，DTI）是抑制可溶性以及与纤维蛋白结合的凝血酶的人工合成分子。有4种静脉内应用的DTI被FDA批准：来匹卢定、地西卢定、比伐卢定和阿加曲班。口服的替代方法也是可用的，达比加群酯应用最早。

来匹卢定可以用于肝素诱导的HIT，以0.15mg／（kg·h）的速率输注。由于抗体的形成会延迟肾清除率，所以药物会在体内累积，因此，要根据PTT值调整应用剂量。

地西卢定经FDA批准用于髋关节手术患者DVT的预防。皮下注射剂量为15mg，每天两次，其疗效优于UFH和依诺肝素。当患者存在严重肾功能障碍时，建议减少剂量并监测PTT。

比伐卢定是一种合成分子，能够可逆性结合凝血酶，因此，与来匹卢定和地西卢定相比，比伐卢定安全性更佳。比伐卢定的半衰期很短，为25分钟，可在5分钟内达到治疗效果。目前，比伐卢定仅用于急性冠状动脉综合征的经皮冠状动脉介入治疗，对于严重肾功能障碍者，比伐卢定是禁用的。

阿加曲班能够可逆性结合凝血酶。在美国，它被批准用于治疗HIT。阿加曲班的给药方式为静脉输注，速率为2μg／（kg·h）。阿加曲班由肝脏清除，对于肾衰竭的患者无须调整剂量。治疗效果可通过APTT进行监测。阿加曲班也延长了PT，因此，当其作为一种过渡性治疗配合华法林应用时，需要较高的INR，通常大于4。

达比加群酯是一种口服DTI，它有可能替代VKA。在加拿大和欧洲，达比加群酯目前已被批准用于接受全髋关节置换术患者的DVT预防。在美国，它也被批准用于心房颤动患者卒中的预防。它需要通过肾脏排泄，因此，对于肾功能障碍患者，需要调整剂量。对于有严重肾脏疾病（肌酐清除率<30ml／min）的患者是禁忌的。预防DVT时，达比加群酯的应用剂量为150mg或220mg，治疗心房颤动时，达比加群酯的应用剂量为150mg，每天两次。达比加群酯的抗凝作用不能通过PT或PTT进行可靠评估。校正后的PT或蝰蛇毒凝血试验可能有益于监测该药；然而，这些测试结果与出血风险之间的相关性还没有被验证。

任何DTI都没有特效解毒剂。虽然血液透析可以从血液中除去一些药物，但并未显示这种治疗对临床出血的功效。

已有研究人员在人类志愿者中开展了有关PCC逆转达比加群酯与利伐沙班的抗凝血作用的研究。接受利伐沙班的患者的凝血参数（包括INR、PTT、PT以及内源性凝血酶潜能）可以被正常化，但是对于接受达比加群酯的患者，没有什么作用。

在研究中，给予10例健康志愿者去氨加压素。结果显示，因子Ⅷ增加，蛋白C水平增加，减少了水蛭素诱导的APTT延长。在另一项研究中，对含有比伐卢定和阿加曲班的血液样品进行离体分析，rFⅦa改善了出血参数。目前已有数种试验成功的病例报道，包括采用FFP治疗阿加曲班过量，此外，在体外循环后持续出血的患者中，有报道成功应用血液透析结合改良超滤联合FFP、冷沉淀以及rFⅦa进行治疗的。因此，去氨加压素、rFⅦa或凝血因子均可考虑，但目前缺乏临床研究证实其效果。

对于服用达比加群酯出现出血事件的患者，目前没有可用的逆转方法。因此，在应用时要慎重考虑，尤其是在肾清除率可能已经下降或者跌倒和头部创伤风险较高的患者中应谨慎应用。

九、抗血小板药物

（一）阿司匹林

阿司匹林是最常用的药物之一，它具有抗炎、解热以及抗血小板活性的作用。它通过不可逆灭活环加氧酶（COX-1和COX-2）发挥其抗血小板作用。这些酶催化前列腺素合成中的第一步。COX-1负责血栓素的合成，前列腺素对于血小板聚集是非常重要的。阿司匹林的半衰期为15～20分钟，但血小板没有合成新酶的能力，所以阿司匹林有效地抑制了血小板活性。在最后一次给药后5～7天，阿司匹林的效果会消散，此时失活的血小板会被新生成的血小板取代。当阿司匹林的抗血小板作用急性逆转时需要输注血小板。

另一种逆转阿司匹林介导的血小板功能障碍的方法是应用去氨加压素。去氨加压素，也称为1-脱氨基-8-D-精氨酸加压素，用于血友病A和血管性血友病的治疗。它不增加血小板数量，也不增强血小板聚集，但能够提高血小板对血管壁的黏附性，可能通过它来提高因子Ⅷ和血管性血友病因子的浓度。去氨加压素在尿毒症患者中是常规应用的，目的是提高血小板功能。此外，在采用阿司匹林治疗的患者中已经建议应用去氨加压素。在一项随机双盲研究中，健康志愿者接受阿司匹林或安慰剂。通过静脉注射给予一次或两次去氨加压素。在两组中，去氨加压素都增加了血小板的黏附性，在阿司匹林治疗组中，其使血小板黏附能力恢复正常。此外，在阿司匹林治疗组中，它还能够缩短出血时间。这种影响持续了约3小时，第二次注射去氨加压素能够延长效果。常规给予的剂量是0.3μg／kg。值得注意的是，目前没有研究评估其在临床出血的病例中对阿司匹林介导的血小板功能障碍的效果。

（二）噻吩并吡啶类药物

在此类药物中，氯吡格雷应用最为广泛。它通过不可逆地结合于P2Y12受体抑制腺苷二磷酸（ADP）介导的血小板活化。氯吡格雷的半衰期为8小时。与阿司匹林一样，药物清除后，氯吡格雷的效果仍然存在，直到具有正常P2Y12受体的新的血小板产生。因此，快速逆转氯吡格雷的作用需要输注血小板。在一项针对颅内出血患者的回顾性研究中，对血小板输注的影响进行了研究。许多联用氯吡格雷与阿司匹林或单用氯吡格雷的患者曾经出现血肿扩大，血小板输注对此没有效果，但此类患者的数量很少。同样也观察到院内死亡率增加的趋势。去氨加压素也被认为能够逆转氯吡格雷的抗血小板作用。健康志愿者应用氯吡格雷，然后随机接受去氨加压素或安慰剂。结果显示，血小板反应性和功能得到改善。但目前仍无研究评价出血病例中去氨加压素的效果。

普拉格雷是另一种噻吩并吡啶类药物，用于冠状动脉疾病的治疗。它具有类似于氯吡格雷的作用机制以及较短的半衰期（3.7小时）。一项Ⅲ期试验比较了普拉格雷与氯吡格雷的安全性和有效性。结果显示，普拉格雷有增加致死性出血的风险。普拉格雷与氯吡格雷导致的脑出血比较罕见，两者无显著差异。目前尚无有关逆转普拉格雷的研究，但人们推测，其逆转药物可能与逆转氯吡格雷的药物相似。

十、结　论

抗凝药物具有复杂的药代动力学和狭窄的治疗指数。那些需要抗凝治疗的患者往往疾病较为复杂，有潜在并发症，需要接受择期或急诊神经外科手术。因此，在外科医生与内科医生间均衡中断、逆转以及重新启动抗凝治疗的风险与获益至关重要，这样才能提高高风险患者的治疗效果。

第五节 中药制剂与补品对凝血功能的影响

一个神经外科手术，在术前、术中和术后，均需精心策划止血。但一些外界因素的影响可能给患者带来麻烦或直接的危险。这些影响因素包括鱼油、中药补品和维生素E，患者中中药补品应用的增加值得考虑。神经外科医生必须熟悉这些物质对围术期的潜在影响。最近的一项聚焦于血小板计数、部分凝血活酶时间（PTT）和凝血酶原时间／国际标准化比值（PT／INR）的神经外科围术期患者的评价研究结果显示，某些中药和膳食补充剂可能会影响止血，因为头骨为密闭空间，即使很小的出血也会带来严重后果，所以对于神经外科患者应严格筛选中药和膳食补充剂。

一、鱼油

鱼油，鉴于其在一般人群中应用广泛，可能给神经外科患者带来很大风险。鱼油（ω-3脂肪酸）常用于降低三酰甘油和高脂血症。鱼油的推荐剂量为每天1～4g。研究表明，鱼油可能会影响血小板成分并改变血小板功能，延长健康志愿者的出血时间。该机制似乎与抑制ADP和血栓素有关。一些人低估了鱼油对血小板的作用。最近一项小样本量研究表明，对于脊柱外科手术，鱼油是安全的。但这个结论似乎是毫无根据的。我们特别关注的是开颅手术，目前没有支持应用或停用鱼油的研究。理论上和传闻中的风险依然很高。在实践中，直到进一步证据出现之前，我们选择延迟手术2周，以允许鱼油的效果消散。

二、大蒜

大蒜属于洋葱家族，在过去10年的中药治疗中获得了商业普及。2009年，它是全球第四大中药补充剂，在美国的销售额超过1700万美元。大蒜被宣传的益处包括降低血压和胆固醇，预防感染和心肌梗死，基本机制涉及其抗血小板活性。在体外和体内研究中证明了其通过阻断ADP受体介导的抗血小板活性，减少血栓素，并减少钙动员。

脊髓硬膜外血肿和术后出血的多个病例报道表明，摄入大蒜增加了出血的风险。此外，研究表明，大蒜与华法林和阿司匹林存在显著的交互作用，导致抗凝增加和不可预知的药物作用。虽然这些数据并非来自随机对照试验，但是，目前存在一个共识，建议术前7天停止摄入大蒜。

三、银杏

银杏（白果）是从银杏树中获取的中药制剂。在中国历史上，应用这种中药可以追溯到几个世纪前，而在过去10年中它已成为最畅销的美国中药补充剂之一。银杏可以制成片剂、胶囊剂、舌下喷剂、营养棒和能量饮料。它的益处包括预防阿尔茨海默病，提高注意力和信息处理能力，治疗勃起功能障碍和外周间歇性跛行。增加认知的原理可能是通过直接抗血小板作用增加血流量，并增加脑组织对氧气的提取。体外研究显示，抗血小板活性是通过减少血小板活化因子（platelet activating factor，PAF）而介导的。

已有病例报道银杏增加出血的风险，包括自发性脑实质出血、蛛网膜下腔出血（subarachnoid hemorrhage，SAH）和硬膜下血肿。但多数情况下，报告提到患者在应用银杏制剂的同时应用了阿司匹林或华法林。虽然尚无研究发现健康志愿者出现出血事件，但目前的共识是术前停用银杏。由于银杏只有10小时的半衰期，因此建议术前36小时停用银杏。

四、人参

人参是在中国、韩国和越南发现的一种多年生植物。提取物已被用作兴奋剂，并且能够以片剂形式或者能量饮料服用。零散病例报道人参引起出血，体外研究表明其通过抑制血栓素的产生和PAF发挥抗血小板活性。对于根据每日推荐剂量应用的患者，出血过多情况尚未见报道。但由于其对血小板潜在的不可逆转的影响，目前的建议是术前7天停用人参。

五、姜

姜是仔姜植物的块茎。它被用于治疗恶心、消化不良和胃肠功能紊乱。没有临床相关的文献报道将出血完全归咎于姜的摄入。然而，体外研究和动物研究已经表明，姜通过抑制血栓素的聚合发挥抗血小板活性。没有证据指导姜在围术期的应用；然而，如果患者每日摄入多于推荐剂量4g的量，而且应用时间较长，应给予重视，建议术前停用。

六、维生素E

维生素E因其抗氧化性能已经得到普及。推荐的每日膳食补充量是15mg，但市售的补充剂经常为10～20倍的量。有报告指出，即使剂量低至每天50mg，其抗凝状态甚至SAH事件也时有发生，但研究结果并不一致。在健康志愿者身上进行研究，结果表明，出血风险的增加主要通过影响凝血酶介导的血小板聚集而产生。没有强有力的证据指导围术期维生素E的应用，但是推荐一些外科手术2～3周前停止维生素E。

第四章 失血与补血

第一节 失血原则

失血是手术中普遍存在的问题，只有通过输血才能有所减轻。最好的方法是避免失血，而不是控制失血或输血。理想情况下，细致的手术包括策略和技术，以减少术中出血，维持正常的凝血状态，并在可能的情况下积极止血。遵守这些规则可以减少血液损失，因此，降低了血流动力学改变带来的不良后果并避免了输血。

与手术有关的失血量与手术类型紧密相关。一些神经外科手术，如破裂动脉瘤夹闭术，通常出血量很少，但有时出血量非常大。手术中过度出血可导致血容量减少、低血压、血流动力学不稳定和贫血，并且减少输送到组织中的氧气，从而导致术后死亡率增加。

如何预测和减少术中出血是每一台神经外科手术都应该考虑的问题。异体输血有很多不良反应，包括潜在的感染性疾病、免疫抑制、输血相关的急性肺损伤、输血相关的过敏反应和移植物抗宿主反应。输血本身和输血副作用引起的治疗也增加了患者的经济负担。

一、历史

19世纪末，神经外科专业的早期发展受限于感染并发症、颅内压升高和术中过度出血。这些并发症经常带来30%~50%的死亡率。随着对颅内压升高病理生理机制的更深入了解，以及从威廉·霍尔斯特德学习到的细致的手术技巧，哈维·库欣增加了神经外科手术的安全性，但当时仍处于起步阶段。库欣后来发明的"银夹"以及应用电烧灼技术安全地切除脑肿瘤，这在以前认为是不可能的。动静脉畸形出血、动脉瘤以及某些脑瘤，这些过去不可能手术的疾病变成了常规手术。对解剖和控制失血的深入理解，如近端血管控制，应用临时夹闭，双极电凝，以及血管内栓塞，进一步提高了手术效果。这些关键性的成就为神经外科的发展铺平了道路。

二、血量和成分

血液约占体重的8%，并且密度与水相似。体重为70kg的男性平均有约5L的血容量。其中主要构成血细胞比容的红细胞，在女性中占40%，在男性中占45%。血液成分还包括白细胞、血小板和血浆。所有这些成分在失血时都会流失，而它们对于维持正常的健康和生理功能是至关重要的。

三、影响失血的因素

血液可以从动脉、毛细血管和静脉丢失。手术过程中损伤这些结构是不可避免的。尽管如此，任何手术策略都应包括减少失血量这一目标。不损伤主要血管的结构并以可控的方式暴露它们的手术路径是优选项。手术过程中对动脉管理的预期，包括快速识别、保护或控制，是基本步骤之一。对于动脉和静脉，通常首选保存，而不是牺牲。

动脉出血必须由电凝或结扎来控制，很少自发停止。很小的动脉可能会自发止血，但这种形式的止血应被视为不健康的潜在征兆。在可能的情况下，避免术中或术后早期高血压，可能有助于这些动脉被动止血。控制性降压的前提是脑和脊髓灌注要充足。在适当的循环和组织凝血因子存在时，毛细血管出血能自发停止。

静脉出血往往只能填塞控制，这种方法通常能够保存静脉。简单操作如抬高手术部位也有助于静脉止血。然而，如果抬高太多，使局部静脉压力变成负压，有空气栓塞的风险。尤其对于非塌陷静脉（如主要的颅静脉窦）的区域，这种风险更大。

患者在接受手术前，凝血功能越接近正常越好。在手术进行中，要注意维护正常的凝血状态。常温下进行手术有助于维持正常的凝血状态，因为低温会影响血小板功能。通过补液，稀释了血液，血液的凝固性也会受到影响。适度的晶体替代能够加速，而不是抑制血液凝固；然而，过度的晶体置换会影响血液凝固。应用胶体也可能影响血液凝固，与明胶和人血白蛋白相比，这种效果在羟乙基淀粉中更为明显。

驱动凝血过程中，血液凝固的底物必须足够多。患者凝血因子的基线水平可能受多种生理和病理因素影响，例如肝病、自身免疫性疾病或血管性血友病。在手术过程中，大量的血液丢失或大面积的创面，可能导致凝血因子的过度消耗，也可导致凝血障碍。弥散性血管内凝血（disseminate intravascular coagulation，DIC）也可以消耗大量的凝血因子。

出血的手术控制通常包括出血血管的电灼、夹闭或结扎。电灼使蛋白在血管壁和周围组织凝固，阻塞管腔。这种封闭是相当可靠的。一般而言，动脉比静脉更需要凝结。肿瘤血管或动静脉畸形血管有时比正常血管需要更多的混凝烧灼。较大的血管（直径大于1~2mm）通常最好用夹子关闭。临时和永久夹闭动脉瘤和动静脉畸形的夹子已经获得了上市批准。钛或其他合金，因为具备与磁共振成像（magnetic resonance imaging，MRI）兼容的特征，应尽可能地应用。用夹子近端控制出血必须谨慎考虑，因为需要权衡控制血液损失和远端缺血的利弊。

以下部分将讨论失血的生理影响，控制失血的药物，神经外科患者抗凝和抗血小板治疗的紧急逆转，以及特定神经外科情况下失血的控制。

四、失血的生理影响

对于失血，人体会产生生理代偿，以维持正常血压和关键器官的血流灌注。失血初期，人体出现心动过速，心排出量增加。同时，外围血管收缩，通过降低流向皮肤和肌肉的血液来维持血压。血管收缩减少血液流向其他不必要的器官，如胃肠道和肾，同时保持流向大脑，心脏和肺。在酸中毒和高碳酸血症发生时，血红蛋白的结合曲线会发生移位，以促进氧的释放。失血体积和失血速率的函数决定着失血的影响。目前，神经外科手术失血甚至一般手术失血还没有很好的正式分类。美国外科学院在其先进的创伤生命支持（advanced trauma life support，ATLS）课程中将失血相关出血分为四个等级。

手术出血过程不同，但因手术中积极管理出血，出血发生在麻醉下，一般的分类仍是有用的。

Ⅰ类出血，失血占15%或更少的循环血液量。血流动力学改变，很少涉及生理代偿，如轻度的血管收缩，这常常表示临床症状不明显。

Ⅱ类出血，失血占15%～30%的循环血液量。会出现心动过速，通过增大心排出量，以补偿容量的损失。脉压可能缩小，而临床上明显的血管收缩，如四肢冷却和热烫皮肤，也许会出现。用晶体液进行液体复苏可能足以扭转这种反应。

Ⅲ类出血，失血占30%～40%的循环血液量。这种程度的失血可以导致心率加快，血压下降，发生更激烈的外周血管收缩。在外围和一些实体器官会发生代偿，如果失血最终没有实现逆转，这种代偿也将无法持续。通过扩容来进行液体复苏是必要的。如果条件允许，此时需要进行输血。

Ⅳ类出血，失血占40%或更多循环血液量。生理机制无法弥补失血。如果没有开展积极的复苏与扩容，或者血液成分没有得到有效补充，会发生死亡。相对健康的患者也许能够因为一个更好的代偿能力，增加心率、每搏排出量，或通过血管收缩代偿失血。老年或者健康状况不佳的患者可能在较低程度的失血时就遭受不利影响，或者他们在较早的阶段就遭受不可逆性损害。

手术期间，这些数字也可以作为粗略的指导。通常情况下，15%或更小量的失血，手术过程中耐受性良好，除晶体液或胶体液外，不需要补充血液。血液损失进一步增加，液体复苏应继续进行，并且应当从胶体升级到血液制品。针对心血管功能不稳定、低血压以及潜在的心血管崩溃，麻醉监测必不可少。如果只应用胶体，因血液被稀释，血细胞比容和血红蛋白浓度开始下降。然而，对于血液置换，没有严格的血细胞比容界值。这个界值取决于多种因素，因人而异。

五、止血的生理

在神经外科手术中，要争取血液损失最小化，因此患者应该有一个正常的止血系统。止血依赖于凝血和纤溶的平衡。这依赖于血浆蛋白、血小板、血流量和黏度，以及血管内皮之间的复杂交互作用。自发凝血包括在受损血管壁的部位形成初级止血栓子，这是出血控制的第一个事件。血管内皮下膜暴露von Willebrand因子（vWF），血小板膜上糖蛋白（glycoprotein，GP）Ⅰb受体与之结合。这个过程使血小板黏附到受损部位。

黏附的血小板被激活，发生构象变化，增加它们与内皮下膜表面区域的接触。活化的血小板也释放腺苷二磷酸（ADP）和血栓素A_2，与凝血级联得到的凝血酶一起，通过受体介导的代谢过程刺激血小板聚集。ADP、血栓素A_2与凝血酶结合各自的血小板膜受体，从而激活血小板表面受体的GPⅡb／Ⅲa受体，促使其结合到可溶性细胞外配体如血浆纤维蛋白原和vWF上。这些配体同时也连接到邻近的血小板膜GPⅡb／Ⅲa受体上，从而提高初始黏合，并允许其他血小板继续连接在一起，从而在损伤部位形成了血小板栓子。

六、凝血级联反应

凝血涉及通过初级血小板栓子铺设一个强大的血纤维蛋白网，这需要一系列酶原和凝血因子协同工作，以产生最终的凝血酶。凝血酶直接切割纤维蛋白原产生纤维蛋白。参与血液凝固的酶属于丝氨酸蛋白酶家族。这类酶发挥作用需要一个共同的机制，即在活性位点内存在丝氨酸、天冬氨酸和组氨酸的三联氨基酸。激活凝血级联反应同时也引发一些其他生理通路，这些通路用来对抗凝血并将凝血限制在损伤区域。这种平衡是必要的，既可以达到定点凝固，也不影响正常血管内的血流。

（一）抗凝和抗血小板治疗的紧急逆转

由于越来越多的患者应用抗凝药物和抗血小板药物，因此，医生需要了解这些药物的作用途径及其对围术期出血量的影响，此外，要认识到如何逆转这些药物的作用以恢复正常止血。应用抗凝药物的患者颅内出血的风险和发病率增加7～10倍以上，而且，抗凝药物诱发的血肿往往体积更大，且更容易扩大。

氯吡格雷（商品名波立维）和噻氯匹定（抵克立得）抑制血小板膜上的$P2Y_{12}$ADP受体，防止激活GPⅡb／Ⅲa受体途径，从而抑制血小板聚集和凝块形成。这些药物的抗凝作用可以用血小板输注来校正。

另一种常用的抗凝药物——香豆素——是通过消耗维生素K依赖性凝血因子（因子Ⅱ、Ⅶ、Ⅸ和Ⅹ，蛋白C和蛋白S）来发挥抗凝作用的。可通过补充维生素K和其依赖的凝血因子来校正国际标准化比值。可用于补充凝血因子的包括FFP、PCC和因子Ⅶa。PCC分为4种因子和2种因子两种形式，其中4种因子形式包括因子Ⅱ、Ⅶ、Ⅸ和Ⅹ，而3种因子形式包括因子Ⅱ、Ⅸ和Ⅹ，因此必须额外补充因子Ⅶ。因为输注的因子半衰期较短，所以必须给予维生素K以促进肝进一步生产凝血因子。达比加群酯是最早用于口服直接凝血酶抑制剂，可用于抗凝治疗。但是，目前存在的问题是，典型的逆转剂（FFP、PCC和维生素K）不能扭转其抗凝作用，并且不容易被监测。

（二）药物止血剂

围术期用于治疗止血缺陷的药物非常有限。目前，对于围术期出血的发病机制仍缺乏明确认识，其多因素起源也限制了特异型及新型止血剂的发展。虽然数种药物可帮助外科医生控制术中出血，但是控制神经外科出血的高度特异性药物并不存在。

已在手术中应用的一种试剂是去氨加压素。两项研究评估了接受脊柱融合手术的患者应用去氨加压素的效果。Kobrinsky及其同事报道了在失血和输血需求方面去氨加压素是有益的，而Guay及其同事发现，去氨加压素没有任何益处。

ε-己氨基己酸（amino caproic acid，EACA）、氨甲环酸、萘莫司他、抑肽酶和凝血因子Ⅶa等药物在神经外科患者中的安全性和有效性仍需临床试验验证。必须保持纤溶预期和过度减少之间的平衡。例如，在动脉瘤破裂治疗中，应用EACA防止再出血可能会导致血管痉挛并发症的增加。然而，Starke及其同事比较了短期应用EACA［蛛网膜下腔出血（sSAH）后，4g静脉负荷剂量，随后1g／h，应用72小时］与历史对照组的效果，该用法显著降低了再出血且并未显著增加缺血事件。EACA短疗程方法降低再出血风险的相对安全性和有效性已通过其他回顾性研究证实。但是，仍需要前瞻性对照试验进一步对该结果进行验证。

氨甲环酸是另一个抗纤溶药物，短期内应用可以减少出血的风险，而且不会引起血管痉挛或缺血事件等并发症。抑肽酶和萘莫司他用于减少动脉瘤再出血的风险。这些药物也可能有助于降低心脏手术围术期失血和死亡率，但在神经外科领域这些药物仍然没有得到很好的研究。因子Ⅶa经食品药品监督管理总局批准用于治疗血友病A和B出血，已经证实其能迅速纠正香豆素类相关凝血病，降低自发血肿患者的出血扩张。目前人们正在研究将其用于防止动脉瘤再出血以及降低高风险动脉瘤破裂的概率。

七、外用止血药

Achneck等对局部止血剂进行了全面总结，可分为物理药物、可吸收药物、生化药物及合成药物。这种试剂被广泛应用于脑和脊髓神经外科。每种均可应用到一种或多种特定的止血条件。例如，骨蜡非常适合于覆盖非塌陷通道，诸如那些发生在骨松质或骨中的静脉出血。泡沫适合填充硬膜外空间。编织纤维素形成直接的支架和屏障，可以促进血液凝固，以覆盖静脉或静脉窦，但并不阻断它们。

八、最大限度减少失血的手术技巧与方案

对典型的开颅手术进行一步步分析，有助于综合一切因素，最大限度地减少失血。外科医生负责预测显著失血并能够在手术过程中及时发现出血。暂停手术，并适时通知麻醉师和团队其他人员，以补充当前的失血，检查凝血或凝血因子缺陷，为额外的失血做准备。当手术失血量特别多时，可能需要采取分期手术，在条件更加有利时完成手术。

在常规开颅手术前，应从患者的病史和体格检查进行凝血异常的风险评估，包括，但不限于：

1. 个人或者家族成员既往异常出血或瘀伤。

2. 肝病。

3. 应用抗凝药物（如阿司匹林）或抗血小板药物或其他抗血小板药物（如华法林、肝素、低分子量肝素、分级分离的肝素或者其他试剂）。

4. 存在营养不良、肾脏疾病和遗传性抗血栓或血栓疾病。应采取相应的术前实验室评估，包括血型筛查或交叉凝血实验。

在手术方案设计时，要避免不必要的失血，而且能够被所有团队成员理解，应包括对预期失血的明确讨论。很多医疗中心都采用这一步骤。另外，应确认血液替代产品或者血制品的供应。

患者采取的体位应尽可能使手术部位升高，同时应考虑颈部静脉的畅通性。皮肤和头皮局部注射完含有肾上腺素溶液的麻醉剂后，立即开始手术，可以减少术中出血。头皮具有丰富的血液供应。头皮切开期间人工按压，头皮切开时夹闭出血血管并迅速电灼凝固出血血管，可减少出血。钻孔和骨边缘可以上蜡。外科医生应查找出血的确切来源。神经外科出血很少呈弥漫性，出血常常来源于特定部位，可以在局部控制。

当硬脑膜从骨瓣切口被切断时要格外谨慎，应防止伤及下方潜在的静脉或静脉窦。硬脑膜悬吊可以减少硬膜外出血，并在一定程度上有利于控制硬膜外出血。应切开硬脑膜，以方便下面的静脉不受损伤。硬膜内清扫时要注意血管结构。

外科医生处理硬脑膜窦时，最容易切到静脉的那一刀要首先执行，这样可以用钉固定到周围骨的牢固区域或者用骨蜡处理。切口应先从窦附近开始，然后逐渐远离窦。当损伤发生时，头部的升高可能减慢出血，但是空气栓塞可能成为一个问题。既抑制进气也抑制出血的位置是理想的。静脉出血几乎总能通过简单的填塞停止。大静脉窦的缺陷可通过滚动相邻硬脑膜上的襟翼和缝合在适当位置被关闭。

应在关颅的每个级别都进行细致的止血。术后维持凝血功能和血压正常（甚至是轻度的低血压），可促进止血。维持正常体温可以促进有效凝血。

九、结论

术中控制出血要求外科医生和麻醉师密切合作。两者都应该深刻理解失血的生理学与血液学基本原则。规划得当，排除术前凝血功能障碍，预计显著失血，精心设计患者的手术体位，控制血压，确保细致地手术止血，保持正常体温，纠正凝血因子缺乏症，以上这些都是外科领域有效止血的基本组成部分。

抗凝药物和抗血小板药物的应用日渐增多，并且会持续增多。与这些药物相关的颅内出血，必须迅速得到逆转，以提高功能恢复的可能性。神经外科医生必须熟悉可用于扭转抗凝药物的有效策略。

关于药物止血剂，还需要进一步研究，以确定其在预防失血中的作用。局部止血药物在神经外科发挥着重要作用，新的药物也将不断涌现。

第二节　血液和容量置换原则

彻底了解血液置换的指征对所有神经外科医生而言是必不可少的。鉴于神经外科手术的广度，神经外科患者群体的危重状态，以及脑和脊髓的独特灌注要求，神经外科医生必须综合考虑。本章针对神经外科患者，讨论了血液置换的评估、基本原理、适应证、并发症以及替代品。

一、术前评估

术前实验室数据可以评估是否需要血液置换或开展血液置换的可能性。术前分析血红蛋白和血细胞比容水平可以分析贫血的情况并为未来的输血建立一个基准。慢性贫血患者能更好地耐受急性失血导致的低血红蛋白浓度。术前意外发现贫血，应积极寻找潜在病因。血小板计数、PT、PPT血液凝固情况。出现异常应进行原因调查并尽可能纠正。最后，上述任何因素存在缺陷或预期发生大失血，应确保外科医生准备了血液制品（尤其对于自体输血），申请血液回收设备，或修改外科手术方式。

（一）凝血的实验室评估

鉴于神经外科患者出血并发症的潜在破坏性后果，完备的术前出血风险评估是至关重要的。评估的最重要的方面是一个详细的出血史。应询问患者是否有出血倾向，容易挫伤，询问与既往手术相关的出血问题，询问出血相关疾病的家族史。一个没有出血问题历史的患者出血并发症的风险非常低。实验室评估包括凝血级联的评价和血小板功能，如下详述。在神经外科，这些实验室检查在术前、术中和术后都是有用的。

（二）凝血酶原时间和国际标准化比值

PT能够有效地评价凝血的外源性途径，即组织因子和最终共同途径。PT用于监测接受华法林治疗患者的血液的凝固潜力，维生素K缺乏症，肝脏合成的凝血因子是否足够。具体测试过程为，将组织促凝血酶原激酶（组织因子+磷脂）和氯化钙的悬浮液加入去除血小板的血浆中。血纤维蛋白凝块的形成时间即为PT。

因为组织凝血活酶试剂的敏感性不同导致PT会发生波动，因此引入INR。INR采用下列公式计算：（患者的PT／平均正常PT）ISI，其中，ISI是国际敏感指数，指与世界卫生组织的参考标准相比时分配到PT试剂的值。接受慢性华法林治疗患者的血浆的INR是正常的，因为华法林只会影响维生素K依赖因子Ⅱ、Ⅶ、Ⅸ和Ⅹ。

（三）部分凝血酶时间

PTT（或活化PTT）测试评估内源性途径，包括连接因子（因子XII、高分子量激肽原和前血管舒缓素）和因子VIII、IX和XI。具体而言，它计算血浆诱导因子XII的活化与表面活性剂的凝聚。二氧化硅或高岭土联合应用脑磷脂提取物（缺乏组织因子），因此是部分凝血酶时间。PTT对于监测肝素治疗和直接凝血酶抑制剂的影响很有用。

（四）血小板计数

血液成分的实验室评估应包括血小板计数，其正常范围通常为（100～300）×10^9／L；然而，一个正常的血小板计数并不能保证正常的血小板功能。一些机构认为，当血小板计数在（60～100）×10^9／L时，小的脑外科手术可以安全进行。血小板计数在（20～60）×10^9／L可能与手术出血过多有关。血小板计数小于$20×10^9$／L时，可能会发生自发性出血。

考虑到HIT对出血可能产生的影响，找到HIT的原因非常重要。鉴别诊断包括大量输血、血液透析、血小板破坏（如脾功能亢进）、先天性或获得性贫血导致的血小板生成减少（如再生障碍性贫血、Wiskott-Aldrich综合征、电离辐射、骨髓抑制药物的应用及营养缺乏）、免疫破坏（如特发性血小板减少性紫癜）或非免疫破坏（如血管性血友病、败血症、血栓性血小板减少性紫癜及烧伤）以及应用肝素。当结果出乎意料时，应重复测试排除假性或人为因素。

（五）血小板功能测试

出血时间通常应用Ivy的方法进行测量，其中，在上臂用血压计提升组织压至40mmHg。在前臂皮肤上，做标准的1mm深的切口，出血停止需要的时间即为出血时间。正常值为2～9分钟。这一测试目前仍在临床上应用，但其可靠性被认为较低，因为重复性较差。

相应地，更规范自动的体外方法如血小板功能分析仪已被引入。在该试验中，一台机器模拟体外出血时间，收集柠檬酸盐抗凝药物全血，形成两个胶原包被的墨盒，这刺激血小板与胶原蛋白和肾上腺素或磷酸腺苷相互作用，来驱动凝血关闭该孔。肾上腺素存在时，如果结束时间小于180秒，血小板功能被认定是正常的。阿司匹林存在时，正常的结果意味着阿司匹林抵抗。如果结束时间肾上腺素长于180秒，胶原蛋白和腺苷二磷酸（adenosine diphosphate，CADP）小于116秒，最可能的原因是应用阿司匹林或非类固醇抗炎药。如果结束时间CEPI长于180秒，CADP长于116秒，血小板功能异常。如果出现明显升高的结果，如超过300秒，建议应用一种糖蛋白（GP）IIb／IIIa抑制剂。

所有这些测试均可提供术前评估血液凝固的状况。手术中发生出血时，可以重复测试，以检测哪些凝血成分正在减少至不再起效的临界点。

（六）血型和交叉配血

红细胞的细胞膜估计包含超过300个不同的抗原，和至少20种不同的血型抗原系统。在大多数输血中，只有ABO和Rh抗原系统发挥重要作用。血型不符会导致潜在的严重不良反应。几乎所有的人在1岁前针对非自我的AB等位基因产生抗体，不管他们之前有无接触。

对于Rh抗原系统，D抗原至关重要。基于D抗原存在与否，患者被分为Rh阳性和Rh阴性两类。80%～85%的人为Rh阳性。Rh阴性的患者通常只有经过输血或妊娠产生抗体，男性或绝经后妇女输入Rh阳性血液很少出现严重后果。这种输血在紧急情况下可以应用，但应尽量避免。

兼容性测试旨在避免输血反应。测试是在筛选和交叉配血的形式下进行的。患者的ABO和Rh型均通过患者的血液血清，针对已知含有抗体为A、B和Rh进行测试。结果通过测试患者的血清对已知抗原的红细胞进行证实。分型可在15分钟内进行。

抗体筛选是用来检测除了ABO反应以外的常见反应，常常通过间接Coombs试验来实现。混合患者的血清与已知抗原的红细胞，如果患者存在针对这些抗原的抗体，这些抗体便会包裹红细胞，造成红细胞凝集。抗体筛选常需要花费45分钟。在所有的供体血液中，这是一项常规检查，它也许能够取代受体的交叉配型试验。

一项交叉试验模拟了输血的供体细胞混有受血人的血清。一个交叉试验能够确认血型，检测其他抗体，和检测由于低滴度在筛选上不明显的抗体（因为他们没有凝集）。交叉试验提供了最佳的安全性。对于以前经历过输血的患者，预期会多次输血，或已知抗体的患者，应该分配充足的时间和血进行交叉配对试验。

二、输血相关并发症

输血往往是必要的，可以挽救生命。然而，输血应谨慎进行。不良事件是常见的、严重的，并且可能危及生命，并且不恰当地输血与发病率和死亡率增加有关。因此，外科医生应熟悉不良反应的征兆及其可能造成的后果，并且应当预见不良反应发生的可能性。输血的主要并发症与免疫和感染有关，包括但不限于，急性和延迟溶血反应，感染性疾病的传播，免疫力低下和凝血发展。

急性溶血反应是由ABO血型不合引起的，发生率为1/38 000。典型的病因是血型误认而导致急性血管内溶血。患者表现为发热、寒战、恶心、心动过速、低血压、血红蛋白尿及弥漫性手术渗血。溶血反应可导致DIC、休克和肾衰竭，死亡率为1/100 000。该反应的严重程度通常取决于输血量。除非紧急情况，血液制品应始终缓慢输入。迟发性溶血反应发生在输血后2～21天，此时，体内产生了针对血液产品中不常见抗原的抗体，这些反应通常轻微，并可能导致血管外溶血。非溶血性免疫并发症包括发热、荨麻疹反应、过敏反应、非心源性肺水肿和移植物抗宿主病。过敏反应的发生率为1/1 150 000，最常发生反应的患者是免疫球蛋白A（IgA）缺陷的患者。

传播传染性疾病是输血的另一个主要并发症。针对肝炎和人免疫缺陷病毒（human immunodeficiency virus，HIV）的常规检验能显著降低这些病毒通过血液制品的传输。输血获得性丙型肝炎的发病率为1／900 000～1／60 000，而HIV为1／1 900 000。巨细胞病毒（cytomegalovirus，CMV）和爱泼斯坦-巴尔病毒，也可以通过输血传播。对于免疫功能低下的患者，CMV能够引起严重感染，所以这些患者应输注CMV阴性或白细胞减少的血液制品。

细菌污染是输血另一个潜在的并发症，也是输血相关死亡的第二大原因。细菌污染的发生率为1／2000血小板和1／7000袋装红细胞。败血症发生率为1／25 000血小板和1／250 000袋装红细胞。预防措施包括：对血液制品进行适当存储；从血库取出4小时内应用完毕以确保适当的温度范围。如果需要较慢的输血，应对血液制品进行分割存储。

输血也被认为可以通过未知的机制引起免疫抑制，因此可能增加严重感染的风险。由于血小板稀释，大量输血通常会导致凝血障碍。经历过输血、免疫功能低下以及接受过多次输血的患者，输血相关并发症风险最高。曾接受过输血的患者出现溶血、发热反应和荨麻疹反应的风险较高。应该分配更多的时间和血给预测试，以确保适当的交叉配血。可以通过应用减少白细胞的袋装红细胞以减少发热反应。减少白细胞有助于降低感染的风险，照射细胞可帮助预防移植物抗宿主病，特别是在免疫功能低下的患者中。大量输血还有独特的风险，包括凝血、低钙血症和体温过低。对于输血量为1或2倍循环血量的患者，并且所有血液制品和液体的温度应适中。

三、术中评估血液的状态和容量补充

保持适当的液体平衡在麻醉过程中很关键。应该考虑术前体液缺失，液体需求的维持，以及液体持续丢失的补充。液体需求的维持通常是这么计算的，第一个10kg体重，通常估计为100mL／（kg·d）。第二个10kg体重，为50mg／（kg·d），对于20kg以上的体重，为20mg／（kg·d）。由于术前禁食，手术患者进入手术前存在液体缺乏，这个缺乏必须补充。对于体重70kg的成年人，禁食8小时，相当于880mL液体的损失。一旦手术已经开始，外科手术失血、伤口暴露和组织创伤加速液体损失。大多数神经外科手术只有少量的蒸发液体的损失；然而，涉及大伤口和广泛组织损伤的长时间脊髓手术的蒸发损失较为显著。

必须评估流体状态和失血，并不断修正。必须密切监测生命体征、尿量，估计失血量，评估实验室检测结果。然而，由于大量丢失的血液可存在手术单和海绵中，以及手术中所用的冲洗液体导致计算误差，所以，失血量难以准确估计。

扩容应先于低血压和心动过速，这是两种液体枯竭的生理体征反应。尿量下降是低血容量的有效标志。一个成年人应保持0.5～1.0mL／（kg·h）的尿量。尿量减少可以提示血容量不足。血细胞比容也可以评估失血状态。然而，由于血细胞比容水平反映了血细胞与血浆的比值而不是与整个血容量的比例，结果可能受到流体移位和静脉内替

换的影响。因此，应该优先考虑应用临床情况估计失血量。

补液开始应先用等渗晶体液。许多专业首选输注的液体是乳酸林格氏液。然而，这种液体实际上是轻度低渗液且含钠量较低。因此，对于神经外科手术，这不是最佳的选择，尤其对于颅内病变或头部创伤。生理盐水因钠含量和相对渗透压均较高，能够降低脑容量和颅内压。大量给予生理盐水会产生高氯代谢性酸中毒，能够导致代偿性呼吸性碱中毒。对于头部创伤，低碳酸血症以及较高的钠含量，可以治疗颅内高压。然而，应谨慎对待SAH患者，因为过度低碳酸血症会加剧血管痉挛。应避免在神经外科患者中应用含葡萄糖的液体，因为高血糖可加剧缺血性脑损伤的不良影响。

应用胶体液（如人血白蛋白）的时机和指征尚不明确。通常认为，已经给予3～4L的晶体液后才开始给予胶体液。给予胶体液的量通常为失血量的3～4倍。胶体液比晶体液纠正水缺乏起效更快，胶体液在血管内的半衰期为3～6小时，且不会导致显著的组织间水肿。胶体液有效渗透压较大，因此，不太可能渗入组织间隙，这是减少组织水肿的原因。组织水肿会影响氧气的输送和组织愈合。预防组织水肿和氧合不佳是神经外科的关键，特别是在头部创伤的情况下，因此，一些神经外科医生倾向于采用胶体液进行补液。

尽管优点突出，但是由于其成本和潜在的并发症，应用胶体也受到了一定的限制。胶体来源于血浆蛋白或者合成的等渗葡萄糖聚合物。来自血液的胶体包括白蛋白和血浆蛋白组分，具有携带传播病毒和过敏反应的风险。合成胶体包括明胶和葡萄糖淀粉。葡萄糖淀粉会产生抗血小板效应，导致肾衰竭，引起轻至重度的过敏反应。羟乙基淀粉能够有效扩容血浆，而且很少出现过敏反应或影响凝血状态。

四、血液凝血因子补充

除了大量输血，很少进行全血置换。但是，单独的血液成分常常需要补充和置换。本节回顾总结血液制品输血的适应证，重点关注头部和脊柱外科。

（一）袋装红血细胞

红细胞可用于提高失血和重度贫血患者的携氧能力。1U袋装红细胞提供55%～80%的血细胞比容和250mL的体积。在体重为70kg的男性中，1U袋装红细胞提高血红蛋白的预期为1g／dL，提高血细胞比容的预期为3%。在生理上这个量通常无关紧要，因此，一次至少需要输2U的袋装红细胞。

过度输血或者输血不足都有相当大的风险，人们努力寻求适当的输血指征。因此，由美国麻醉医师成立了一个针对血液成分治疗的特别工作组。工作组得出结论，输血不应该由单一的血红蛋白浓度决定；相反，它应由患者个体因氧合不足导致并发症发生的风险决定。在大多数情况下，工作组发现，当血红蛋白浓度<6g／dL时需要输血，当血红蛋白>10g／dL时极少需要输血。

Carson等发表了一篇纳入6项比较自由输血方案与限制输血方案试验的报告分析，

他们分析了1568例患者的完全输血结局与30天死亡率。自由输血组在血红蛋白水平<9.7mg/dL时开始输血，平均输入4.4U的红细胞，限制输血组在血红蛋白水平<7.5g/dL时开始输血，平均输入2.3U的红细胞。自由输血组120例（15.2%）死亡，限制输血组94例（12%）死亡，这提示限制输血组的不良事件发病率低于自由输血组，但两组心脏事件无显著差异，说明心脏未受影响。

神经外科病理学类型和患者的类型可以影响输血的决策。SAH患者，通常需要达到30mg/dL的靶细胞比容，以促进充足的氧气到达大脑。与此相反，一名冠状动脉缺血的脊柱手术后的患者，其血细胞比容如果处于临界水平，需要保持高度警惕，防止临床重度贫血的发生。

（二）血小板

血小板预防性输注，可用于预防出血或治疗有活动性出血的肝素诱导的血小板减少症（hepaeinInduced thrombocytopenia，HIT）。血小板可以来源于单一供体，每个单位含有（3~6）×10^{11}血小板。它们也可以来源于多个供体，每个单位含有7.5×10^{10}血小板。单一供体的血小板是优选项，因为它们传播疾病的风险较小，发生过敏反应的概率较低。输注1U的单一供体血小板，预计可以提高血小板计数50 000/mm^3。但是，应该用实验室检测来评估血小板校正的实际数额。

血小板消耗增加，过度血栓形成，存在破坏血小板的抗体，脾功能亢进都可以影响预期的血小板反应。重要的是，决定输血时，HIT的原因应纳入考虑范畴。在血小板消耗过多的情况下，其剩余可用的血小板通常更年轻，更大，有更好的功能，从而减少了输血的需求。患者血小板发育不全伴发疾病可能更需要输血。

该工作组建议，对于血小板<50 000/mm^3的微血管出血手术的患者，或者血小板处于50 000~100 000/mm^3的无微血管出血的高风险手术患者，进行预防性血小板输注。对于血小板破坏引起的血小板减少，专案组不推荐常规预防性输注血小板用于小手术和失血不多的手术，以及血小板计数>100 000/mm^3的情况。他们还指出，对于那些血小板计数正常，但血小板功能障碍和微血管出血的患者，可能需要血小板输注。

（三）新鲜冰冻血浆（fresh frozen plasma，FFP）

1U的FFP包含200~250mL的体积，1U的各凝血因子包含的纤维蛋白原量为2mg/mL。1U的FFP的INR为0.9~1.2，最大能够校正的INR为1.2~1.3。FFP需要20~40分钟来解冻，而且这个过程不能被加速。工作组建议，对于华法林的紧急逆转，已知凝血因子缺乏的患者，PT或PTT超过1.5倍的微循环出血的患者，以及接受大量输血（≥12U袋装红细胞）导致微循环出血的患者，需要输注FFP。

（四）开颅手术

鉴于大脑对缺氧的灵敏度和无法控制的出血所带来的严重后果，神经外科手术过程中的输血需要特别注意。Weiskopf等发现，当血红蛋白浓度低于6g／dL时，认知功能会受到损害。此研究在健康志愿者中进行；许多人认为，受损的大脑甚至在更高的血红蛋白浓度时就会发生认知功能障碍。动物和人体研究已经表明，遭受创伤性脑损伤的贫血患者临床预后更差。然而，输血未显示能够改善其预后。

遗憾的是，在神经外科领域，没有足够的研究可用于指导输血管理。适用于其他患者的输血策略不一定适合于神经外科患者。中枢神经系统（central nervous system，SNS）疾病患者的输血最佳血红蛋白目标值还需要进一步研究确定。

鉴于神经外科疾病常常伴有出血并发症及凝血障碍，血小板和凝血因子替代对于神经外科患者也很重要。接受神经外科手术或者颅内出血的患者，当其血小板计数<100 000／mm³时，通常会输血。脑创伤患者的血小板功能可能受到影响，因此，尽管血小板计数是正常的，只要存在正在进行的微血管出血应及时考虑输血。

（五）脊柱外科手术

脊柱外科手术常常因为创面大而失血严重。预计到这些因素即可考虑到输血保护策略，如细胞保护和等容血液稀释。应密切注意手术过程中的失血，尽可能追求细致的止血。在手术进行过程中，麻醉团队应定期审查失血状态，预估可能产生的失血，这些均可促进积极的策略转换。最后，对于极度失血的情况，应考虑分期手术。

（六）术中细胞回收

术中细胞保护程序或自体血液回收，通常用于预计手术大量失血以及需要输血时。在神经外科，该方法用于常常大量失血的非肿瘤手术（如大型脊柱手术），而不是用于可能但罕见的大量失血情况（如动脉瘤修复）。该方法规避了异体输血不良反应的风险，并可能用于拒绝异体输血的宗教信仰的患者。

有三种类型的细胞回收方法可供选择：红细胞回收、直接输血以及全血超滤。

1. 红细胞回收　将术中回收的血液进行离心，洗涤分离红细胞，而血小板、血浆蛋白、凝血因子以及副产物（如细胞因子、过敏毒素以及附加废产物）会被除去。

2. 直接输血　通常用于体外循环手术，血液通过体外线路传送、收集，然后重新注入。血液通常较稀（血红蛋白6～9g／dL），并包含细胞因子及器官功能障碍和水肿相关的废物质。

3. 全血超滤　可去除多余的非细胞血浆水、溶质、颗粒物和废物质，并重新注入全血。它包括血小板、凝血因子和血浆蛋白，并且通常保留了血红蛋白的正常水平。

在血液回收期间，常需要使用止血剂以防止环路内凝血。对于术中失血的神经外科患者，需要对比各种细胞回收技术的疗效。

（七）等容血液稀释

等容血液稀释基于减少红细胞的浓度可以减少大量失血过程中丢失的红细胞总数

和维持正常血容量可以使心排出量保持正常的原则。根据术前血细胞比容水平,该过程首先人为除去全血的1~3U,目标是减少28%的血细胞比容。除去的血容量用3~4倍体积的晶体或胶体液来替换。需要时可以将人为除去的血液再回输。

一项在青少年进行矫正脊柱侧凸手术中采用等容血液稀释的研究显示,等容血液稀释将异体输血率从79%降至37%。有关腰椎融合术的一项研究显示,等容血液稀释组的异体输血率为23.5%,而对照组为40%。鉴于异体输血的各种并发症,显著减少异体输血可能对患者的治疗效果产生深远影响。再次,对于脊柱畸形矫正手术,重度失血几乎是一定会发生的,这种保护策略意义重大。

(八)基督教徒的血液置换

有些患者不会接受输血,因为他们的宗教信仰抵制血液制品输血。在北美地区,最常见的此类群体是基督教徒,他们拒绝输血。一些宗教的经文指出,血液是不能吃的"营养"。作为一个群体,基督教徒通常不会接受全血、红细胞、血小板、血浆或储存自体血。个别情况下他们会接受以下产品:血浆蛋白(白蛋白、冷沉淀、免疫球蛋白)、干细胞、保存的自体血液中细胞、凝血因子、骨髓移植、器官移植和体外循环(透析、血浆置换、心脏旁路移植仪器)。

在这些患者中纠正抗凝或控制急性出血是一个挑战。医生必须了解和应用的战略是,尽量减少围术期出血量,优化血流动力学,并增加血液生产。这里所应用的策略,适用于所有神经外科患者。

控制围术期失血可以采取以下措施:仅在必要时进行抽血检查;应用儿童样品管(与传统管材相比,可降低血容量抽出的40%~45%);应用适当的药物(如去氨加压素和抑肽酶),以防止出血。手术前,神经外科医生应认真考虑通过补充维生素B_{12}、叶酸和铁(静脉内输液的途径会起到更迅速的作用)优化红细胞质量。

促红细胞生成刺激剂,如促红细胞生成素可能会有帮助,这取决于血液损失的急性程度。一些研究显示,急性期给予红细胞生成刺激剂,能减少输血需求。然而,这些药物都不能替代输血。周密的术前计划包括可能的造影栓塞术、分期手术及择期微创手术。对所有的出血进行警惕凝血,无论多么轻微,对这些患者至关重要。

血流动力学参数可通过增加氧含量、优化心排出量、降低患者的代谢率并得以最大化。研究表明,血红蛋白基氧载体可以作为血液替代品。在急性大出血情况下,没有任何血液替代品获得食品药品监督管理总局批准。正在开展三种药物的III期试验,结果表明,在手术过程中没有降低输血需求,反而导致显著不良事件发生,包括心肌梗死和死亡的风险增加。对于这些患者,当手术过程中,心排出量减少以及血容量降低时,用晶体液维持循环容量仍是目前的标准疗法。

五、结论

术中血液置换管理要求在术前、术中、术后对患者进行血流动力学和凝血状态的仔细评估。血液制品输血应谨慎应用，并考虑可能造成的灾难性并发症。应注意调查和处理血液成分不足的原因。

必须在手术过程中保持足够的液体容量。胶体液比晶体液能更快地纠正容量不足，而且不太容易诱发组织水肿，但其价格更贵，并且也存在独特的并发症。对于晶体液的应用，生理盐水是首选，因为其等渗液体和较高钠含量的特性有助于防止脑水肿及进一步的脑损伤。

最后，对于预期大量失血的手术（如脊柱手术）或血液制品输注和扩容存在障碍的患者（如基督教徒），必须应用各种血液保护措施。这些措施包括：等容血液稀释，促红细胞生成的刺激剂，营养补充和医疗的优化以减少医源性失血，精心制订手术方案以尽量减少失血。

第三节　血液置换

围术期，为了足够地组织氧合和保持止血，常常需要血液制品的输入。但是，需要注意输血带来的风险，包括溶血、发热性输血、容量超负荷、输血相关急性肺损伤（TRALI）、免疫抑制、血管内血栓形成以及传染性病原体的传播。只有充分认识到输血的益处和这些风险，并了解血液制品的收集、准备、储存，以及它们的生物化学性质，才能适当地应用血液制品。

一、捐献血液的收集、处理和存储

捐献血液的人要进行ABO和Rh分型，并筛选传染性病原体，包括细菌、梅毒、乙型肝炎、丙型肝炎、人类免疫缺陷病毒（HIV）1和2、人嗜淋巴细胞病毒（HTLV）1和2、西尼罗河病毒、克氏锥虫。在未来，可能需要开展针对其他血源性病原体的检查，排除那些从疟疾和其他血源性感染流行地区入境的捐献者。例如，1980—1996年在英国居住3个月以上的捐献者应该被排除出献血行列，因其有传播疯牛病的理论风险。

红血细胞被储存在1℃～6℃的柠檬酸盐–葡萄糖（ACD）或柠檬酸盐–磷酸盐–葡萄糖（CPD）溶液，这些溶液中添加了腺嘌呤、葡萄糖和甘露醇。在这些条件下，红血细胞（红细胞）可以用于输血的时间长达6周。时间较旧的红细胞在接受者体内存活期较短，而且氧气交换效率可能较低；但是，关于应用旧的与新的红细胞单位，目前没有明确的建议。在一些情况下，红细胞可以冻结在甘油溶液中，可以贮存更长的时间。

二、白细胞清除和血液制品的照射

自1996年以来，在收集时进行血液滤过是降低血液制品白细胞污染的一种手段。血液制品的白细胞（主要是淋巴细胞）和它们的产品的污染增加了发热性非溶血输血反应发生的风险。

白细胞污染可以使受血者对人白细胞抗原（human leukocyte antigen，HLAS）更为敏感，并产生相应抗体，这将缩短输注血小板的存活时间，导致输注细胞的存活期缩短。此外，含有巨细胞病毒（cytomegalo virus，CMV）的淋巴细胞能使受血者产生严重的肺炎、结肠炎、肝炎或视网膜炎，特别是在受血者的免疫力收到抑制的情况下。

对于严重免疫缺陷的患者，如那些接受化学疗法、放射疗法、骨髓和实体器官移植或应用有效的免疫抑制剂的患者，血液制品（通常为红细胞或血小板）中的淋巴细胞可引起致死的移植物抗宿主病（graft versus host disease，GVHD）。GVHD的症状包括皮疹、腹泻、发热、血小板减少和肝功能障碍。这种并发症可以通过输血前对血液制品进行照射来预防。

三、血小板捐献

如上所述，因为需要过滤白细胞，所以取得血小板浓缩液变得困难。许多输血部门通过自愿捐助机来收集血小板。供体每次可以提供约为3×10^{11}血小板。该方法的成本虽然较高，但是它能够减少受血者对多个供体的暴露，降低HLA致敏风险，改善血小板的存活。如果受血者过去没有输血史或过去3个月内未孕，通常可以进行电子交叉试验，因为该患者存在临床显著抗体的风险很低。值得注意的是，临床显著输血相关的溶血发作的致死事件，大多数情况下不是由于血型抗原的不相容导致的，相反，而是由于患者识别和标本标签出现错误而导致的。

四、红细胞输血

1U的袋装红细胞，包含约0.70的血细胞比容和225ml的体积，可以增加1g／dL的血红蛋白和0.03的血细胞比容。虽然红细胞输血确实能够提高血红蛋白含量，但是围术期袋装红细胞的应用在过去10年中发生了变化，输血指征变得更加严格。接受手术的患者血红蛋白浓度应高于10g／dL，血细胞比容应高于0.30，这一传统建议已经受到挑战。一系列评估心脏和骨科手术中有关红细胞输注的风险和获益的研究已经表明，大于10g／dL的血红蛋白浓度接受手术的患者不需要输血，而那些小于7g／dL血红蛋白浓度将受益于红细胞输注。布里斯等进行的一项随机对照试验，针对428例进行冠状动脉旁路移植手术的患者，患者输血时血红蛋白浓度低于9g／dL或7g／dL。更高血红蛋白目标组的那些患者，虽然输血率较高，但两组的结局（包括疲劳评分、发病率和死亡率）相似。本研究还表明，血红蛋白浓度大于8g／dL的患者，输血并未减少围术期死亡率。这些研究还表明感染风险升高和住院时间延长与更随意的红细胞输注应用有关。

Hebert等研究838例危重非手术的患者，随机分配其中418例至限制性输血方案组，该组维持7～9g／dL的血红蛋白浓度。对照组血红蛋白浓度维持在10～12g／dL。该研究的分析结果显示，对于病情轻的患者[急性生理和慢性健康教育Ⅱ得分≤20]和年轻患者，限制性输血组的临床结局更优。相反，有心绞痛或充血性心力衰竭的患者，限制性输血组的临床结局更差。该研究得出的结论是，不能依赖于一个固定目标的血红蛋白值，而应该整体评估患者的心血管功能，并据此对红细胞输血方案进行调整。有关择期外科手术患者临床试验的荟萃分析也得出了类似结论。

在神经外科患者中，更自由或限制性输血策略的益处尚不明确。Fluckiger等观察到，患者的创伤性脑损伤急性复苏时达到0.28的血细胞比容与改善预后有关。但是，SAH和颅内出血患者的最佳输血目标存在差异。Naidech等研究了103例SAH患者，回顾性地研究了血红蛋白浓度的影响。单因素分析显示，SAH当天与第1天高血红蛋白浓度预示更好的临床结局。血红蛋白浓度的系列测定也表明，在住院期间血红蛋白浓度一贯较高的SAH存活者预后更佳。谢斯等回顾性分析546例非创伤性脑出血后，也得出了类似的结论。这些研究者指出，与非贫血、非输血的患者相比，接受红细胞输注患者的存活期延长了30天。不幸的是，这些研究中引发输血的血红蛋白浓度并不一致。因此，在脑出血和SAH中，最佳的血红蛋白浓度仍然难以确定。

有关神经外科血液应用的多项综述表明，准备的血液制品比实际应用的要多，术前及术中的措施可以进一步减少异体输血。术前对患者选择性应用红细胞生成刺激剂（ESAS、达贝泊汀和促红细胞生成素），已被提议作为提高血红蛋白浓度以及使患者术期应用自体血的方法。虽然这种方法已被广泛应用在整形外科手术（包括脊柱外科手术）中，并已被证明可以减少应用异体输血，但其在神经外科的应用还不太清楚。此外，应用ESAS已与血栓形成的风险增加相关，因此，这种方法可能不适用于那些血栓形成风险较高的神经外科患者。

五、血小板输注

神经外科HIT患者由于出血而存在一个独特的问题，这在腹部、心血管或妇科手术中被认为是微不足道的，但是，在神经系统手术中可能是灾难性的。不幸的是，目前没有证据可以确定神经外科手术前血小板计数的"安全"水平。几个共识已经选择100000／μL作为最低血小板计数；但是，患者的出血风险不仅取决于血小板的数量，也取决于血小板的功能。血小板计数为200000／μL的患者服用阿司匹林或氯吡格雷出血风险比血小板计数为80000／μL的免疫性HIT的患者更大。因此，应基于神经外科患者完整的临床病史决定血小板输注方案。

血小板计数小于100000／μL的神经外科手术患者，通常需要血小板输注。1U的单采血小板可以将患者的血小板计数增加40000~60000／μL。如果血小板抗体存在（其可能发生于多次输血的患者，如化疗或骨髓衰竭期间需要输血），或因DIC或血栓形成导致血管内血小板消耗增多，会减少这种替换的功效。药物引起的HIT也可能导致输注的血小板的存活期缩短。即使血小板的存活期是正常的，也应当预见额外的血小板输注需求。神经外科手术前，血小板计数应该保持在大于100000／μL，至少48~72小时，并且在接下来的7天，保持大于50000／μL。即使血小板计数正常，术后也要用放射线照相随访手术部位是否出血。

六、自体定向捐赠

因为HIV／AIDS疫情的出现，患者和医生都力求限制暴露于异体的血液。两种常用的方法是定向捐赠和自体捐赠。自体献血，在择期手术前，患者捐赠1～2U的全血。如上所述，ESAS可以采用；然而，它们应用的安全性受到质疑。这种方法的优点是，不涉及传输疾病，没有输血反应，或异源免疫的风险。自体捐赠程序给输血服务带来了额外负担，因为它们需要单独的保存记录，以确保被应用到适当的患者身上，另外，需要制定关于手术中没有应用的自体血处理的政策。最后一点是极其复杂的，血库需要肯定的是，在确定供体不再需要它们之前，这些自体血是不能处理的。这些自体血需要与其他供体的血液严格隔离，而且，这些血液制品管理给输血服务带来了额外的行政和医学法律负担。

七、定向捐赠

患者常常要求血液制品的定向捐赠，因为他们相信从朋友或家庭成员得来的血液比那些来自志愿捐赠者的更安全。流行病学和血清学研究表明，在感染HIV、乙型和丙型肝炎病毒的风险方面，普通献血人群与定向捐助人群没有显著差异。此外，ABO或Rh血型的不兼容可能使定向捐赠的红细胞没有用。定向捐赠的单供体血小板在补充血液制品的供给上是有用的，特别是对于自身免疫和长期骨髓抑制的患者，这些患者对血小板输注的需求常常较大。在一般情况下，如果定向捐赠是因为患者认为来自其朋友或家人的血液更为安全的话，这种定向捐赠是不鼓励进行的。

八、针对基督教徒的血液保护策略

由于宗教的规定，基督教徒拒绝输注血液制品。一般情况下，对于基督教徒，拒绝输血导致的后果是比较复杂的。为了避免因严重贫血或出血出现不良后果时，医生承担责任，大多数医疗机构常常会给基督教徒出具拒绝输血的书面保证书。

卡森等已经在接受腹部、骨科、神经外科手术的患者中报道了拒绝输血的危险性。各种外科手术后患者的术后，血红蛋白为7.1～8.0g／dL时，30天死亡率为0。但是，当术后血红蛋白浓度为3.1～5g／dL时，这种死亡率上升到30%，当低于3g／dL时，30天死亡率高达64%。

休斯等报道了无须应用血液制品的神经外科手术经验，他们报道了接受头部和脊柱神经外科手术的103例基督教徒以及515例对照组患者。手术止血采用电灼和外用止血药，应用晶体液和胶体液维持血液容量。对于接受脊柱外科手术的患者，34%应用了血细胞存储方法。有趣的是，103例基督教徒患者术中出血比对照组少34.5%，虽然其住院时间比对照组长15%。

对于拒绝接受输血患者的管理包括提前应用ESA提高术前血红蛋白，手术过程中应用血细胞存储和血液替代品。在手术前应用促红细胞生成素的时间可能需要数周，以获得最佳反应。因此，择期手术应提前计划好。促红细胞生成素的术后用药也会有效果的延迟。如前面所指出的，应用这些药物与血栓形成的风险相关，因此在制订治疗计划时要考虑这些风险。

在腹部、胸部和整形外科手术中，已经广泛应用血细胞存储的方法来清除术野的血液。然而，应当指出，只有当血液回路是完全封闭的，且血液制品没有经过血液透析滤过机的处理，基督教徒患者才会接受应用该设备。

九、血液替代品

血液替代品已经发展超过80年，但依然没有真正满意的产品。最初试图应用氟化烃，但结果是不成功的，原因在于这些分子的低携氧能力和血栓形成风险，包括卒中和心肌梗死。在需要血液复苏的创伤患者中，已经开始研究应用游离血红蛋白。应用这些产品也已经发现血栓形成、血管收缩和高血压风险升高，可能是由血红蛋白拮抗一氧化氮的血管扩张效应介导的。此外，未修饰的基质游离血红蛋白迅速裂解成二聚物并且由肾小球清除，这可能导致这种形式的血红蛋白肾毒性。因为游离血红蛋白未绑定到2,3-二磷酸甘油酸作为一个完整的红细胞，它对氧有较高的亲和力，但是它释放氧到组织的效率低。血红蛋白分子的修饰，包括聚合和内部交联，可减少肾毒性，提高组织氧的输送。有研究报道镰状细胞性贫血、出血、急性白血病和溶血性贫血的患者应用聚合牛血红蛋白氧载体，目前8例患者有6例仍存活。应用这些药物的并发症包括高血压、血栓形成和高铁血红蛋白血症。因此，虽然这些产品在紧急情况下具有一些益处，但其应用仍然需要研究。

十、血浆成分

（一）新鲜冰冻血浆（fresh frozen plasma，FFP）

FFP从捐赠的血液中分离，储存在$-30℃ \sim -18℃$，它有至少1年的保质期。本产品的主要用途是在凝血因子浓缩物不可用的情况下替代凝血因子，治疗多凝血因子缺乏（即肝脏疾病）的患者，快速扭转华法林抗凝治疗，治疗血栓性血小板减少性紫癜，取代稀有血浆蛋白缺失［C-1酯酶抑制剂，先天性血栓性血小板减少性紫癜（thrombotic thrombocytopenic purpura，TTP）］，并能治疗需要大量输注红细胞和晶体的患者。因其存在止血需求，因此凝血因子浓度较低，这样就导致FFP在替换凝血因子中的作用被限制了。例如，1mL FFP含有1U凝血因子Ⅷ（FⅧ）。1例重度血友病A（FⅧ水平<1%）患者需要将因子Ⅷ提高至约78% ~ 80%的水平，才能安全地接受外科手术。患者血浆量的计算公式为［重量（kg）× 70mL／kg］×（1-血细胞比容）。因此，对于体重为70kg血细胞比容为45%的患者，血浆体积将是2695mL，需要用2156mL血浆（或9U）来提供必要的凝血因子活性。然而，这样做时，血浆的体积几乎加倍，从而稀释了凝血因子的

活性，循环超负荷的风险也大幅增加。然而，应用剂量约15mL／kg FFP就能达到凝血因子水平的最佳增量，增加10%～12%的凝血因子水平。

FFP作为凝血因子来源的实用性，还受限于临床上重要凝血因子较短的半衰期。FFP常规用于修正华法林导致的凝血酶原时间延长。华法林耗竭维生素K依赖性凝血因子Ⅱ、Ⅶ、Ⅸ和X的活性；其中，因子Ⅶ枯竭是和其抗凝效应最相关的。然而，因子Ⅶ的半衰期仅为5小时，因此，在这种情况下，FFP替换只是一个妥协的措施，直到补充维生素K才能获得更耐久的逆转华法林抗凝的效果。

Abdel-Wahab等的研究强调了FFP治疗凝血疾病中的不足。他们分析了121例国际标准化比值（INR）从1.1升至1.85的患者应用FFP的数据。输注后8小时，只有0.8%患者的INR得到充分校正，而且并没有减少失血。这些数据在神经外科患者的术前评估中有特别重要的意义，因为轻度延长的INR并不预示着出血风险的升高。Matevosyan等在25例INR从1.3升至1.7的神经外科患者中检测了凝血因子水平。他们发现凝血因子Ⅱ、Ⅶ和Ⅷ的水平足够止血。INR和凝血因子水平之间的不一致，可能是由于凝血酶原时间试验中应用的敏感试剂（主要是重组组织因子）不同。基于这些发现，对术前INR轻微延长的患者，不建议应用FFP。

（二）凝血酶原复合物（prothrombin complex concentrate，PCC）

因子Ⅱ、Ⅶ、Ⅸ和X的浓缩物通过沉淀阴离子交换层析制备，并且通过去污剂处理或加热消除传染性。这些浓缩物中的凝固因子活性含量是不定的，但是通常用因子Ⅸ的活性量来标准化，因为其主要用途一直是治疗B型血友病。这些浓缩物已被建议与维生素K一起应用，用于治疗华法林抗凝继发的脑出血。虽然一些研究表明，这种方法能够缩短凝血酶原时间和正常化INR，但是应该注意的是，并非所有的PCC是相同的。具体而言，多数华法林的抗凝效应是通过降低因子Ⅶ的活性产生的。Bebulin制剂（Baxter，Deerfield，IL）具有非常低的因子Ⅶ水平，而octaplex制剂（Octapharma公司，Hoboken）中因子Ⅶ的水平几乎和因子Ⅸ的活性一样。因此，在应用时，要注意到PCC的组合成分的水平。如前面提到的，因子Ⅶ的半衰期很短；因此，可能需要重复给予PCC，直到补充的维生素K发挥作用。

PCC具有潜在的血栓形成风险，这已被普遍关注。应用40年来，多份报道指出其与局部或弥漫性血栓形成相关。旧的制造方法生成的活化凝血因子是导致这些事件的主要原因。当代的制造技术，包括在最终产品中应用低水平的肝素、抗凝血酶、蛋白质C和蛋白质S，降低了这种并发症发生的概率。

（三）rFⅦa

PCC的血栓形成，归因于存在活化凝血因子Ⅶa，这种特性使其用于治疗存在因子Ⅷ抑制剂的患者。血友病A患者接受因子Ⅷ替代治疗，导致产生了抑制因子Ⅷ活性的抗体，从而使因子Ⅷ在治疗出血事件时失效。PCC中活化的凝血因子，特别是因子Ⅶ，能够绕过抑制剂，恢复止血。重组活化因子Ⅶ（rFⅦa）被开发以解决因子Ⅷ抑制剂的问题，并避免PCC的血栓形成风险和这些血浆衍生产品潜在的病毒污染。剂量为90μg／kg的rFⅦa在治疗存在抑制剂患者的出血事件中取得了良好的效果。由于该分子能够强烈激活凝血级联反应，它已被提出作为"广谱"止血剂，可能用于治疗脑出血、华法林导致的出血或术后出血。

创伤或自发性颅内出血应用rFⅦa的剂量为40~160μg／kg。这些剂量能够减少颅内血肿的体积，但是，对于90天存活率和神经功能影响不显著。应用该产品的患者的动脉和静脉血栓形成发病率增加。也有人研究了rFⅦa用于治疗华法林抗凝导致的脑出血。虽然INR均迅速被纠正，但与应用FFP和维生素K相比，rFⅦa对于患者的存活率没有益处。因此，自发性或创伤性脑出血，不推荐应用rFⅦa。

十一、血液制品的不良反应

输注血液制品的不良事件包括急性溶血性输血反应、发热性非溶血性输血反应、急性肺损伤和延迟性溶血性输血反应。对这些事件病理生理机制的认知已经降低了其发病率，并为进一步的管理提供了指导，但这些潜在的并发症提醒医生，输血绝不是医疗和外科治疗的一个微不足道的组成部分。

十二、溶血性输血反应

急性溶血性输血反应发生在ABO血型不合的输血中。免疫球蛋白M（immunoglobulin M，IgM），将结合到血型不合的红细胞中，激活补体，并导致血管内溶血。通过这个过程释放出的血红蛋白会沉淀在肾小管，导致急性肾小管坏死和肾衰竭。红细胞膜间质在血管内的释放会导致DIC。患者常表现为腰背痛、血红蛋白尿、发热、低血压等。虽然这些反应的严重性可以通过静脉输液，皮质类固醇和碱性利尿治疗来减轻，但结果常常是致死性的。

灾难性的急性溶血性输血反应几乎都是由于临床上的失误，包括患者的误认或样品贴错标签。虽然血库实验室也会出现职员或技术失误，但这种情况非常罕见。因此，对于出入血库的血液制品的识别和审查机构，需要有适当的规范。这些方法包括对于首次采血的患者采集重复的血液样本，对每个血液类型和样本进行标签和签名，回顾输血历史来识别ABO和Rh信息的不一致，需由两个人核实数据信息。但是对于急诊科的患者，存在独特问题，这种情况下，医疗机构应建立一个正式的计划，以减少患者血液样本和血液制品误认的风险。

十三、发热性非溶血性输血反应（FNHTR）

发热性肺溶血性输血反应（febrile nonhemolytic transfusion reaction，FNHTR）是最常见的输血不良事件，并且它们可能会发生于任何血液产品的应用中。这些反应是由于捐赠的血液制剂的淋巴细胞释放细胞因子引起的。常见的症状包括发热、心动过速、支气管痉挛、低氧血症、低血压等；在罕见情况下，这些反应可能是致死性的。鉴别诊断包括败血症、肺部栓塞、心肌梗死、药物过敏以及输血相关的急性肺损伤。这些反应与溶血或者游离血红蛋白的释放无关。在采集时通过血液滤过清除淋巴细胞，已经降低了FNHTR的发病率。非溶血性发热输血反应可以用对乙酰氨基酚或抗组胺剂进行处理，在更严重的情况下，用皮质类固醇。此外，预防性应用对乙酰氨基酚或抗组胺药能防止这些事件的发生。

十四、输血相关性急性肺损伤（TRALI）

输血相关性急性肺损伤（transfusion related acute lung injury，TRALI）发生在血液制品（通常是FFP或血小板）输注后的6~8小时。患者出现呼吸困难和非心源性肺水肿，其可以与输血相关的心脏超负荷、感染、肺栓塞或药物过敏混淆。患者TRALI肺部病理组织学检查显示了中性粒细胞的聚集体，以及在肺泡中的蛋白质流体。FFP、血小板或红细胞输注中包含的血浆可以被动转移抗HLA Ⅰ和Ⅱ的抗体或抗中性抗体，从而激活中性粒细胞。这些抗体结合到驻留在肺循环中的中性粒细胞中，导致细胞因子和溶酶体酶的释放。对于此事件的另一种解释是，肺血管中本来就存在活化的中性粒细胞、内毒素或细胞因子能够激活肺血管的内皮细胞，引起白细胞驻留。这些解释的核心都是中性粒细胞在暴露于抗HLA或抗中性粒细胞的抗体后，释放其内容物。抗HLA抗体和抗中性粒细胞抗体的来源非常重要，因为它们是最有可能在多子女的妇女中被检测到。抗HLA抗体在曾经输血与未输血的男性中的检出率分别为1.0%和1.7%（无统计学显著差异），而这些抗体的发生率在具有4次或更多次妊娠的妇女中高达32.2%。此外，已经在一个患者中引起TRALI的血液制品在随后的受血者中更容易引起同样的问题。这些发现导致了停止从多子女妇女的献血中生产FFP，这种策略似乎降低了TRALI的发病率。美国红十字会的血液安全监测计划观察到，从男性捐赠者中采集血浆，从2006年的55%上升到2008年的95%。在相同的时间间隔内，TRALI的发病率从每106血浆单位发生15.4例事件下降至每106血浆单位发生4例事件。

TRALI非心源性肺水肿采用低潮气量的机械通气、利尿剂和静脉注射糖皮质激素治疗。应在此类患者的血液制品与急性肺损伤相关的献血者中筛查抗HLA和抗中性粒细胞抗体，受影响的患者不应该输注来自这些献血者的血液制品。

十五、迟发性溶血性输血反应

那些已经多次输血或妊娠的女性可能会对血液中次要血型抗原产生抗体，这些次要血型抗原包括Kell、Kidd、Duffy或Lutheran。这些抗体在数月或数年的时间内降至检测不到的水平，因此在输血前常规抗体筛查中无法检测出。但是，输注的红细胞如果含有一种以上这些抗原，它们将产生一个回忆性的应答，产生同种抗体，结合到输注的红细胞。患者会出现血红蛋白浓度的亚急性下降，可能被误诊为隐匿性出血。实验室评估将呈现小幅间接胆红素升高，结合珠蛋白减少，直接抗人球蛋白试验阳性。通常情况下，这种贫血是较轻的，并且不需要额外输血。不过，一旦该患者需要再次输注红细胞，应筛查这些不匹配的次要血型抗原。

十六、结论

输血使外科医生能够在手术中支持患者的生命，并在危及生命的情况下取得良好的临床效果。适当应用血液制品需要认识它们的来源、局限性以及潜在毒性。这方面的知识需要与现有的最佳临床证据相结合，以优化效益并降低应用血液制品的风险。

第五章 中枢神经系统感染性疾病

第一节 头皮炎症

一、定义

头皮炎症包括疖、痈、脓肿，多由金黄色葡萄球菌及链球菌等感染所致。如处理不当，可造成颅内感染。

二、诊断依据

（一）临床表现

1. 疖 为毛囊或皮脂腺的急性化脓性感染；多见小儿患者，局部出现圆锥状硬结、红肿、疼痛、中心可出现脓栓。

2. 痈 为相邻的毛囊和皮脂腺的急性化脓性感染，见于各种年龄患者，多见于颈枕部位、红色肿块、质硬、周围肿胀。可见多头疖肿形成、似蜂窝、脓头间皮肤有坏死、中央可有溃烂。

3. 蜂窝织炎 为头皮及帽状腱膜下层急性化脓性感染。局部红肿、热、痛、边界不清。有头痛、高热、寒战等全身反应。

4. 脓肿 头皮感染及头皮血肿继发感染形成。局部红肿、疼痛、触之有波动感，可破溃流脓。头痛、发热、寒战。可并发颅骨炎症。

（二）辅助检查

1. 实验室检查

（1）周围血象：白细胞数增高。

（2）脓液培养：有致病细菌。

2. 影像学检查 头颅X线片有颅骨病变时，可见骨结构破坏。

三、治疗原则

1. 抗感染治疗 选用敏感抗生素。

2. 手术治疗 脓肿切开引流。

第二节　颅骨感染性疾病

一、颅骨结核

（一）定义

颅骨结核是结核杆菌侵入颅骨引发的一种特异性炎症。主要是通过血行、淋巴播散及邻近病灶直接侵入。

（二）诊断依据

1. 临床表现

（1）有结核病史；有低热、消短乏力、食欲不振、夜间盗汗。

（2）见于青少年；起病缓慢、病程长，病变可在额骨、顶骨部位。

（3）病灶可单发、多发，局部肿胀，可出现无痛性寒性脓肿。脓肿破溃后可形成窦道，有灰白色干酪样脓液排出，有时有破骨片。

2. 辅助检查

（1）实验室检查

周围血象：白细胞数增多，以淋巴细胞为主，血沉加快。

脓液培养：有结核菌。

（2）影像学检查

1）头颅拍片：颅骨单发或多发病灶；边缘整齐的或穿凿样的圆形或椭圆形骨缺损，可有大小不一的游离高密度。

2）CT或MRL：可见病灶区骨缺损和游离死骨。同时可发现硬膜外、硬膜下及脑内的病变。

（三）鉴别诊断

与颅骨骨髓炎鉴别，前者结核菌培养为阳性。

（四）治疗原则

1. 药物治疗　应用抗结核药物。

2. 手术治疗　清除病灶。

二、颅骨骨髓炎

颅骨骨髓炎为细菌感染所致，多见于金黄色葡萄球菌及其他菌感染，常见于颅脑外伤及术后直接原因所致，也可由血行感染及邻近组织感染所致。

（一）诊断依据

1. 临床表现

（1）有头颅外伤史或手术史。

（2）有邻近组织炎性病灶，如额窦炎。

（3）可见急性发病症状，如发热，局部肿胀，压痛，红斑。

（4）慢性骨髓炎：患者为无痛性头皮肿胀，可有多发窦道的疼痛区，有皮下积脓、破溃、流脓，脓液中可杂有坏死颅骨。

2. 辅助检查

（1）实验室检查：①周围白细胞数升高；②脓液培养可查到致病菌。

（2）影像学检查

1）头颅X线片：可表现为地图样骨破坏区，界限较模糊，不规则，呈斑点状骨破坏区，有骨硬化带，界限较清晰。多数有游离死骨；大小不一、形态不整。

2）CT及MRI：可见病灶区骨缺损及游离死骨。同时可见硬膜外、硬膜下的病灶改变。

（二）治疗原则

1. 一般治疗　抗生素治疗，选用敏感抗生素。

2. 手术治疗　切除感染的骨组织，清除周围感染的组织。

第三节　颅内脓肿

化脓性细菌侵入颅内，引起局限性化脓性炎症，继而形成脓肿者称为颅内脓肿。脓肿的细菌来源可来自邻近结构的感染灶、远隔部位的感染病灶或通过开放性颅脑损伤直接进入颅内，颅内脓肿形成的病理学分几个阶段，临床上各个阶段相互衔接，难以明确划分。一般来说患者具有三类症状：急性感染性症状、颅内压增高症状和脑局灶性症状。由于脓肿发生的部位不同，临床上称之不同部位的脓肿。

一、硬膜外脓肿

（一）定义

脓液积聚在硬膜与颅骨之间的潜在间隙内，多由邻近组织的感染直接侵入而形成。见于颅骨骨髓炎、黄色肉芽肿、中耳炎及头皮外伤。病原菌常见于金黄色葡萄球菌及溶血性链球菌及需氧性链球菌。

（二）诊断依据

1. 临床表现

（1）临床上多有较明确的局部炎症病灶。

（2）有头痛、发热及轻度全身感染症状。

（3）出现局部症状：如神经功能障碍；癫痫发作，感觉、运动障碍等。

2. 辅助检查

（1）实验室检查：周围白细胞数升高或正常，血沉常常增快。

（2）影像学检查：

1）头颅X线片：可见部分原发性疾病，颅骨骨质破坏。

2）CT：脓肿表现为凸透镜样的肿块，肿块内为等密度影，而周围相对增强。

3）MRI：脓肿为梭形异常信号区：在T_1加权像上病变信号介于脑组织与脑脊液之间。在T_2加权像上病变信号高于脑组织。

（三）鉴别诊断

急性硬膜外血肿：有明确的头部外伤史、病情发展快、出现相应的颅内压增高和局灶性症状、体征明确。X线拍片多可发现骨骨折。CT示肿物为高密度影像。

（四）治疗原则

1. 抗感染治疗　选择敏感的抗生素。
2. 手术治疗　开颅切除脓肿；清除脓液、炎症肿块及部分炎症颅骨。

二、硬膜下脓肿

（一）定义

化脓性感染发生在硬膜下间隙，脓液呈局限性积聚，多由鼻窦炎、中耳炎、感染逆性扩散及开颅手术后、外伤后感染引起，也可由血行播散感染引起，最多见的微生物是需氧或厌氧链球菌，也有金黄色葡萄球菌、肺炎球菌、流感嗜血杆菌、大肠杆菌等。多数合并有硬膜外脓肿。

（二）诊断依据

1. 临床表现

（1）有明确的炎症病史。

（2）表现为头痛、恶心、呕吐、发热、脑膜刺激症状，严重者可有嗜睡；昏迷。

（3）局灶性症状：癫痫发作，一侧肢体瘫痪，言语障碍，颈部强直，布鲁斯基征或克氏征阳性。

2. 辅助检查

（1）实验室检查：①血周围的白细胞数增高；②血培养可呈阳性结果。

（2）影像学检查：头部CT显示低密度半月形或凸透镜状的液体聚集，增强后脓肿内膜呈增高信号，灰、白质交界发生了移位。MRI显示T_1加权像上典型的硬膜下脓肿表现为低信号，T_2加权像上则表现为高信号。

（3）腰椎穿刺：因颅内压高，多不主张做。

（三）鉴别诊断

与慢性硬膜下血肿相鉴别，该例多有头部外伤史、老年人多见、病史长、有局灶性症状和体征、无炎症病史及感染中毒症状。

（四）治疗原则

1. 对症治疗　对于出现神志障碍者及癫痫发作患者，应保持呼吸道通畅及抗癫痫治疗。

2. 手术治疗

（1）脓肿穿刺，引流。

（2）开颅脓肿清除。

3. 抗感染治疗　应用敏感抗生素治疗6周以上。

三、脑脓肿

化脓性细菌侵入脑组织内，引起局限性炎症，脓液积聚在脑实质内。临床上出现颅内压增高及局灶性症状。多见于头部外伤、邻近组织感染及远隔部位的感染直接或血性播散，进入脑组织内。

病原菌多为厌氧菌所致，如厌氧链球菌（消化道链球菌）、拟杆菌、消化道球菌及需氧的葡萄球菌、链球菌、肠杆菌、嗜血杆菌、肺炎球菌等。因感染源不同，脑脓肿发生的位置各有不同。

（一）额叶脑脓肿

发生在额叶，位于额叶底前部脑组织内脓肿。多见于额窦及筛窦部的炎症、外伤，直接播散或远隔感染部位的血性播散。病原菌见于链球菌、肺炎球菌及原发病灶菌等。

1. 诊断依据

（1）临床表现

1）有原发性感染病史或局灶性感染病史。

2）近期有发热、头痛、全身不适的症状。

3）颅内压增高症状：头痛，持续性，阵发性加重，伴恶心，呕吐，视神经盘水肿。

4）局灶性体征：性格改变、表情淡漠、记忆力减退、对侧肢体偏瘫、运动性失语，局限性或全身性癫痫发作。

（2）辅助检查

1）实验室检查：①周围血象，白细胞数增高；②血培养，有时可呈阳性。

2）影像学检查：

①头颅CT可见脑组织内大片低密度区，可有不全环形增高区，中线移位。注药后，肿物中心低密度，环状增强。周边大片低密度区，中线移位。

②MRI显示T_1加权像上脓肿周围高信号环行带和中心低信号区，外周低信号区。T_2加权像上水肿区域信号显著增强，病灶中心与脑灰质相同或稍有增高；脓肿壁显示清晰、低信号。

2. 鉴别诊断

（1）脑胶质细胞瘤：有局灶性症状及颅内压增高症状；无感染病史。CT显示肿物呈不规则的低密度或混杂密度影，边缘不清，增强后肿物实质内或有或无强化改变。

（2）脑转移见于肿瘤：晚期患者或高龄患者，未找到原发病灶者。CT显示颅内单发或多发性占位病灶，组织水肿明显，注药后瘤体增强。

3. 治疗原则

（1）一般治疗

1）抗感染治疗：选择一些病原菌敏感药物。

2）降颅内压治疗

（2）手术治疗

1）脑脓肿穿刺：抽吸脓液或引流，对于单房性、深部、病重及老年人较好。

2）脑脓肿切除术：脓肿完整切除术；用于脓肿反复穿刺未治愈者，外伤后脑脓肿内有异物者，脓肿破溃造成脑疝者应急诊手术。

（二）颞叶脑脓肿

发生于颞叶脑组织内炎症，脓液在脑实质内积聚形成脓肿。见于口腔、中耳等头面部的炎症，直接或逆行性感染，也可见于远隔部位的血播散性感染。其中，变形杆菌或链球菌多为致病菌，也可见其他菌类。

1. 诊断依据

（1）临床表现

1）有局部感染病灶或有炎症感染病史。

2）近期有发热，头痛，全身不适症状。

3）颅内压增高症状：头痛、持续性，阵发性加重现象，伴恶心、呕吐、视盘水肿。

4）局灶性症状：①癫痫发作，叶钩回发作性癫痫；②位于主半球者有语言障碍：感觉性，命名性或混合性失语；③一侧肢体无力或不完全性瘫痪；④视野障碍：同向性偏盲。

（2）辅助检查

1）实验室检查：同额叶脑脓肿。

2）影像学检查：同额叶脑脓肿。

2. 鉴别诊断　同额叶脑脓肿。

3. 治疗原则

（1）一般治疗

1）抗感染治疗：选择病原菌敏感药物。

2）降颅压治疗。

（2）手术治疗

1）脑脓肿穿刺：抽吸脓液或引流，对于单房性、深部、病重及老年人较好。

2）脑脓肿切除术：脓肿完整切除术；用于脓肿反复穿刺未治愈者，外伤后脑脓肿内有异物者，脓肿破溃造成脑疝者应急诊手术。

（三）顶叶脑脓

发生于顶叶脑组织内的炎症，脓液积聚在脑内。多因脓毒血症或远处感染经血行播散到脑内、致病菌多和原发病菌相同或为混合菌致病。

1. 诊断依据

（1）临床表现

1）有原发病灶感染史。

2）近期出现头痛、发热、恶心、全身不适症状。

3）有颅内压增高症状：头痛，持续性、阵发性加重，伴恶心、呕吐、视神经盘水肿。

4）局灶性症状：对侧肢体不全瘫，有深／浅感觉障碍。失读、失写、失认，计算不能。可出现感觉性癫痫发作。

（2）辅助检查

1）实验室检查：同额叶脑脓肿。

2）影像学检查：同额叶脑脓肿。

2. 鉴别诊断　同额叶脑脓肿。

3. 治疗原则

（1）一般治疗

1）抗感染治疗：选择一些针对病原菌敏感药物。

2）降颅压治疗。

（2）手术治疗

1）脑脓肿穿刺：抽吸脓液或引流，对于单房性、深部、病重及老年人较好。

2）脑脓肿切除术：脓肿完整切除术；用于脓肿反复穿刺未治愈者，外伤后脑脓肿内有异物者，脓肿破溃造成脑疝者应急诊手术。

（四）小脑脓肿

化脓性细菌侵入小脑内，引起局限性化脓性炎症，继而形成脓肿。多见于中耳炎，直接侵入或血性播散所致，致病菌多为变形杆菌或链球菌或混合感染。

1. 诊断依据

（1）临床表现

1）有原发性感染病灶（中耳炎、乳突炎）或远隔部位的感染病史。

2）近期有发热，头痛、恶心及全身不适病史。

3）颅内压增高：患者头痛，持续性伴阵发性加重，恶心、呕吐、视神经盘水肿，颈部僵硬。

4）局灶性症状：两眼球有水平性震颤。肢体共济失调。强迫头位，脑膜刺激征阳性。严重者出现枕大孔疝。

（2）辅助检查

1）实验室检查

周围血象：血细胞数增高。

血培养：有时可呈阳性。

2）影像学检查

①头颅CT：可见小脑内大片低密度区，可有不完全环形增高区。中线移位。增强扫描显示肿物中心低密度，环状增强。周边大片低密度区，中线移位。

②MRI：T_1加权像上脓肿周围高信号环行带和中心低信号区，外周低信号区。T_2加权像上水肿区域信号显著增强，病灶中心与脑灰质相同或稍有增高；脓肿壁显示清晰、低信号。

2. 鉴别诊断　同额叶脑脓肿。

3. 治疗原则

（1）一般治疗

1）抗感染治疗：选择一些针对病原菌敏感药物。

2）降颅压治疗。

（2）手术治疗

1）脑脓肿弃刺：抽吸脓液或引流，对于单房性、深部、病重及老年人较好。

2）脑脓肿切除术。

第四节　脑结核球

一、定义

脑结核球是形成于脑实质内的结核性肉芽肿性肿块，表现为占位性病变，及周围伴发水肿的表现。

二、诊断依据

（一）临床表现

1. 有明确的结核病感染史或身体其他部位患有结核病。

2. 活动性结核病灶　出现发热、盗汗、乏力、消瘦等。

3. 颅内压增高症状　头痛、恶心、呕吐、视神经盘水肿。

4. 局灶性症状　病灶所在部位不同，症状不同。

幕上病灶：出现癫痫、肢体感觉、运动障碍、语言障碍、视觉障碍。

幕下病灶：出现眼球震颤、肢体共济活动失调。

（二）辅助检查

1. 实验室检查

（1）周围血象：可无异常，血沉可以加快。

（2）腰椎穿刺：脑脊液压力高，脑脊液细胞数有时增高。蛋白增高，糖、氯化物正常或低下。

2. 影像学检查

（1）胸部X线片：可有结核病灶。

（2）头部X线片：有时可见颅内有多灶钙化点。小儿可见颅内压增高征象。

（3）CT：可有三型。

1）小盘型和环型（小于3cm）有明显的增强和周围水肿。

2）大环型，具有典型的脑脓肿特征性中央低密度区。

3）大的形状不规则的结节团块

（4）MRI：结核球在T_1加权像上为低或略低信号。在T_2加权像上大多数信号不均匀。

三、鉴别诊断

1. 脑脓肿　从病史难鉴别、钙化少见。

2. 脑转移癌　从病史上可鉴别，CT示脑组织水肿范围大，增强扫描显示后瘤体有强化。

四、治疗原则

（一）抗结核治疗

首选异烟肼、链霉素、利福平联合用药。

（二）手术治疗

1. 开颅病灶切除　对于大的结核球，引发颅内增高者。
2. 立体定向手术　对深部诊断不清，治疗4周无效者，可行病灶活检。
3. 脑室-腹腔分流术　对于脑积水的治疗。

第五节　隐球菌性脑膜炎

一、定义

隐球菌性脑膜炎是由新型隐球菌引起的。它是一种有鞘的类酵母真菌，分布很广，这种微生物在鸟类栖息地常见，吸入空气传播的病原体。首先引起肺部感染，也可经皮肤黏膜侵入，但少见。约50%的感染者有易患因素，如淋巴瘤、白血病、艾滋病、结节病及长期应用皮质类激素治疗的患者等。

二、诊断依据

（一）临床表现

临床变化较多，通常慢性或亚急性起病。

1. 一般表现　发热、头痛、全身不适感，部分出现恶心、呕吐及精神状态改变可出现脑膜刺激征。

2. 局灶性神经症状　出现脑神经损害，表现为展神经和面神经麻痹，也可有言语不利，肢体运动障碍，肢体抽搐，共济失调等症状，在疾病晚期出现。

（二）辅助检查

1. 实验室检查

（1）腰椎穿刺：脑脊液压力增高。

（2）脑脊液检查：蛋白略高、葡萄糖减少。血细胞数增高，以淋巴细胞为主，多核白细胞也可见到。

（3）脑脊液涂片：墨汁涂片可找到隐球菌。

（4）脑脊液乳胶隐球菌凝集实验：效价超过1∶8即可诊断。

（5）脑脊液、血培养：可查出隐球菌，约3周时间。

2. 影像学检查

（1）CT：脑基底池模糊变形，不对称，强化明显。有时可见脑室扩大，硬脑膜下囊肿。

（2）MRI：脑基底池 T_1 和 T_2 弛豫时间略缩短，而脑池的信号增强。增强扫描显示基底池明显强化。

三、鉴别诊断

与结核性脑膜炎相似，应反复作脑脊液检查、涂片，检查真菌以鉴别。

四、治疗原则

1. 药物治疗　应用两性霉素B及氟胞嘧啶，两性霉素B 0.3mg／（kg·d）与氟胞啶 55mg／（kg·d）配合用药。脑脊液进行监测；每周查找隐球菌或培养找隐球菌以及乳胶凝集实验。

2. 手术治疗　采用脑室分流术治疗脑积水患者。

第六节　脑真菌性肉芽肿

一、定义

脑真菌性肉芽肿是由引起深部组织的真菌侵入脑内而形成。引起发病的真菌很多，包括隐球菌、念珠菌、放线菌、曲霉菌、新型隐球菌、球孢子菌、诺卡放线菌等，多为血行播散进入颅内、脑组织内。感染后临床上可出现脑膜炎、脑炎、脑脓肿、脑肉芽肿。

二、诊断依据

（一）临床表现

1. 见于任何年龄，30～50岁多见。病史长或亚急性起病。有低热、头痛、恶心、呕吐，腹膜刺激征明显。

2. 内压增高，出现头痛、恶心、呕吐、视神经盘水肿。

3. 局灶性症状　颅底神经损害，如展神经麻痹，面神经麻痹。肢体感觉，运动障碍，癫痫发作。

（二）辅助检查

1. 实验室检查

（1）腰椎穿刺：脑脊液压力增高，脑脊液无色透明或浑浊，白细胞增多，以淋巴细胞为主。

（2）脑脊液涂片：墨汁染色可找到隐球菌。

（3）脑脊液补体试验或乳胶凝集实验：呈阳性反应。

2. 影像学检查

（1）CT：显示脑基底池模糊变形、不对称，强化明显。脑室扩大，硬膜下水肿形成；脑实质内肉芽肿呈等密度或高密度；强化后可见大小不一、多发、边界清晰的强化结节，或呈不均匀强化环形。

（2）MRI：显示基底池及脑白质区单发或多发类圆形结节，呈长T_1、长T_2信号。注药后结节呈明显强化。

三、鉴别诊断

与结核性脑膜炎相似，脑脊液反复查找真菌，可与其他病鉴别

四、治疗原则

1. 药物治疗有两性霉素B、氟康唑、氟胞嘧啶等。对不同真菌应用不同药物，可合并用药。

2. 立体定向穿刺取活检。

3. 手术治疗 切除病灶组织。

第七节 脑囊虫病

一、定义

脑囊虫病是猪绦虫的幼虫寄生于脑内所致的最常见的脑寄生虫病。多发生于青壮年。在中枢神经系统内可寄生于脑膜、脑实质内、脑室内，也可见椎管内，出现多种病理形式，有4种分类：脑膜型、脑实质型、脑室内型和混合型

二、诊断依据

（一）临床表现

1. 癫痫发作 出现反复发作的各种类型的癫痫，癫痫发作形式多样性及易转换性为其特点。

2. 颅内压增高 以急性起病，进行性加重为特点。头痛为突发性，常伴有呕吐，复视、视神经盘水肿。有视力障碍及听力减退。

3. 局灶性症状

（1）脑膜型：颅底的蛛网膜出现多个结节粘连致颅内脑神经损害，神经麻痹。致

脑脊液循环障碍，出现脑积水。

（2）脑实质型：病变在脑实质内，单发或多发的病灶，以精神障碍为主，症状可以复杂多变。主要为：记忆障碍：记忆力差，健忘；思维和判断力障碍：工作能力减退，精神疲劳，言语、动作迟缓，判断力差；性格和情感障碍：精神抑郁，淡漠、呆滞、少言寡语，易激动、冲动；可有失写、失认、失用、幻听、幻视现象。可有肢体感觉、运动障碍。

（3）脑室内型：侧脑室、第三脑室、第四脑室内病变影响脑脊液循环，出现脑积水。

（4）混合型：同时出现以上症状

（二）辅助检查

1. 实验室检查

（1）血常规检查：嗜酸性粒细胞高达30%。

（2）便常规检查：大便可发现虫卵。

（3）皮肤或肌肉结节活检：可发现囊虫幼体。

（4）脑脊液检查：细胞数增高，有嗜酸性粒细胞。蛋白增高，葡萄糖降低。

（5）血、脑脊液囊虫补体试验：为阳性。

2. 影像学检查

（1）头颅拍片可见1~2mm大小不等，散在的小钙化点。

（2）头颅CT显示单个、多个小圆形低密度小囊，0.5~1cm大小，有的可见到偏心头节，脑组织不同程度水肿。有时表现为多个不规则低密度影，增强后低密度影中出现结节状强化或环状强化。有时表现为多个钙化斑或钙化点，圆形、直径2~4mm、边缘清晰、增强检查无强化。

（3）MRI：早期T_1加权像囊虫呈圆形低信号，头节呈点状高信号；T_2低信号。晚期T_1加权像脑水肿区呈低信号，内有高信号环、高信号结节。

三、鉴别诊断

与脑转移瘤相鉴别，转移瘤见于肿瘤晚期，高龄患者，CT显示脑实质内单发或多发占位病灶，组织水肿明显，增强后瘤体增强。

四、治疗原则

（一）一般治疗

1. 采用药物吡喹酮、阿苯达唑，对各种囊虫病有效。

2. 激素治疗　应用皮质醇激素。

3. 降颅压。

4. 抗痫治疗。

（二）手术治疗

1. 病灶切除术　用于单发病灶，有局灶性体征，颅内压增高者。
2. 脑室-腹腔分流术　用于脑积水患者。
3. 立体定向穿刺术　用于深部组织病变活检或囊虫去除。

第八节　脑棘球蚴病

一、定义

脑棘球蚴病又称脑包虫病，是细粒棘球绦虫（狗绦虫）的幼虫，侵入人体脑部所致的疾病。棘球蚴病是自然疫源性疾病，分布广泛，主要流行畜牧区；主要寄生部位在肝、肺。脑棘球蚴约占1%～1.54%，儿童发病高，男多于女，单发囊肿多见。

二、诊断依据

（一）临床表现

1. 多来自流行病的畜牧区或与狗羊接触密切。
2. 有肝、肺棘球蚴病史。
3. 内压增高表现为头痛、恶心、呕吐，视物不清、视神经盘水肿。
4. 局灶性体征表现为侵犯额顶叶出现癫痫，语言障碍，一侧肢体感觉，运动障碍，共济运动失调。

（二）辅助检查

1. 实验室检查

（1）周围血象：嗜酸性粒细胞增高达12%～59%。

（2）腰椎穿刺：脑脊液压力升高，脑脊液内嗜酸性粒细胞增高。

（3）免疫学检查：间接血疑试验（indirect hemagglutination assay，IHA）、颗粒凝集试验（latex particle agglutination test，胶乳LA）、免疫电泳（immunoelectrophoresis，IEP）、双扩散试验、间接免疫荧光试验（indirect immunoinfluscent assay，IFA）、酶联免疫吸附试验（enzyme linked immunosorbent assay，ELISA）等可阳性反应。

2. 影像学检查

（1）头颅CT

1）原发性棘球蚴：脑内边界清楚的类圆形巨大囊性病灶。密度相当或稍高于脑脊液。有占位效应。周围水肿较轻。边缘几乎没有增强、囊壁本身可有钙化。

2）继发性棘球蚴：可见脑内多发性圆形囊肿，较小。有相互融合倾向。

（2）MRI：可见脑内囊肿，囊内物在T_1、T_2加权像上同脑脊液信号。可显示头节，呈高信号。

三、鉴别诊断

与其他脑部的寄生虫相鉴别。

四、治疗原则

1. 手术治疗　棘球蚴囊肿切除，应完整摘除，不要切破使囊液外流。棘球蚴囊肿穿刺，囊液抽吸术等

2. 药物治疗　服用阿苯达唑或甲苯达唑30天为一疗程，中间间隔2周后继续下一疗程。

第九节　脑弓形虫病

一、定义

脑弓形虫病是由刚地弓形虫引起的。它是一种寄生于细胞内的原生生物，通过污染过的食物进入人体内。大多数感染无症状，但在免疫功能下降的人体内，弓形虫会侵犯、破坏细胞，在中枢神经系统表现为；弥散性脑病、脑膜脑炎、脑实质内脓肿。

二、诊断依据

（一）临床表现

1. 患者有低烧、头痛和感觉迟钝，病史长。

2. 有局灶性神经症状　癫痫，一侧感觉、运动障碍，共济活动障碍。

（二）辅助检查

1. 实验室检查

（1）血清学试验：血清抗弓形虫IgG抗体可呈阳性结果。

（2）活组织检查。

2. 影像学检查

（1）CT：显示脑实质内脓肿，位于皮质下，基底核区常见，呈低密度改变，可出现环状增强，可为多发，两侧大脑半球都可以存在。

（2）MRI：两侧大脑半球可见多发性病灶。

三、鉴别诊断

与脑内肿瘤鉴别有难度，应行活组织检查鉴别。

四、治疗原则

1. 一般治疗 采用乙胺嘧啶和磺胺嘧啶联合用药。
2. 手术治疗 采用脑脓肿穿刺术清除脓肿。行立体定向脑脓肿穿刺活检。

第十节 梅毒性肉芽肿

一、定义

梅毒性肉芽肿系梅毒侵犯软脑膜形成颅内局限性肿块。其中如果形成比较大的肉芽肿，可以呈现纤维性包膜，外周极为坚韧，与脑组织分界明显。

二、诊断依据

1. 有梅毒病史。
2. 临床表现 起病缓慢，常有痴呆、癫痫发作、颅内压升高及局限性脑病灶所引起的相应的体征。
3. 辅助检查
（1）血清和脑脊液检查：康氏、华氏反应呈阳性。
（2）影像学检查：头部CT或MRI显示脑部占位性病灶。

三、治疗原则

1. 药物治疗 大剂量青霉素，必要时辅以砷剂和铋剂治疗。
2. 手术治疗 大的占位性肉芽肿可以行手术切除。

第六章　功能神经外科疾病

第一节　癫　痫

癫痫包括一组疾病及综合征，以在病程中反复发作的神经元异常放电所导致的暂时性神经系统功能失常为特征，表现为运动、感觉、意识、行为和自主神经等不同障碍或合并发生。

一、诊断标准

（一）临床表现

详细询问病史、病因，儿童应着重了解出生史、发热史、家族史；有无发作先兆及发作诱因，发作前和发作时及发作后表现，发作频率变化，服药情况（何种药物，服药剂量，时间，效果）。

按症状可分为部分性与全面性两类。部分性（局灶性）发作分为以下几种。

1. 单纯部分性发作（无意识障碍）

（1）运动性发作：包括局限性运动性发作、旋转性发作、姿势性发作和失语性发作，表现为每次发作中所波及的范围固定在某一范围内，意识清楚。

（2）感觉性发作：指体感性、视觉性、听觉性、嗅觉性和眩晕性发作。

（3）自主神经性发作：表现为腹部不适、面部潮红或苍白、出汗、恶心呕吐等。

2. 复杂部分性发作（意识障碍、颞叶或精神运动性发作）　单纯部分性发作之后出现意识障碍或开始即有意识障碍，临床常伴自动症，可有精神症状样发作。

3. 部分性发作继发全面性发作（继发出现强直-阵挛、强直或阵挛发作）　全面性发作（惊厥性或非惊厥性）分为以下几种

（1）失神发作（癫痫小发作）。

（2）肌阵挛发作。

（3）强直发作。

（4）张力发作。

（5）痉挛发作。

（6）强直-阵挛发作（大发作）。

此外，仍有未分类的癫痫发作。

（二）辅助检查

1. 电生理检查　脑电图等电生理检查，可视情况缓慢减停抗癫痫药，脑电图监测时间较长为好，记录到临床发作更有利于诊断治疗，但需征求患者及家属同意。

（1）普通脑电图（包括过度换气、闪光刺激、睁闭眼实验等）睡眠诱发，剥夺睡眠和药物诱发。

（2）长程（24小时及以上）视频脑电图，除上述实验外，必要时可加用睡眠诱发睡眠剥夺和药物诱发。

（3）必要时加做蝶骨电极、咽电极、卵圆孔电极。

（4）诱发电位检查如视听及体感诱发电位。

（5）手术评估的病例，如果癫痫灶定位困难或者需要精确定位神经功能区时，进行必要的颅内皮层电极和深部电极记录。

2. 神经影像学检查

（1）头部MRI：可以加做叶的冠状位扫描T_2或 Flairy像，薄层扫描。

（2）单光子发射计算机断层成像（single photon emission computed tomography，SPECT）或正电子发射断层显像（positron emission tomography，PET）：有条件者可做SPECT或PET检查。

3. Wada（异戊巴比妥钠）试验　如果需要确定优势半球，特别是语言、记忆优势半球，术前可以做本试验。

4. 神经心理学检查。

5. 脑磁图检查　如果定位癫痫灶需要，有条件者可以进行脑磁图检查。

二、治疗原则

（一）手术治疗适应证

1. 系统服用抗癫痫药物，并在血药浓度监测下治疗2年以上仍难以控制的顽固性癫痫。

2. 脑内存在明确的结构性病变，发作难以控制的继发性癫痫。

3. 手术后不致出现严重并发症者。

4. 患者及家属充分理解手术，且手术愿望强烈。

（二）术前处理

术前缓慢减停对术中皮层脑电图影响明显的抗癫痫药，但要注意可能出现癫痫发作频繁或癫痫持续状态。注意长期服用抗癫痫药物对肝、肾及凝血功能的影响，做好相应准备。

（三）手术治疗

1. 术中常规皮层脑电图（electrocorticogram，ECoG）监测，必要时行深部电极或深部核团监测。

2. 皮质病灶及癫痫灶切除术。

3. 颈叶前部及其他脑叶切除术。

4. 选择性杏仁核海马切除术。

5. 大脑半球切除术。

6. 胼胝体切开术。

7. 立体定向核团损毁术。

8. 软脑膜下横切术

9. 多脑叶纤维离断术。

10. 迷走神经刺激术、脑深部核团刺激术。

（四）术后处理

术后1～3天给予静脉或肌内注射抗癫痫药物，其后可改口服抗癫痫药。

（五）疗效评定

1. 满意　术后癫痫发作完全消失或偶有发作。

2. 显著改善　术后癫痫发作率减少75％以上。

3. 良好　癫痫发作频率减少50％以上。

4. 疗效差　癫痫发作频率减少少于50％。

5. 无改善　癫痫发作无改善或更差。

（六）出院医嘱

1. 休息3～6个月，以后酌情参加有规律无危险性的工作。

2. 定期复查（半年，1年，2年、3年）抗癫痫药物血药浓度、神经心理检查和脑电图。

3. 继续正规服用抗癫痫药物2～3年，如无发作遵医嘱逐渐减量，如再发作，则恢复原药量。

第二节　帕金森病

帕金森病又称震颤麻痹，是易发生于中老年的中枢神经系统变性疾病。主要病变在黑质和纹状体，是一种以肌肉震颤、僵直，运动减少为临床特征的疾病。原因不明者称为原发性帕金森病或震颤麻痹；脑炎、脑动脉硬化、脑外伤及中毒等产生的类似临床表现称帕金森综合征。

一、诊断标准

（一）临床表现

1. 病史　帕金森病多起病缓慢，逐渐加剧。

2. 震颤　是因肢体的促动肌与拮抗肌连续发生节律性（每秒4～6次）收缩与松弛而引起。震颤最先出现于一个肢体远端，多由一侧上肢的远端（手指）开始，然后范围逐渐扩至同侧的上下肢，手指的节律性颤形成所谓的"搓丸样动作"，症状在睡眠时消失。

3. 僵直　系锥体外系性肌张力增高，伸肌与屈肌的肌张力均增高。在关节做被动运动时，增高的肌张力始终保持一致，使检查者感到有均匀的阻力，临床上称之为"铅管样僵直"。在合并有震颤的情况下则在伸屈肢体时感到在均匀的阻力上出现断续的停顿，称之为"齿轮样肌张力增高"。

4. 运动障碍　肌僵直以及姿势、平衡及翻正反射等的障碍，从而引起一系列运动障。患者不能做精细动作，表现为书写困难，越写越小，面肌运动减少，形成"面具脸"。生活不能自理。

（二）实验室检查

1. 脑脊液检查　常规指标正常，仅多巴胺的代谢产物高香草醛酸和5-羟色胺的代谢产物5-羟吲哚醋酸含量降低。

2. 尿常规检查　尿中多巴胺及其代谢产物高香草醛酸含量亦降低。

（三）辅助检查

头部CT和MRI检查可见到脑萎缩等非特异性改变。

二、治疗原则

（一）手术适应证

病程5年以上、药物出现副作用或不能耐受药物治疗、年龄小于75岁、无重要脏器功能障碍，在征得患者及家属同意后，可行脑立体定向手术

（二）术前处理

1. 常规术前检查和准备，特别注意合并其他老年性疾病的治疗。
2. 术晨停用抗震颤麻痹药。

（三）手术治疗

1. 神经核团射频损毁术。

2. 脑深部电刺激术（deep brain stimulation，DBS）。

（四）术后处理

调节电刺激参数及神经内科协助用药。

第三节　面肌痉挛

面肌痉挛是面神经支配的一侧面部肌肉发作性不自主反复抽动，无法自控，发作时颜面随意运动受限，常因精神紧张及劳累时加重，入睡时消失，多见于中年女性。

一、诊断标准

（一）临床表现

1. 病史　一侧面部肌肉快速颈繁的抽动，发作数秒或数分钟，间歇期一切如常。发作严重者可终日不停。

2. 体征　发作时可见面部肌肉抽动；间歇期正常，部分患者可伴有轻度面瘫。

（二）辅助检查

1. 神经影像检查　头部CT、MRI检查，除外颅内器质性病变。

2. 肌电图检查。

（三）鉴别诊断

1. 局限性癫痫　抽动幅度较大，抽动范围较广，如累及颈、上肢等；脑电图可见棘波。

2. 面神经炎　伴同侧面肌不同程度瘫痪，观察数月可恢复。

3. Meige综合征　属于局限性肌张力障碍的一种，表现为双侧眼睑、面部或下颌肌肉抖动。

4. 肿瘤　伴有其他脑神经损害症状，头部MRI检查可显示肿瘤。

二、治疗原则

1. 术前处理　同开颅术前常规检查和准备。

2. 手术治疗　CPA开颅探查，行显微血管减压术。

3. 术后处理　同一般开颅术，一般不用脱水药。

第四节　扭转痉挛

扭转痉挛又称变形性肌张力障碍、扭转性肌张力障碍。临床上表现为肌张力障碍和骨骼肌、躯干肌呈缓慢而剧烈地不随意扭转为特征的运动。肌张力在肢体扭转时增高，扭转停止时则正常。目前本病病因不明，少数病例有家族史，常见于儿童或少年。

一、诊断标准

（一）临床表现

1. 病史　多见于7~15岁，40岁以上发病者罕见。先起于一侧肢体远端，运动或精神紧张时加重，安静或睡眠中扭转动作消失

2. 体征　以躯干，肩带、髋带肌为主的肌痉挛，近端重于远端。颈肌受侵表现为痉挛性斜颈；躯干肌受累则呈全身性痉挛或螺旋形运动。口齿不清，吞咽受限；智能减退。无肌萎缩，反射及感觉正常。

（二）辅助检查

头部CT和MRI检查，除外颅内器质性病变。

（三）鉴别诊断

1. 舞蹈病　舞蹈样不自主运动，但肌张力普遍降低。

2. 肝豆状核变性　家族性，以手足徐动、舞蹈样运动为主。

二、治疗原则

（一）术前处理

同开颅前常规检查和准备。

（二）外科治疗

1. 立体定向核团损毁术。

2. 脑深部电刺激术（DBS）。

3. 痉挛性斜颈者，采用受累肌群的选择性颈和项肌切断术：副神经前根切断术。

4. 术后处理同一般开颅术，但应使用镇静止痛剂。

第五节　三叉神经痛

三叉神经痛属于神经根性疼痛，多见于中老年，是颜面部的反复发作性疼痛病因明确者（如该神经根近脑干段受异常血管压迫或肿瘤、多发性硬化、蛛网膜粘连，带状疱疹后）称继发性三叉神经痛，原因不明则称原发性三叉神经痛。临床多以血管压迫为常见病因。

一、诊断标准

（一）临床表现

1. 疼痛局限于感觉根分布区，多以单侧牙痛或颜面、下颌鼻旁疼痛起病。

2. 在三叉神经1支或多支的分布区呈刀割样、电击或烧灼样剧烈疼痛。突发而持续数秒或数分钟后骤停，或伴发同侧流涎、流泪，面肌反射性痉挛。

3. 疼痛区常有扳机点，因洗脸、刷牙、进餐、说话等机械性因素而诱发疼痛发作。

（二）辅助检查

头部CT和MRI检查可以明确病因。

二、治疗原则

（一）非手术治疗

1. 药物治疗

（1）卡马西平0.1～0.2g，每日2～3次，口服。

（2）苯妥英钠0.1g，每日3次，口服。

（3）野木瓜片3～4片，每日3次，口服。

2. 经皮穿刺三叉神经周围支封闭术使用无水乙醇、甘油或石炭酸阻滞。

3. 经皮穿刺三叉神经根射损毁术三叉神经半月节热疗（60～75℃，30～60秒）。

（二）手术治疗

1. 经耳后枕下入路探查三叉神经根近脑干端，如有血管压迫，则行微血管减压术。如无血管压迫，则行感觉根切断术。

2. 经颞下三叉神经感觉根切断术。

3. 三叉神经脊髓束切断术。

4. 三叉神经根岩骨段γ刀治疗。

5. 对继发三叉神经痛应采取病因治疗。

第六节 舌咽神经痛

舌咽神经痛是指舌咽神经分布区的阵发性剧痛，病因常为舌咽神经根近脑干段受血管刺激、肿瘤压迫或不明原因所导致。

一、诊断标准

（一）临床表现

1. 疼痛　发作突然，起于一侧舌根部、扁桃体区、咽后壁，呈刀割样、烧灼状剧痛，尚可向外耳道、耳后区或颈部放射。持续数秒钟，呈间歇性发作。

2. 扳机点　舌根部、扁桃体区、咽喉部可有疼痛扳机点，常因进食、吞咽、说话等机械性动作而诱发。

3. 偶见疼痛发作时伴晕厥、抽搐及心脏停搏。

4. 用4％丁卡因喷射咽后壁或扁桃体区，如疼痛减轻可与三叉神经痛下颌支痛鉴别。

（二）辅助检查

头部CT和MRI检查可以明确病因。

二、治疗原则

（一）药物治疗

1. 卡马西平0.1～0.2g，每日2～3次，口服。
2. 苯妥英钠0.1g，每日3次，口服。

（二）手术治疗

药物治疗无效者或愿意首选手术者，可考虑如下手术。

（1）经颅后窝探查：如发现有血管压迫，可行微血管减压。

（2）经枕下入路：舌咽神经根切断术。

（三）病因治疗

查明肿瘤者行肿切除，同时行舌咽神经根切断术。

第七节　脑性瘫痪

脑性瘫痪是指包括多种大脑病变所导致的，自出生起即已存在的肢体肌张力异常和运动障碍。

一、诊断标准

（一）临床表现

1. 病史　出生前产妇曾有过如一氧化碳中毒、围生期病毒感染及难产史。

2. 体征　常表现为四肢肌张力增高，腱反射亢进，以双下肢为著，伴有双侧病理征阳性（Babinski征阳性）。上肢呈肘部内收，下肢股部内收，步行时呈剪刀或交叉步态。往往有马蹄内翻足存在。

3. 肌张力的测定（改良的Ashworth5级法）

（1）Ⅰ级正常肌张力。

（2）Ⅱ级肌张力轻度增高，腱反射亢进。

（3）Ⅲ级肌张力中度增高，踝阵挛（+），关节活动"折刀感"。

（4）Ⅳ级肌张力明显增高，关节屈伸受限。

（5）Ⅴ级为完全僵直，关节活动能力丧失。Ⅲ级以上者，有手术指征。

（二）辅助检查

头部CT、MRI检查除外颅内器质性病变。

二、治疗原则

（一）术前检查

1. 头部CT、MRI检查。

2. 脑电图。

3. 神经心理检查（IQ值低于50为手术禁忌）。

（二）手术治疗

1. 立体定向脑内核团损毁术

2. 选择性脊神经后根切断术（selective posterior rhizotomy，SPR）。

3. 脊髓埋藏电极刺激术。

第八节　精神外科疾病

利用外科学的方法治疗精神疾病已历经一个多世纪，由于除神经外科的基础与临床外，尚涉及精神科学、神经病学和社会心理等诸领域，该学科运用起来应极为慎重。目前主要用以治疗心理、药物、电休克及胰岛素休克等未能奏效的慢性精神病患者，手术病例应由精神科医师直接提供。

一、治疗原则

（一）手术指征

1. 难治性慢性精神分裂症

（1）应符合DSM-ⅧR，病史在4年以上。

（2）抗精神病药物至少应用3种以上（其中必须包括氯氮平），每种药物必须足量并连续应用2个月以上无效者。

2. 难治性情感性精神病

（1）病史在3年以上的慢性抑郁症和反复发作的快速循环型躁郁症。

（2）抗抑郁药至少轮流应用阿米替林及丙咪嗪。

（3）抗躁狂药至少交替应用锂盐及卡马西平。

（4）三环抗抑郁药足量2个月无效者。

3. 神经症

（1）症状持续3年以上的强迫症。

（2）严重的焦虑症、恐怖症等。

（二）术前检查

1. 头颅CT、MRI检查除外颅内器质性病变。

2. 脑电图。

3. 神经心理检查。

（三）立体定向术

损毁脑内靶点是目前精神外科干预的主要手段。

（四）手术疗效评价标准

1. Ⅰ级　无任何症状，无须辅助治疗。

2. Ⅱ级　轻症状，不影响日常生活。

3. Ⅲ级　症状减轻，副作用明显，已影响日常生活。

4. Ⅳ级 症状无改变。

5. Ⅴ级 加重。

第七章　颅脑疾病

第一节　颅内压增高

一、概述

颅内压（intracranial pressure，ICP）是指颅腔内容物对颅腔壁所产生的压力。颅腔是由颅骨形成的半封闭体腔，成年后颅腔的容积固定不变，为1400～1500mL。颅腔内容物主要包括脑组织、脑血液、脑脊液，三者与颅腔容积相适应，使颅内保持一定的压力。颅内压通常以侧卧位时腰段脊髓蛛网膜下腔穿刺所测得的脑脊液压力为代表，也可以通过颅内压监护系统直接测得。

颅内压增高（increased intracranial pressure）是神经外科常见的临床综合征。是由颅脑疾病等多种病理损害发展至一定阶段，使颅腔内容物体积增加或颅腔容积缩小，超过颅腔可代偿的容量，导致颅内压持续超过正常上限，出现头痛、呕吐和视盘水肿三个主要表现的综合征。

二、病因和病机

引起颅内压增高的原因可分为如下五大类。

1. 颅内占位性病变挤占了颅内空间，如颅内血肿、脑肿瘤、脑脓肿等。
2. 脑组织体积增大，如脑水肿。
3. 脑脊液循环和（或）吸收障碍所致梗阻性脑积水和交通性脑积水。
4. 脑血流过度灌注或静脉回流受阻，见于脑肿胀、静脉窦血栓等。
5. 先天性畸形使颅腔的容积变小，如狭颅症、颅底凹陷症等。

三、临床表现

1. 头痛　颅内压增高最常见症状之一，以早晨或晚间较重，部位多在额部及颞部，可从颈枕部向前方放射至眼眶。头痛程度随颅内压的增高而进行性加重。当用力、咳嗽、弯腰或低头活动时常使头痛加重。头痛性质以胀痛和撕裂痛为多见。

2. 呕吐　头痛剧烈时可伴有恶心和呕吐。呕吐呈射性，有时可导致水电解质紊乱和体重减轻。

3. 视神经盘水肿 是颅内压增高重要客观体征之一。表现为视神经盘充血，边缘模糊不清，中央凹陷消失，视盘隆起，静脉怒张。若视神经盘水肿长期存在，则视盆颜色苍白，视力减退，视野向心缩小，称为视神经继发性萎缩，颅内压增高不能及时解除，视力恢复困难，甚至失明。

头痛、呕吐和视神经盘水肿是颅内压增高典型表现，称为颅内压增高"三主征"。颅内压增高的三主征各自出现的时间并不一致，可以其中一项为首发症状。内压增高还可引起一侧或双侧展神经麻痹和复视，但无定位诊断价值。

4. 意识障碍及生命体征变化 疾病初期意识障碍可出现嗜睡，反应迟钝。严重病例，可出现昏睡、昏迷、伴有瞳孔散大、对光反应消失、发生脑疝，去脑强直。生命体征变化为血压升高、脉搏徐缓、呼吸不规则、体温升高等病危状态甚至呼吸停止，终因呼吸循环衰竭而死亡。

5. 其他症状和体征 小儿病人可有头增大、头皮和额眶部浅静脉扩张、颅缝增宽或分离、前囟饱满隆起。头颅叩诊时呈破罐音（Macewen征）。

四、常见并发症

1. 脑水肿 内压增高可直接影响脑的代谢及血流量从而产生脑水肿。

2. 库欣（Cushing）反应 当颅内压增高接近动脉舒张压时，出现血压升高、脉搏减慢、脉压增大，继之出现潮式呼吸、血压下降、脉搏细弱，最终呼吸、心跳停止导致死

3. 神经源性肺水肿 因颅内压增高，导致全身血压反应性增高，使左心室负荷加重，产生左心室舒张不全，左心房及肺静脉压力增高，引起肺毛细血管压力增加与液体外渗，形成肺水肿。

4. 胃肠功能紊乱及消化系统出血 由于颅内压增高，使全身血管收缩，消化道黏膜缺血而产生溃疡。严重者可出现穿孔和出血。

5. 脑疝 颅内压增高时，因内压力分布不均，部分脑组织将挤进与之相邻的小脑幕孔、枕骨大孔处，而形成脑疝。它是颅内压增高最严重的并发症。

五、治疗原则

（一）非手术治疗

适用于颅内压增高原因不明，或虽已查明原因但仍需非手术治疗者，或作为手术前准备。主要方法如下：

1. 限制液体入量 颅内压增高明显者，摄入量应限制在每日1500～2000mL。

2. 降低颅内压 使用高渗性脱水剂（如20%甘露醇），使脑组织间的水分通过渗透作用进入血液循环再由肾脏排出，达到减轻脑水肿和降低内压的目的。若能同时使用利尿性脱水剂如呋塞米，降低颅内压效果会更好。

3. 激素治疗　应用肾上腺皮质激素可稳定血-脑脊液屏障，预防和缓解脑水肿，降低颅内压。

4. 冬眠低温疗法　降低脑的新陈代谢率，减少脑组织的氧耗量，防止脑水肿的发生与发展。

5. 辅助过度换气。

6. 预防或控制感染。

7. 镇痛等对症处理遵医嘱应用镇痛剂，但禁用吗啡、哌替啶等，以免抑制呼吸。

（二）手术治疗

手术去除病因是最根本和最有效的治疗方法。如手术切除颅内肿瘤、清除颅内血肿、处理大片陷性骨折等。有脑积水者行脑脊液分流术，将脑室内的液体通过特殊导管引入蛛网膜下腔、腹腔或心房。若难以确诊或虽确诊但无法切除者，可行侧脑室体外引流术或病变侧颞肌下减压术等来降低颅内压。

六、护理评估

1. 按中医整体观念，运用望、闻、问、切的方法评估病证、舌象、脉象及情志状态。

2. 术前评估。

（1）了解病人的年龄及有无脑外伤、颅内炎症、脑肿瘤及高血压等病。

（2）评估病人有无呼吸道梗阻、便秘、剧烈咳嗽、癫痫、高热等。

（3）评估头痛的部位，性质、程度、持续时间及有无因肢体功能障碍而影响自理能力。

（4）评估病人是否因呕吐影响进食，有无水电解质紊乱及营养不良；有无视力障碍、偏瘫或意识障碍等。

（5）了解CT或MRI等检查是否证实颅脑损伤或占位性病变等。

（6）评估病人及家属对疾病的认知和适应程度。

3. 术后评估　了解手术类型，注意病人生命体征、意识、瞳孔及神经系统症状和体征，判断颅内压变化情况。观察伤口及引流情况，判断有无并发症发生。

七、一般护理

1. 体位　床头抬高15°～30°，以利于颅内静脉回流，减轻脑水肿。昏迷病人取侧卧位，便于呼吸道分泌物排出。

2. 给氧　持续或间断给氧，降低$PaCO_2$，使脑血管收缩，减少脑血流量，降低颅内压。

3. 饮食与补液　不能进食者，成人每日补液量控制在1500～2000mL，其中等渗盐水不超过500mL。保持每日尿量不少于600mL。控制输液速度，防止短时间内输入大量液体加重脑水肿。神志清醒者给予普通饮食，但需适当限盐。

4. 维持正常体温和防治感染　高热可使机体代谢率增高，加重脑缺氧，故应及时给予有效的降温措施。遵医嘱应用抗生素预防和控制感染。

5. 加强生活护理　适当保护病人，避免意外损伤。

八、健康教育

1. 颅内压增高病人应避免剧烈咳嗽，便秘、提重物等，防止颅内压骤然升高而诱发脑疝。

2. 应进食清淡、营养丰富，低盐低脂、易消化的饮食。

3. 告知病人若出现经常头痛，并进行性加重，伴有呕吐，经一般治疗无效，应及时到医院检查，以排除颅内压增高。

4. 对有神经系统后遗症的病人，要针对不同的心理状态进行心理护理，调动他们的心理和躯体的潜在代偿能力，鼓励其积极参加各项功能训练，如肌力训练、步态平衡训练、排尿功能训练等，最大限度地恢复其生活能力。

第二节　脑疝

一、概述

颅内占位病变导致颅内压增高到一定程度时，颅内各分腔之间的压力不平衡，脑组织从高压区向低压区移位，部分脑组织被挤入颅内生理孔隙中，导致脑组织、血管及神经等重要结构受压和移位，出现严重的临床症状和体征，称为脑疝（brain herniation）。脑疝是颅内压增高的危象和引起死亡的主要原因。

根据移位的脑组织及其通过的硬脑膜间隙和孔道，可将脑疝分为以下常见的三类：

1. 小脑幕切迹疝　又称叶钩回疝，是位于小脑幕切迹缘的叶海马回、钩回通过小脑幕切迹被推移至幕下。

2. 枕骨大孔疝　又称小脑扁桃体疝，是小脑扁桃体及延髓经枕骨大孔被推挤向椎管内。

3. 大脑镰下疝　又称扣带回疝，是一侧半球的扣带回经镰下孔被挤入对侧分腔。

二、病因和病机

颅内任何部位占位性病变发展到严重程度均可导致颅内各分腔压力不均而引起脑疝。常见病因有：

1. 外伤所致各种颅内血肿，如硬脑膜外血肿、硬脑膜下血肿及脑内血肿。

2. 各类型脑出血、大面积脑梗死。

3. 颅内肿瘤尤其是颅后窝、中线部位及大脑半球的肿瘤。

4. 颅内脓肿、颅内寄生虫病及各种肉芽肿性病变。

5. 医源性因素，对于颅内压增高病人，进行不适当的操作如腰椎穿刺，可因放出脑脊液过多过快，使各分腔间的压力差增大，而促使脑疝形成。

三、临床表现

不同类型的脑疝各有其临床特点，在此仅简述小脑幕切迹疝及枕骨大孔疝的临床表现。

（一）小脑幕切迹疝

1. 颅内压增高的症状。

（1）剧烈头痛，其程度进行性加重伴烦躁不安。

（2）与进食无关的频繁喷射性呕吐。

（3）急性脑疝病人视神经盘水肿可有可无。

2. 瞳孔改变　是颅内压增高导致脑疝重要指征之一，双侧瞳孔是否等大、等圆及对光反射是否灵敏，如果两侧瞳孔大小多变、不等圆、对光反射差或出现分离现象，常表示脑干损伤；如果一侧或双侧瞳孔散大、对光反射消失，甚至眼球固定，表示病情危重。叶沟回疝时，由于疝入脑组织直接压迫中脑或动眼神经，经常出现瞳孔不等大；病侧瞳孔可先缩小后逐渐扩大，对光反射迟钝或消失。枕骨大孔疝常呈现双侧瞳孔先缩小后逐渐散大至对光反射迟钝、消失。

3. 意识改变　患者的意识由清醒转为混乱或嗜睡时，应高度警惕。一般早期呈现出烦躁不安，注意力涣散，继而出现反应迟钝或消失等意识障碍进行性加重的表现。

4. 运动障碍　表现为病变对侧肢体的肌力减弱或麻痹，病理征阳性。病情进展时可致双侧肢体自主活动消失，严重时可出现去脑强直发作，这是脑干严重受损的信号。

5. 生命体征紊乱　表现为心率减慢或不规则，血压忽高忽低，呼吸不规则、大汗淋漓或汗闭，面色潮红或苍白。体温可高达41℃以上或体温不升。最终因呼吸循环衰竭面致呼吸停止，血压下降，心脏停搏。

（二）枕骨大孔疝

由于脑脊液循环通路被堵塞，常出现颅内压增高，病人剧烈头痛，频繁呕吐，颈项强直，强迫头位的表现。

四、诊断

仔细询问病史症状与体征，由此做出初步诊断。发现有视神经盘水肿及头痛、呕吐三主征，颅内压骤然增高，进行性剧烈的头痛、进行性瘫痪及视力进行性减退等症状时，都应考虑到有颅内病变可能。对于临床疑诊病例，应及时选择恰当的辅助检查，以利早期诊断和治疗。

五、治疗原则

病人一旦出现典型的脑疝症状，立即给予脱水治疗以降低颅内压，确诊后尽快手术去除病因。若难以确诊或虽确诊但病变无法切除者，可通过脑脊液分流术、侧脑室外引流术或病变侧颞肌下、枕肌下减压术等姑息性手术来降低颅内压。

六、护理评估

1. 按中医整体观念，运用望、闻、问、切的方法评估病证、舌象、脉象及情志状态。

2. 详细了解发病经过，脑疝形成的原因、时间。

3. 评估病人全身情况，有无意识障碍瞳孔改变、呼吸困难、肢体偏瘫及伴随症状。

4. 通过观察CT扫描片中中线偏移的多少来确定脑疝的严重程度及发病的部位。

5. 了解病人家庭情况。

七、一般护理

1. 病人立即平卧，头部抬高15°～30°。

2. 遵医嘱快速静脉滴入甘露醇等脱水剂，并观察脱水效果。

3. 保持呼吸道通畅，及时吸痰，充分给氧。

4. 准备气管插管盘及呼吸机，对呼吸功能障碍者，行人工气管插管，必要时行气管切开术。

5. 密切观察生命体征、意识、瞳孔变化。

6. 紧急做好术前特殊检查及术前准备。

7. 留置导尿管，并记录尿量。

八、健康教育

1. 向患者讲解脑疝的相关知识，原因及症状，以及相关促发因素。

2. 指导病人避免用力咳嗽和用力排便等。

3. 保持呼吸道通畅。

4. 发生脑疝及时进行急救处理。

5. 做好家属的心理疏导。

第三节 头皮损伤

头皮损伤均由直接外力造成，损伤类型与致伤物种类密切相关。钝器常造成头皮挫伤、不规则裂伤或血肿，锐器大多造成整齐的裂伤，发辫卷入机器则可引起撕脱伤。单纯头皮损伤一般不会引起伤员严重后果，但在颅脑损伤的诊治中不可忽视，因为：①根据头皮损伤的情况可推测外力的性质和大小，而且头皮损伤的部位常是着力部位，而着力部位对判断脑损伤的位置十分重要；②头皮血供丰富，伤后极易失血，部分伤员尤其是小儿可因此导致休克；③虽然头皮抗感染和愈合能力较强，但处理不当，一旦感染，便有向深部蔓延引起颅骨骨髓炎和颅内感染的可能。

一、头皮血肿

（一）概述

头皮血肿通常位于皮下组织、帽状腱膜下或骨膜下，不同的部位和范围有助于损伤机制的分析，并可对颅脑损伤做初步的估计。根据血肿发生的部位深浅程度不同，分为皮下、帽状腱膜下和骨膜下血肿三种类型。

1. 皮下血肿　位于表皮层和帽状腱膜层之间，受皮下纤维纵隔的限制，血肿体积小，张力高，压痛明显。

2. 帽状腱膜下血肿　头皮受到斜向暴力时，头皮产生滑动，造成此层的血管破裂，引起出血。由于无纤维间隔，故血肿弥散，可波及全头，张力低，疼痛轻。

3. 骨膜下血肿　出血多来源于板障出血或骨膜剥离。范围限于骨缝，质地较硬。

（二）病因和病机

1. 外伤　当近于垂直的暴力作用在头皮上由于有颅骨的衬垫常致头皮挫伤或头皮血肿严重时可引起挫裂伤。

2. 新生儿产伤　新生儿头皮血肿是产科较常见的产伤之一，是由于胎儿娩出时颅骨和母体骨盆相摩擦或受挤压致颅骨骨膜损伤和骨膜下血管破裂，血液积聚在骨膜与颅骨之间而形成。

（三）临床表现

1. 皮下血肿　血肿范围比较局限，中心较软而有波动，周边因水肿浸润变硬而相对隆起，形成清楚的边界，血肿表面常有擦、挫伤。

2. 帽状腱膜下血肿　血肿范围广泛，严重时遍及整个头颅穹窿部，血肿边界与帽状腱膜附着边缘一致。前界至眉弓、后界达上项线和两侧可至颞弓或耳上方。肿胀区触之有明显的波动感。

3. 骨膜下血肿　血肿范围以颅缝为界，血肿位于骨膜与颅骨外板之间。婴幼儿骨膜下血肿如不及时处理，常形成坚硬的骨性外壳或骨化，因而，这种头皮血肿可看成颅骨骨折的一种间接征象。

（四）诊断

1. 头颅X线片检查　皮下血肿因其体积小、张力高、压明显，周边较中心区硬，易误认为颅骨凹陷性骨折。头颅X线片检查可了解有无合并颅骨骨折。

2. CT检查。

（五）常见并发症

1. 血肿感染　头发及头皮屑隐藏污垢和细菌，发生开放伤后，容易引起感染。

2. 休克　头皮损伤后出血较多，头皮血肿较大，易发生休克，在临床工作中应该引起重视。

（六）治疗原则

早期冷敷，24～48小时后热敷。血肿较小者，1～2周可自行吸收，无须特殊处理；血肿较大者，可在48小时后穿刺抽吸加压包扎，而骨膜下血肿严禁加压包扎。

（七）护理评估

1. 按中医整体观念，运用望、闻、问、切的方法评估病证、舌象、脉象及情志状态。

2. 详细了解受伤过程、时间，是否出现昏迷、恶心呕吐等情况。

3. 观察患者意识、瞳孔、生命体征及神经系体征变化。

（八）一般护理

1. 按外科及本系统疾病一般护理常规执行。

2. 保持病室环境干净、舒适、整洁、安静、温湿度适宜。

3. 密切观察病人意识瞳孔及生命体征的变化。

4. 患者常因意外受伤、局部疼痛，易产生恐惧心理，应热情接待患者，给予及时妥善的治疗处理，以减轻患者恐惧。

（九）健康教育

1. 注意休息，避免过度劳累。

2. 限制烟酒及辛辣刺激性食物。

3. 如原有症状加重，不明原因发热应及时就诊。

4. 避免挠抓伤口，待伤口痊愈后方可洗头。

5. 形象受损者，可暂时戴帽、戴假发修饰，必要时可行整容、美容术。

二、头皮裂伤

（一）概述

头皮裂伤多因锐器所致，其伤口较平直，创缘整齐，除少数锐器可进入颅内造成开放性脑损伤外，大多数裂伤仅限于头皮，虽可深达骨膜，但骨常完整。因钝器或头部碰撞造成的头皮裂伤多不规则，创缘有挫伤痕迹。常伴颅骨骨折或脑损伤。

（二）病因和病机

头皮裂伤常因钝器打击头部造成。此类损伤往往都有不规则伤口，伴有挫伤。伤口内多有毛发、泥等异物嵌入。

（三）临床表现

头皮裂伤为开放性的头皮损伤，患者自觉局部刺痛、伴有不同程度的出血，出血量依裂伤大小及深浅有所不同。浅层裂伤，常因断裂血管不能随皮下组织收缩而自凝，故出血量较帽状腱膜全层裂伤者多。

（四）诊断

头皮裂伤往往合并颅骨骨折或脑损伤，故这种患者应做全面的神经系统检查和CT扫描，以明确是否有颅脑损伤。

（五）常见并发症

1. 感染　头皮裂伤的伤口内常伴有头发、泥沙等异物，如未及时彻底清除，易发生感染的可能。

2. 脑脊液或脑组织外溢　应按开放性脑损伤处理。

（六）治疗原则

处理的原则为尽早实行清创缝合，即使伤后已达24小时，只要无明显感染征象，仍可彻底清创，进行一期缝合。常规应用抗生素和TAT。缝合时应将帽状腱膜同时缝合，以利止血。对于局部头皮缺损直径小于3~4cm的，可将帽状腱膜下层游离后缝合；或形同S形、三叉形松解切口，以利缝合。头皮缺损过大的可行皮瓣转移或移植术修复。由于头皮抗感染能力强，一期缝合时限可适当延长至伤后48~72小时。

（七）护理评估

1. 按中医整体观念，运用望、闻、问、切的方法评估病证、舌象、脉象及情志状态。

2. 详细了解受伤过程、时间，受伤当时有无口鼻、外耳道出血或脑脊液漏发生。

3. 观察患者意识、瞳孔、生命体征及神经系体征变化。

4. 了解病人家庭情况。

（八）一般护理

1. 按外科及本系统疾病一般护理常规执行。

2. 保持病室环境干净、舒适、整洁、安静、温湿度适宜。

3. 观察患者意识、瞳孔、生命体征及神经系体征变化。

4. 病情观察。

（1）观察患者有无面色苍白、皮肤湿冷，血压下降、脉搏细速等休克症状的发生，一旦发生，应立即通知医生，建立静脉通道，做好休克的相关护理。

（2）评估患者疼痛程度，向患者解释疼痛发生的机制，伤后48小时内冷敷可减轻疼痛，必要时可适当给予止痛药物。

（3）观察伤口有无渗血、渗液及红肿热痛等感染征象。

（4）观察患者意识、瞳孔，生命体征。如患者出现意识加深，一旦瞳孔散大等，提示有硬膜外血肿发生，应立即通知医生，及时行CT检查确诊。

（九）健康教育

1. 向病人讲解疾病相关知识，树立其战胜疾病的信心。

2. 保持室内空气新鲜，减少陪护及探视人员，因密集的人员流动，增加感染机会，也影响病人休息。

3. 如有脑脊液外漏者，应劝告病人勿挖耳、抠鼻，也勿屏气用力排便、咳嗽或打喷嚏。严禁堵塞、冲洗耳鼻，防止脑脊液反流入颅内造成内感染。

4. 嘱病人进高蛋白、高热量、高维生素、易消化吸收的饮食；限制烟酒、辛辣刺激性的食物。

5. 病人出院后如有不适，及时就医，定期复诊。

三、头皮撕脱伤

（一）概述

头皮撕脱伤是最严重的头皮损伤。由于皮肤、皮下组织和帽状膜三层紧密连接，所以在强烈的牵扯下，往往将头皮自帽状腱膜下间隙全层撕脱。撕脱范围与受到牵扯的头发面积相关，严重者整个头皮甚至连前部的额肌、部分骨膜一起撕脱，使颅骨裸露。

（二）病因和病机

头皮撕脱伤几乎均因发辫卷入转动的机器所致。

（三）临床表现

头皮撕脱的范围，严重时可达整个帽状腱膜的覆盖区，前至上眼睑和鼻根，后至发际，两侧累及耳郭，甚至面颊部。患者常因剧烈疼痛和大量出血，而发生休克。但较少合并颅骨骨折或脑损伤。

（四）诊断

头皮损伤因发辫卷入转动的机器，使头皮自帽状腱膜下或连同骨膜一并撕脱。

（五）常见并发症

1. 感染　急性头皮感染多为伤后初期处理不当所致，常发生于皮下组织，局部有红、肿、热、痛，耳前、耳后或枕下淋巴结有肿大及压痛，由于头皮有纤维隔与帽状腱膜相连，故炎症区张力较高，患者常疼痛难忍，并伴全身畏寒，发热等中毒症状，严重时感染可通过血管侵入颅骨或颅内。

2. 休克　头皮撕脱伤由于创面大，出血多，剧烈疼痛极易发生休克。故应密切观察生命体征，建立静脉通道，遵医嘱补液，必要时补充血容量。

（六）治疗原则

头皮撕脱伤应根据伤后时间、撕脱是否完全、撕脱头皮的条件、颅骨是否裸露、创面有无感染征象等情况采用不同的方法处理。

1. 若皮瓣尚未完全脱离且血供尚好，可在细致清创后原位缝合。

2. 如皮瓣已完全脱落，但完整，无明显污染，血管断端整齐，且伤后未超过6小时，可在清创后试行头皮血管（颞浅动、静脉或枕动、静脉）吻合，再全层缝合撕脱的头皮。如因条件所限，不能采用此法，则需将撕脱的头皮瓣切薄成类似的中厚皮片，置于骨膜上，再缝合包扎。

3. 如撕脱的皮瓣挫伤或污染较重已不能利用，而骨膜尚未撕脱，又不能作转移皮瓣时，可取腹部或大腿中厚皮片作游离植皮；若骨膜已遭破坏，颅骨外露，可先作局部筋膜转移，再植皮。

4. 伤后已久，创面已有感染或经上述处理失败者，只能行创面清洁和更换敷料，待肉芽组织生长后再行邮票状植皮。如颅骨裸露，还需作多处颅骨钻孔至板障层，等钻孔处长出肉芽后再植皮。

5. 常规使用抗生素和TAT预防感染。

（七）护理评估

1. 按中医整体观念，运用望、闻、问、切的方法评估病证、舌象、脉象及情志状态。

2. 详细了解受伤过程、时间。

3. 观察患者意识、瞳孔、生命体征及神经系体征变化。

4. 了解病人家庭情况。

（八）一般护理

1. 按外科及本系统疾病一般护理常规执行。

2. 保持病室环境干净、舒适、整洁、安静、温湿度适宜。

3. 观察患者意识、瞳孔、生命体征及神经系体征变化。

4. 术后麻醉未清醒时给予去枕平卧，头偏向一侧。待麻醉清醒后，可抬高头部。有利于静脉回流，从而减轻头部水肿。头部应垫软海绵垫，变换头部受压部位1小时1次，切不可让某一部位头皮长时间受压，影响再植头皮血供，发生压疮、再植头皮坏死。

5. 给予高蛋白、高热量。多维生素的流质和半流质饮食，应少食多餐，保证足够的营养供给，必要时给静脉高营养，促进再植头皮成活。

6. 患者除头皮全部撕脱外，连同部分眉毛、上睑、部分耳郭一并撕脱，头皮再造加压包扎和耳郭修补后，可致静脉回流不畅，出现水肿。因此应加强护理，睡眠时眼睛应盖上纱布，取半卧位，遵医涂抗生素眼膏或滴眼药水，伤侧耳郭置于悬空位置，以减轻水肿。

7. 患者大多为年青女性，伤前面容姣好，而头皮又是人体美的重要标志。伤后心理创伤大，担心术后不能再长头发，面部遗留疤痕影响面容，家人及朋友嫌弃，使患者情绪低落、悲观，对生活失去信心。因此，我们应注意观察患者情绪变化，以亲切和蔼的态度，同情、关心患者，交代家属暂不要提及头发、瘢痕、费用等敏感性的问题，耐心解释病人提出的有关问题，消除不良因素。增加病人对医务人员的信赖感，帮助她重新树立起生活的信心。

（九）健康教育

1. 向病人讲解疾病相关知识，树立其战胜疾病的信心。

2. 保持室内空气新鲜、减少陪护及探视人员，因密集的人员流动，增加感染机会，也影响病人休息。

3. 嘱病人进高蛋白、高热量、高维生素、易消化吸收的饮食；限制烟酒、辛辣刺激性的食物。

4. 病人出院后如有不适及时就医，定期复查。

第四节　颅骨骨折

颅骨骨折（skull fracture）指颅骨受暴力作用致颅骨结构的改变。颅骨骨折的重要性不在于骨折本身，而在于颅腔内的并发损伤。骨折所造成的继发性损伤比骨折本身严重得多，由于骨折常同时并发脑、脑膜、颅内血管及神经的损伤，并可能导致脑脊液漏，因此必须予以及时处理。

颅骨骨折按骨折部位分为颅盖骨折和颅底骨折；按骨折形态分为线性骨折和凹陷性骨折；按骨折是否与外界相通分为开放性骨折和闭合性骨折。闭合性颅脑损伤中有颅骨骨折者占15%～20%。

一、颅盖骨折

（一）概述

颅盖骨折按形态可分为线形骨折和凹陷骨折两种。前者包括颅缝分离，较多见，后者包括粉碎骨折。线形骨折几乎均为颅骨全层骨折，个别仅为内板断裂。骨折线多为单一，也可多发，呈线条状或放射状，宽度一般为数毫米，偶尔可达1cm以上。

凹陷骨折绝大多数为颅骨全层凹陷，个别仅为内板内陷。陷入骨折片周边的骨折线呈环状或放射状。婴幼儿颅骨质软，着力部位可产生看不到骨折线的乒乓球样凹陷。

（二）病因和病机

颅骨遭受外力时是否造成骨折，主要取决于外力大小、作用方向和致伤物与颅骨接触的面积以及颅骨的解剖结构特点。外力作用于头部瞬间，颅骨产生弯曲变形；外力作用消失后，颅骨又立即弹回。如外力较大，使颅骨的变形超过其弹性限度，即发生骨折。

颅盖骨折的性质和范围主要取决于致伤物的大小和速度：致伤物体积大，速度慢，多引起线性骨折；体积大，速度快，易造成凹陷骨折；体积小，速度快，则可导致圆锥样凹陷骨折。外力作用于头部的方向与骨折的性质和部位也有很大关系：垂直打击于颅盖部的外力常引起着力点处的四陷或粉碎骨折；斜向外力打击于颅盖部，常引起线形骨折。此外，伤者年龄、着力点的部位、着力时头部固定与否与骨折的关系也很密切。

（三）临床表现

1. 线性骨折发生率最高，局部压痛、肿胀，病人常伴有局部骨膜下血肿。

2. 凹陷性骨折好发于额、顶部，多为全层凹陷，局部可扪及下陷区，部分病人仅有内板凹陷，若骨折片损伤脑功能区，可出现偏瘫、失语等神经系统定位体征。

（四）诊断

1. 颅盖骨折依靠头颅X线摄片确诊，凹陷性骨折者可显示骨折片陷入颅内的深度。

2. 范围较大和明显的凹陷骨折，软组织出血不多时，触诊多可确定。

3. 小的凹陷骨折易与边缘较硬的头皮下血肿混淆，需经X线平片或CT骨窗相方能鉴别。

（五）常见并发症

1. 癫痫　凹陷骨折因骨片陷入内，使局部脑组织受压或产生挫裂伤，临床上可出现相应的病灶症状和局限性癫痫。

2. 颅内压增高　如并发颅内血肿，可产生颅内压增高症状。

3. 颅内出血　凹陷骨折刺破静脉窦可引起致命的大出血。

（六）治疗原则

线形骨折本身不需要处理。但如骨折线通过脑膜血管沟或静脉窦时，应警惕发生硬脑膜外血肿的可能。对凹陷骨折是否需要手术，意见尚不一致。目前一般认为，①凹陷深度＞1cm；②位于重要功能区；③骨折片刺入脑内；④骨折引起瘫痪、失语等功能性障碍或局限性癫痫者，应手术治疗，将陷入的骨折片撬起复位，或摘除碎骨片后作颅骨成形。非功能区的轻度凹陷，或无脑受压症状的静脉窦处回陷骨折，不应手术。

（七）护理评估

1. 按中医整体观念，运用望、闻、问、切的方法评估病证、舌象、脉象及情志状态。

2. 了解受伤经过，包括暴力大小、方向，初步判断是否伴有脑组织损伤。

3. 观察有无脑损伤引起的癫痫、意识障碍及视力障碍。

4. 伤后观察是否有脑脊液外漏。

5. 了解病人家庭情况。

（八）一般护理

1. 按外科及本系统疾病一般护理常规执行。

2. 保持病区环境安静、舒适，空气新鲜，减少不必要的人群流动，防止感染

3. 卧床休息，保证充足的睡眠，必要时给氧。

4. 根据病情需要，鼓励病人多食高营养易消化食物，吃饭速度要慢，避免呛咳。

5. 病情观察。

（1）严密观察生命体征，及时发现病情变化。

（2）有癫痫发作的患者应注意观察发作前的征兆、持续时间及发作类型。

（3）颅内继发性损伤病人可合并脑挫伤、颅内出血，因继发性脑水肿导致颅内压增高。脑脊液外漏可推迟颅内压增高症状的出现，一旦出现颅内压增高的症状，救治更为困难。因此，应严密观察病人的意识、生命体征、瞳孔及肢体活动等情况，以及时发现颅内压增高及脑疝的早期迹象。

（4）早期发现继发颅神经损害，及时处理。

（5）保护患者安全，对于癫痫和躁动不安的患者，给予专人护理。

6. 必要时遵医嘱应用抗生素、破伤风抗毒素和抗癫痫药物，观察用药后疗效。

7. 稳定患者情绪，帮助患者正确面对疾病，积极配合康复训练。

（九）健康教育

1. 向病人讲解疾病相关知识。

2. 保持生活、工作环境的空气新鲜、流通，远离有刺激性的化学气体。

3. 嘱病人卧床休息，保证充足的睡眠，根据体力，适当活动。

4. 颅脑外伤后发生癫痫极为常见，外伤后两年内发生最多，以后逐减，遵医嘱服用抗癫痫药物。发作时要注意患者安全，注意保护头部及四肢，保持呼吸通畅。

5. 语言交流障碍患者，可采用渐进教学法，根据失语不同类型及程度，给予正确指导。

6. 指导病人正确面对颅骨骨折，颅骨骨折达到骨性愈合需要一定时间，线性骨折，一般成人需2～5年，小儿需1年。颅骨缺损者应避免局部碰撞，以免损伤脑组织。

7. 嘱咐病人在伤后半年左右做颅骨成形术。适当锻炼，抵御外邪。

二、颅底骨折

（一）概述

颅底骨折绝大多数为线形骨折。由于颅底结构上的特点，横行骨折线在颅前窝可出眶顶达到筛板甚至伸延至对侧，在颅中窝常沿岩骨前缘走行甚至将蝶鞍横断。纵向骨折线邻近中线者，常在筛板、视神经孔、破裂孔、岩骨内侧和岩裂直达枕骨大孔的线上，靠外侧者则常在眶顶、圆孔和卵圆孔的线上，甚至将岩骨横断。

（二）病因和病机

颅底骨折大多由颅盖骨折延伸而来，少数可因头部挤压伤或着力部位于底水平的外伤所造成。如果暴力强度较大、受力面积较小，使受力点呈锥形内陷，内板首先受到较大牵张力而折裂。如果外力继续作用，则外板也将随之折裂，形成凹陷性骨折或粉碎性骨折。当外力引起颅骨整体变形较严重，受力面积又较大时，可不发生凹陷性骨折，而在较为薄弱的颞骨鳞部或颅底引发线性骨折，局部骨折线往往沿外力作用的方向和颅骨脆弱部分延伸。

（三）临床表现

颅底骨折依骨折的部位可分为颅前窝、颅中窝和颅后窝骨折，临床表现主要有：耳、鼻出血或脑脊液漏；脑神经损伤；皮下或黏膜下瘀血斑。

1. 颅前窝骨折　骨折出血可经鼻流出，或进入眶内在眼睑和球结膜下形成瘀血斑，俗称"熊猫眼"或"眼镜征"。脑膜撕裂者，脑脊液可沿额窦或筛窦再经鼻流出形成脑脊液鼻漏。气体经额窦或筛窦进入颅内可引起颅内积气。常伴嗅神经损伤。

2. 颅中窝骨折　血液和脑脊液经蝶窦流入上鼻道再经鼻孔流出形成鼻漏。若骨折线累及骨岩部，血液和脑脊液可经中耳和破裂的鼓膜由外耳道流出，形成耳漏；如鼓膜未破，则可沿耳咽管入鼻腔形成鼻漏。骨岩部骨折常发生面神经和听神经损伤。如骨折线居内侧，亦可累及视神经、动眼神经、滑车神经、三叉神经和展神经。靠外侧的颅中窝骨折可引起颞部肿胀。

3. 颅后窝骨折　在乳突和枕下部可见皮下淤血（Battle征），或在咽后壁发现黏膜下瘀血。骨折线居内侧者可出现舌咽神经、迷走神经、副神经和舌下神经损伤。

（四）诊断

1. 与颅盖骨折不同，颅底骨折的诊断主要依靠临床表现，头颅X线平片的价值有限。

2. CT扫描对颅底骨折有诊断意义，通过对窗宽和窗距的调节（骨窗相）常能显示骨折部位，还能发现颅内积气。

（五）常见并发症

1. 颅内低压综合征　若脑脊液外漏多，可使内压过低而导致颅内血管扩张，出现颅内低压综合征。

2. 颅内感染　颅底开放性损伤时，合并脑脊液漏，可导致颅内感染。

3. 颈动脉-海绵窦瘘或大量鼻出血　颅底骨折偶尔可伤及颈内动脉，造成颈动脉-海绵窦瘘或大量鼻出血。

（六）治疗原则

颅底骨折如为闭合性，骨折本身无特殊处理。合并脑脊液漏时，须预防颅内感染，不可堵塞或冲洗，不做腰穿，取头高位卧床休息，避免用力咳嗽、打喷嚏和擤鼻涕，给予抗生素。绝大多数漏口会在伤后1～2周内自行愈合。如超过1个月仍未停止漏液，可考虑行手术修补硬脑膜，以封闭瘘口。对伤后视力减退，疑为碎骨片挫伤或血肿压迫视神经者应争取在12小时内行视神经探查减压术。

（七）护理评估

1. 按中医整体观念，运用望、闻、问、切的方法评估病证、舌象、脉象及情志状态。

2. 了解受伤经过，包括暴力大小、方向、病人当时有无意识障碍，初步判断是否伴有脑组织损伤。

3. 有时由于伤情的影响不宜立即做颅底位X线检查，故临床判断极为重要，尤其是伤后随即出现的口鼻出血、外耳道溢血，而局部又无暴力痕迹，应估计有颅底骨折的可能。

4. 伤后早期耳、鼻有血性液溢出，应区别是鼻道或外耳道裂伤所致的出血还是混有脑脊液，以判断是否有脑脊液外漏。

5. 了解病人家庭情况。

（八）一般护理

1. 按外科及本系统疾病一般护理常规执行。

2. 严格消毒隔离，防止交叉感染，最好将病人安排在单人病房，同时限制、减少探视暗护人员，病室要早晚开窗通风，保持室内空气流通、清新，每日紫外线消毒两次，每次30分钟。

3. 卧床休息，有脑脊液漏的病人头偏向患侧，尽量少搬动。保持呼吸道通畅，必要时给氧。

4. 饮食应营养丰富、易消化。富含高蛋白和丰富的维生素，多吃蔬菜、水果等，不宜进食刺激性和坚硬，需用力咀嚼的食物，进食速度宜慢，避免呛咳。

5. 病情观察。

（1）脑脊液漏：病人鼻腔、耳道流出淡红色液体，可疑为脑脊液漏。但需要鉴别血性脑脊液与血性渗液。可将血性液滴于白色滤纸上，若血迹外周有月晕样淡红色浸渍圈，则为脑脊液漏；或行红细胞计数并与周围血的红细胞比较，以明确诊断。另外，还应区分血性脑脊液与鼻腔分泌物。根据脑脊液中含糖而鼻腔分泌物中不含糖的原理，用尿糖试纸测定或葡萄糖定量检查以鉴别是否存在脑脊液漏。在鼻前庭或外耳道口松松地放置于棉球，随湿随换，记录24小时浸湿的棉球数，以估计脑脊液外漏量。有时颅底骨折虽伤及骨岩部，且骨膜及脑膜均已破裂但鼓膜尚完整时，脑脊液可经耳咽管流至咽部进而被病人咽下，故应观察并询问病人是否经常有腥味液体流至咽部。

（2）颅内继发性损伤：应严密观察病人的意识、生命体征、瞳孔及肢体活动等情况，以及时发现颅内压增高及脑疝的早期迹象。

（3）颅内低压综合征：若脑脊液外漏多，可使颅内压过低而导致颅内血管扩张，出现剧烈头痛、眩晕、呕吐、厌食、反应迟钝、脉搏细弱、血压偏低。头痛在立位时加重，卧位时缓解。若病人出现颅压过低表现，可遵医嘱补充大量水分以缓解症状。

（4）促进颅内外漏道尽早闭合：病人取半坐卧位，头偏向患侧，借重力作用使脑组织移至颅底，促使脑膜形成粘连而封闭漏口，待脑脊液漏停止3~5日后可改平卧位。如果脑脊液外漏多，应取平卧位，头稍抬高，以防颅内压过低。

（5）保持局部清洁：每日2次清洁、消毒外耳道、鼻腔或口腔，注意消毒棉球不可过湿以免液体逆流入颅。劝告病人勿挖鼻、抠耳。

（6）预防颅内逆行感染：脑脊液漏者，禁忌堵塞、冲洗鼻腔、耳道和经鼻腔、耳道滴药，禁忌作腰椎穿刺。脑脊液鼻漏者，严禁从鼻腔吸痰或放置鼻胃管。注意有无颅内感染迹象，如头痛、发热等。

（7）避免颅内压骤升：嘱病人勿用力屏气排便、咳嗽、擤鼻涕或打喷嚏等，以免颅内压骤然升降导致气颅或脑脊液逆流。

6. 遵医嘱应用抗生素和破伤风抗毒素，观察用药后疗效。

7. 做好心理护理，有脑神经损伤导致视力、听力、感觉损害以及面部周围性瘫痪者，护理人员要关心、体贴患者，帮助他们树立战胜疾病的信心。

（九）健康教育

1. 向病人讲解疾病相关知识。

2. 保持室内空气新鲜、减少陪护及探视人员，因密集的人员流动，增加感染机会，也影响病人休息。

3. 病人绝对卧床休息2～4周，过早的下床活动，不利于疾病恢复。头向患侧卧，使耳漏液自行流出，说服病人勿挖耳、报鼻，也勿屏气用力排便、咳嗽或打喷嚏，严禁堵塞、冲洗耳鼻，防止脑脊液反流入颅内或气体进入颅内造成颅内感染。

4. 预防便秘，长期卧床，肠动减弱，导致大便秘结，告诉病人多吃蔬菜及水果，必要时给缓泻剂。教会病人床上排便的方法，以防止长期卧床难以排便

5. 嘱病人出院后如有不适及时就医，定期复诊。适当锻炼，抵御外邪。

第五节　脑损伤

脑损伤是指脑膜、脑组织、脑血管及脑神经在受到外力作用后所发生的损伤。

脑损伤的发生机制比较复杂。一般认为，造成脑损伤的基本因素有两种。

（1）外力：外力作用于头部，由于颅骨内陷和迅速回弹或骨折引起的脑损伤，这种损伤常发生在着力部位；

（2）惯性力：头部遭受外力后的瞬间，脑与颅骨之间的相对运动造成的损伤，这种损伤既可发生在着力部位，也可发生在着力部位的对侧，即对冲伤。

脑损伤分为原发性损伤和继发性损伤两大类。本节介绍原发性脑损伤，包括脑震荡和脑挫裂伤。继发性脑损伤包括脑水肿、脑肿胀和颅内血肿等。

一、脑震荡

（一）概述

脑震荡是由轻度脑损伤所引起的临床综合征候群，其特点是头部外伤后短暂意识丧失，旋即清醒，除有近事遗忘外，无任何精神系统缺损表现。无肉眼可见的神经病理改变，但在显微镜下可见神经组织结构紊乱。

（二）病因和病机

关于脑震荡的发生机制，至今尚有争议。一股认为脑震荡引起的意识障碍主要是脑干网状结构受损的结果。这种损害与颅脑损伤时脑脊液的冲击（脑脊液经脑室系统骤然移动）、外力打击瞬间产生的颅内压力变化、脑血管功能紊乱、脑干的机械性牵拉或扭曲等因素有一定关系。

（三）临床表现

1. 伤后立即出现短暂的意识障碍，持续数秒或数分钟，一般不超过30分钟。有的

仅表现为瞬间意识混乱或恍惚，并无昏迷。

2. 可出现皮肤苍白、出汗、血压下降、心动过缓、呼吸微弱、肌张力减低、各生理反射迟钝或消失等自主神经和脑干功能紊乱的表现。

3. 清醒后大多不能回忆受伤当时及伤前近期的情况，而对往事记忆清楚，称为逆行性遗忘。

4. 常有头痛、头昏、失眠、耳鸣、恶心、呕吐、心悸、畏光、情绪不稳、记忆力减退等症状，一般持续数日、数周，少数持续时间较长。

5. 神经系统检查无阳性体征。如作腰椎穿刺，颅内压力和脑脊液在正常范围。CT检查颅内无异常。

（四）诊断

1. CT检查　颅内应无高密度出血灶。
2. 脑脊液检查　无红细胞。

（五）常见并发症

1. 颅内高压　颅脑损伤可引起颅内血，颅内血肿致颅腔内容物体积增加，引起颅内压升高。

2. 脑疝　颅脑损伤可引起颅内压升高如不进行处理，任其加剧，最终会发生脑疝。脑疝是颅内压增高引起的一种危象。由于颅内压力的不平衡（如一侧血肿引起），脑组织的一部分发生移位，并被挤到内生理性孔道，使部分脑组织、神经核血管受压，产生相应症状。脑疝的及时发现和处理是关键。

3. 癫痫发作　外伤性癫痫是指颅脑损伤后造成的癫痫发作，各型颅脑损伤均可引起，但以开放性损伤合并癫痫的概率高。治疗以应用抗癫痫药物为主。

（六）治疗原则

脑震荡不需要特殊治疗，一般卧床休息1～2周，可适当给予镇痛、镇静药物。多数病人2周内恢复正常，预后良好。

（七）护理评估

1. 按中医整体观念，运用望、闻、问、切的方法评估病证、舌象、脉象及情志状态。

2. 伤后有无立即出现意识丧失，有无逆行性遗忘。
3. 受伤后需进一步观察的内容，以尽早发现继发病变。
4. 观察患者意识、瞳孔、生命体征及神经系体征变化。
5. 了解病人家庭情况。

（八）一般护理

1. 按外科及本系统疾病一般护理常规执行。

2. 保持病室环境干净、舒适、整洁、安静、温湿度适宜。

3. 疼痛明显者遵医嘱适当给予镇静、镇痛药物，以保证病人充足的睡眠。

4. 少数病人可能合并存在颅内血肿，故应密切观察其意识状态、生命体征及神经系统体征。

5. 缓解病人焦虑情绪。对少数症状迁延者，加强心理护理，帮助其正确认识疾病。

（九）健康教育

1. 向病人讲解疾病的相关知识。

2. 留院观察24小时，向家属交代有迟发颅内血肿可能。

3. 嘱病人保证充足睡眠，适当进行体能锻炼（气功、太极拳等），避免过度用脑和劳累。

4. 解除思想上对所谓"后遗症"的紧张和忧虑，保持心情愉快。

5. 加强营养，多食健脑食品（如动物脑、果子、核桃等）。

6. 向家属交代病情及可能的变化，下次复查CT的时间。

二、脑挫裂伤

（一）概述

脑挫伤指脑组织遭受破坏较轻，软脑膜尚完整者；脑裂伤指软脑膜、血管和脑组织同时有破裂，伴有外伤性蛛网膜下腔出血。两者常同时并存，临床上又不易区别，故常合称为脑挫裂伤。通常脑表面的挫裂伤多在暴力打击的部位和对冲的部位，尤其是后者，总是较为严重并常以额、前端和底部为多。

（二）病因和病机

脑挫裂伤轻者软脑膜下有散在的点状或片状出血灶。重者有软脑膜撕裂，脑皮质和深部的白质广泛挫碎、破裂、坏死，局部出血，甚至形成血肿，在显微镜下，伤灶中央为血块，四周是碎烂或坏死的皮质组织及出血灶。

（三）临床表现

脑挫裂伤病人的临床表现可因损伤部位、范围、程度不同而相差悬殊。轻者仅有轻微症状，重者深昏迷，甚至迅即死亡。

1. 意识障碍　是脑挫裂伤最突出的症状之一。病人伤后立即出现昏迷，其程度和持续时间与损伤程度、范围直接相关。绝大多数超过半小时，持续数小时、数日不等，严重者长期持续昏迷。

2. 头痛、恶心、呕吐　是脑挫裂伤最常见的症状。疼痛可局限于某一部位（多为着力部位），亦可为全头性疼痛，间歇或持续，在伤后1～2周内最明显，以后逐渐减轻，可能与蛛网膜下隙出血、内压增高或脑血管运动功能障碍相关。伤后早期的恶心、呕吐可因受伤时第四脑室底的呕吐中枢受到脑脊液冲击、蛛网膜下腔出血对脑膜的刺激或前庭系统受刺激引起，较晚发生的呕吐大多由于颅内压变化而造成。

3. 生命体征　轻度和中度脑挫裂伤病人的血压、脉搏、呼吸多无明显改变。严重脑挫裂伤，由于出血和水肿引起颅内压增高，可出现血压上升、脉搏徐缓、呼吸深慢，危重者出现病理呼吸。

4. 局灶症状和体征　依损伤的部位和程度不同而异。若伤及脑皮质功能区，伤后立即出现相应的神经功能障碍症状或体征，如语言中枢损伤出现失语，运动区损伤出现锥体束征、肢体抽搐、偏瘫等。但发生在额叶前端"哑区"的损伤，可无神经系统受损的症状和体征。

5. 颅内压增高和脑疝　因继发脑水肿和颅内出血所致。可使早期的意识障碍或偏瘫程度加重，或意识障碍好转后又加重。

原发性脑干损伤是脑挫裂伤中最严重的特殊类型，常与弥散性脑损伤并存。病人常因脑干网状结构受损、上行激活系统功能障碍而持久昏迷。伤后早朝出现严重的生命体征紊乱，表现为呼吸节律紊乱、心率及血压波动明显；双侧瞳孔时大时小，对光反应无常，眼球位置歪斜或同向凝视；也可四肢肌张力增高，伴单侧或双侧锥体束征，严重者去大脑强直。

（四）诊断

根据伤后立即出现的意识障碍、局灶症状和体征及较明显的头痛、恶心、呕吐等，脑挫裂伤的诊断多可成立。但由于此类病人往往因意识障碍而给神经系统检查带来困难，加之脑挫裂伤最容易发生在额极、颞极及其底面等"亚区"，病人可无局灶症状和体征，因而确诊常需依靠必要的辅助检查。

1. 影像学检查　CT检查是首选项目，可了解脑挫裂伤的部位、范围及周围脑水肿的程度，还可了解脑室受压及中线结构移位等。MRI检查有助于明确诊断。

2. 腰椎穿刺检查　腰椎穿刺脑脊液中含大量红细胞，同时可测量颅内压或引流血性脑脊液，以减轻症状。但颅内压明显增高者禁忌腰穿。

（五）常见并发症

1. 昏迷病人易发生的并发症　昏迷病人生理反应减弱或消失，全身抵抗力下降，易发生多种并发症。如压疮、呼吸道感染、失用综合征、泌尿系感染、暴露性角膜炎。

2. 蛛网膜下腔出血　因脑裂伤所致，病人可有头痛、发热、颈项强直表现。

3. 消化道出血　多因下丘脑或脑干损伤引起的应激性溃疡所致，大量使用皮质激素也可诱发。

4. 外伤性癫痫　任何部位的脑损伤均可能导致癫痫，尤其是大脑皮层运动区受损。可采用苯妥英钠预防发作。癫痫发作时使用地西泮10～30mg静脉缓慢注射，直至控制抽搐为止。

5. 颅内压增高和脑疝。

（六）治疗原则

以非手术治疗为主，防治脑水肿，减轻脑损伤后的病理生理反应，预防并发症。经非手术治疗无效或颅内压增高明显，甚至出现脑疝迹象时，应及时手术去除内压增高的病因，以解除脑受压。手术方法包括脑挫裂伤灶清除、额极或颞极切除、去骨瓣减压术或颞肌下减压术。

（七）护理评估

1. 按中医整体观念，运用望、闻、问、切的方法评估病证、舌象、脉象及情志状态。

2. 详细了解受伤过程，如暴力大小、方向、性质、速度。

3. 评估病人受伤后有无意识障碍，其程度及持续时间，有无逆行性遗忘；受伤当时有无口、鼻、外耳道出血或脑脊液漏发生；是否出现头痛、恶心、呕吐、呼吸困难等情况。

4. 了解现场急救和转送过程。

5. 了解病人既往健康状况。

6. 了解X线、CT及MRI的检查结果，以判断脑损伤的严重程度及类型。

7. 了解病人及家属的心理反应及对病人的支持能力和程度。

（八）一般护理

1. 按外科及本系统疾病一般护理常规执行。

2. 保持病室环境干净、舒适、整洁、安静、温湿度适宜

3. 意识清醒者取斜坡卧位，以利于颅内静脉回流。昏迷或吞咽功能障碍者取侧卧位或侧俯卧位，以免呕吐物、分泌物误吸，保持呼吸道通畅，及时吸痰给氧，必要时行气管插管或气管切开。

4. 加强营养　创伤后的应激反应可产生严重分解代谢，使血糖增高、乳酸堆积，后者可加重脑水肿。因此，必须及时、有效补充能量和蛋白质以减轻机体损耗。早期可采用肠外营养，待肠蠕动恢复后，无消化道出血者尽早行肠内营养支持，以利于胃肠功能恢复和营养吸收。昏迷病人通过鼻胃管或鼻肠管给予每日所需营养，成人每日总热量在9.2~11.3kJ（2200~2700cal）。当病人肌张力增高或发作时，应预防肠内营养液反流导致误吸。

5. 严密观察病情　脑挫裂伤病人早期病情变化较大，应由专人护理，有条件者应送入重症监护病室，密切观察其意识、瞳孔、生命体征和肢体活动变化，必要时应作颅内压监护或及时复查CT。

6. 安慰病人，保持情绪安定，避免焦躁、恐惧等不良情绪。

（九）健康教育

1. 对恢复过程中出现头痛、耳鸣、记忆力减退的病人，给予适当解释和宽慰，使其树立信心，帮助病人尽早自理生活。

2. 指导坚持服用抗癫痫药物至症状完全控制后1～2年，逐步减量后才能停药，不可突然中断服药。癫痫病人不能单独外山、登高、游泳等，以防意外。

3. 积极康复训练。脑损伤后遗留语言、运动或智力障碍，在伤后1～2年内有部分恢复的可能。提高病人自信心，协助病人制订康复计划，进行语言、运动、记忆力等方面的训练，以提高生活自理能力及社会适应能力。

4. 嘱定期来医院复查。

第六节　颅内血肿

颅内血肿是颅脑损伤中最常见、最严重的继发病变，发生率约占闭合性颅脑损伤的10%和重型颅脑损伤的40%～50%。如不能及时诊断处理，多因进行性颅内压增高，形成脑疝而危及生命，早期发现和及时处理可很大程度上改善预后。

颅内血肿按症状出现时间分为急性血肿（3日内）、亚急性血肿（3日以后到3周内）和慢性血肿（超过3周）。按部位则分为硬脑膜外血肿、硬脑膜下血肿和脑内血肿。

一、硬脑膜外血肿

（一）概述

硬脑膜外血肿是指血液积聚于颅骨与硬脑膜之间的血肿，约占外伤性内血肿的30%，大多属于急性型。可发生于任何年龄，但小儿少见。

（二）病因和病机

硬脑膜外血肿最多见于颞部、额顶部和顶部。因脑膜中动脉主干撕裂所致的血肿，多在颞部，可向额部或顶部扩展；前支出血，血肿多在额顶部；后支出血，多在颞顶部。由上矢状窦破裂形成的血肿在其一侧或两侧。横窦出血形成的血肿多在颅后窝或骑跨于颅后窝和枕部。

急性硬膜外血肿常见于青壮年颅骨线性骨折患者，慢性硬膜外血肿致伤因素与急性者相同，不同者在于患者伤后能够较长时间耐受血肿，并且临床症状表现十分缓慢。

（三）临床表现

1. 意识障碍　进行性意识障碍为颅内血肿的主要症状，其变化过程与原发性脑损伤的轻重和血肿形成的速度密切相关。临床上常见三种情况：

（1）原发脑损伤轻，伤后无原发昏迷，待血肿形成后开始出现意识障碍（清醒昏迷）。

（2）原发脑损伤略重，伤后一度昏迷，随后完全清醒或好转，但不久又陷入昏迷（昏迷中间清醒或好转→昏迷）

（3）原发脑损伤较重，伤后昏迷进行性加重或持续昏迷。

因为硬脑膜外血肿病人的原发脑损伤一般较轻，所以大多表现为（1）（2）两种情况。

2. 颅内压增高　病人常有头痛、恶心、呕吐等颅压增高症状，伴有血压升高、呼吸和脉搏缓慢等生命体征改变。

3. 瞳孔改变及脑疝的表现　颅内血肿所致的颅压增高达到一定程度，便可形成脑疝。幕上血肿大多先形成小脑幕切迹疝，除意识障碍外，出现瞳孔改变：早期因动眼神经受到刺激，患侧瞳孔缩小，但时间短暂，往往不被察觉；随即由于动眼神经受压，患侧瞳孔散大；若病疝继续发展，脑干严重受压，中脑动眼神经核受损，则双侧瞳孔散大。与幕上血肿相比，幕下血肿较少出现孔改变，而容易出现呼吸紊乱甚至骤停。

4. 神经系统体征。

（1）患者伤后立即出现全瘫或偏瘫。

（2）去大脑强直表现为全身肌紧张加强、四肢强直、脊柱反张后挺等。

（四）诊断

根据头部受伤史，伤后当时清醒，以后昏迷，或出现有中间清醒（好转）期的意识障碍过程，结合X线平片显示骨折线经过脑膜中动脉或静脉窦沟，一般可以早期诊断。

CT扫描示颅骨内板与硬脑膜之间的双凸镜形或弓形高密度影，常伴有颅骨骨折和颅内积气。

（五）常见并发症

1. 颅内压增高　是最常见的并发症。由于疾病使颅腔内容物体积增加，导致颅内压持续在2.0kPa（200mmH$_2$O）以上，颅内压增高会引发脑疝危象。

2. 脑疝　是最危急的并发症。是颅内压升高到一定程度，部分脑组织发生移位，挤入硬脑膜的裂孔或就骨大孔，压迫附近的神经、血管和脑干，产生一系列生命体征变化，随时危及生命。

3. 癫痫发作　颅脑损伤后容易继发癫痫。

4. 其他并发症　如应激性溃疡、坠积性肺炎、泌尿系感染、压疮等。

（六）治疗原则

1. 手术治疗

（1）手术适应证：

1）有明显颅内压增高症状和体征。

2）CT扫描提示明显脑受压的颅内血肿。

3）幕上血肿量 > 40mL、颞区血肿量 > 20mL、幕下血肿量 > 10mL。

（2）手术方法：可根据CT扫描所见采用骨瓣或骨窗开颅，清除血肿，妥善止血。血肿清除后，如硬脑膜张力高或疑有硬脑膜下血肿时，应切开硬脑膜探查。对少数病情危急，来不及做CT扫描等检查者，应直接手术钻孔探查，再扩大成骨窗清除血肿。钻孔顺序可根据损伤方式和机制、瞳孔散大侧别、头部着力点、颅骨骨折部位等来确定，一般先在瞳孔散大侧部骨折线处钻孔，可发现60% ~ 70%的硬脑膜外血肿。

2. 非手术治疗

凡伤后无明显意识障碍，病情稳定，CT扫描所示幕上血肿量 < 40mL，幕下血肿量 < 10mL，中线结构移位 < 1.0cm者，可在密切观察病情的前提下，采用非手术治疗。

（七）护理评估

1. 按中医整体观念，运用望、闻、问、切的方法评估病证、舌象、脉象及情志状态。

2. 观察患者意识、瞳孔、生命体征及神经系体征。

3. 有无呼吸道梗阻。

4. 详细了解既往史，有无心血管、周围血管疾病及糖尿病等。

5. 通CT过扫描片、MRI检查，判断出血部位及范围。

6. 了解病人家庭情况

（八）一般护理

1. 按外科及本系统疾病一般护理常规执行。

2. 保持病室环境干净、舒适、整洁、安静、温湿度适宜。

3. 疼痛明显者遵医嘱适当给予镇静、镇痛药物，以保证病人充足的睡眠。

4. 饮食宜清淡，营养丰富，禁忌肥甘甜腻，辛辣食物，以高蛋白质、低脂、低盐为原则。

5. 密切观察其意识瞳孔、生命体征及神经系统体征。

6. 急诊入院诊断明确有手术指征者，应立即做好急诊术前准备。

7. 术前护理

（1）绝对卧床休息，取头高位，减少不必要的搬动。

（2）昏迷病人应禁食，保持呼吸道通畅，给予氧气吸入。

（3）密切观察生命体征、意识、瞳孔变化，发现异常，立即通知医师。当患者出现头痛剧烈、呕吐加剧、躁动不安等典型症状时立即通知医生并迅速输入20％甘露醇250mL，同时做好术前准备工作。

（4）定时翻身拍背，保持皮肤清洁干燥；尿潴留者应留置导尿管；便秘者，协助排便。

8. 术后护理

（1）取平卧位，头部略抬高，偏向一侧。

（2）清醒病人，鼓励进食，注意防止呛咳；昏迷无消化道出血者尽早行鼻饲饮食或肠内营养支持。

（3）病情观察：

1）观察生命体征、意识、瞳孔变化。

2）对术后置引流管的病人应注意观察引流量、色、性质的变化。

3）遵医嘱给予脱水药物，降低颅内压；观察尿量，防止发生水电解质紊乱，遵医嘱补液；按时给予降压药物，保持血压稳定并观察药物疗效。

4）观察有无恶心、呕吐、剧烈头痛等颅内再次出血征象，及消化道出血的表现。

5）定时翻身拍背，保持皮肤清洁干燥，预防坠积性肺炎及压疮的发生。留置导尿的病人定期做膀胱功能训练，做好会阴部护理。

（4）对症护理：高热患者行药物及物理降温，必要时给亚低温治疗；眼睑闭合不全者注意保护眼睛，如涂眼药膏等，防止角膜溃疡

（5）康复：根据患者情况，制定语言、运动、智力等康复训练。

（九）健康教育

1. 向病人讲解疾病的相关知识。

2. 加强营养，增强体质。

3. 嘱病人保证充足睡眠，避免过度劳累。

4. 按医嘱服药，不得擅自停药，出院后1个月门诊随访。

5. 指导家属协助患者进行瘫痪肢体的功能锻炼。

6. 颅骨缺损的患者要戴好帽子外出，并有家属陪护，防止发生意外，告知其颅骨修补一般需在术后的半年后。

二、硬脑膜下血肿

（一）概述

硬膜下血肿是指出血积聚在硬膜下腔，它是最常见的颅内血肿，占颅内血肿的40％左右。其中急性硬膜下血肿发生率最高，其次慢性型，亚急性次之。

（二）病因和病机

急性和亚急性硬脑膜下血肿的出血来源主要是脑皮质血管，大多由对冲性脑挫裂伤所致，好发于额极、颞极及其底面，可视为脑挫裂伤的一种并发症，称为复合型硬脑膜下血肿。另一种较少见的血肿是由于大脑表面回流到静脉窦的桥静脉或静脉窦本身撕裂所致，范围较广，可不伴有脑挫裂伤，称为单纯性硬脑膜下血肿。

慢性硬脑膜下血肿的出血来源和发病机制尚不完全清楚。好发于老年人，多有轻微头部外伤史。部分病人无外伤，可能与营养不良、维生素C缺乏、硬脑膜出血性或血管性疾病等相关。此类血肿常有厚薄不一的包膜。

（三）临床表现

急性和亚急性硬脑膜下血肿主要表现如下。

1. 意识障碍　伴有脑挫裂伤的急性复合型血肿病人多表现为持续昏迷或昏迷进行性加重，亚急性或单纯型血肿则多有中间清醒期。

2. 颅内压增高　血肿及脑挫裂伤继发的脑水肿均可造成颅内压增高，导致头痛、恶心、呕吐及生命体征改变。

3. 瞳孔改变　复合型血肿病情进展迅速，容易引起脑疝而出现瞳孔改变，单纯型或亚急性血肿瞳孔变化出现较晚。

4. 神经系统体征　伤后立即出现的偏瘫等征象，因脑挫裂伤所致。逐渐出现的体征，则是血肿压迫功能区或脑疝的表现。

慢性硬脑膜下血肿进展缓慢，病程较长，可为数月甚至数年。临床表现差异很大，大致可归纳为如下三种类型：

（1）以颅压增高症状为主，缺乏定位症状。

（2）以病灶症状为主，如偏瘫、失语、局限性癫痫等。

（3）以智力和精神症状为主，表现为头昏、耳鸣、记忆力减退、精神迟钝或失常。第（1）（2）种类型易与颅内肿瘤混淆，第3种类型易误诊为神经症或精神病。

（四）诊断

根据有较重的头部外伤史，伤后即有意识障碍并逐渐加重，或出现中间清醒期，伴有颅压增高症状，多表明有急性或亚急性硬脑膜下血肿。CT扫描可以确诊，急性或亚急性硬脑膜下血肿表现为脑表面新月形高密度、混杂密度或等密度影，多伴有脑挫裂伤和脑受压。

慢性硬脑膜下血肿容易误诊漏诊，应引起注意。凡老年人出现慢性颅压增高症状、智力和精神异常或病灶症状，特别是曾经有过轻度头部受伤史者，应想到慢性硬脑膜下血肿的可能，及时施行CT或MRI检查，当可确诊。CT显示脑表面新月形或半月形低密度或等密度影，MRI则为短T_1，长T_2信号影。

（五）常见并发症

1. 血肿复发

（1）年龄大，脑萎缩严重，术后脑组织膨胀不满意，难以有效地消除无效腔，易于复发。

（2）有凝血机制障碍者术后易于复发。

（3）血肿的密度与术后复发率密切相关。

2. 脑脊液漏　　脑脊液漏是指外伤后脑脊液从外耳道、鼻腔或开放创口流出，是颅脑损伤严重的并发症。

3. 颅骨缺损　　颅骨缺损是手术中去骨瓣减压所致。

（六）治疗原则

1. 急性或亚急性硬膜下血肿　　由于病情发展急重，一旦确诊，应立即手术治疗。

2. 慢性硬膜下血肿　　保守治疗，一旦出现颅内压增高症状，应立即行手术治疗。

3. 手术治疗　　可有以下几种方法，①钻孔引流术；②骨窗或骨瓣开颅术；③肌下减压或去骨片减压术。

急性和亚急性硬脑膜下血肿的治疗原则与硬脑膜外血肿相仿。需要强调的是，硬脑膜外血肿多见于着力部位，而硬脑膜下血肿既可见于着力部位，也可见于对冲部位。所以，如果因病情危急或条件所限，术前未做CT确定血肿部位而只能施行探查时，着力部位和对冲部位均应钻孔，尤其是额、颞极及其底部，是硬脑膜下血肿的最常见部位。此外，此类血肿大多伴有脑挫裂伤，术后应加强相应的处理。

慢性硬脑膜下血肿病人凡有明显症状者，即应手术治疗，且首选钻孔置管引流术：血肿较小者顶结节处一孔即可，较大者在额部再钻一孔，切开硬脑膜和血肿的壁层包膜，经骨孔置入导管于血肿腔内，用生理盐水反复冲洗直至流出液清亮为止。保留顶结节钻孔处的导管，引流2～3天，多可治愈。

（七）护理评估

1. 按中医整体观念，运用望、闻、问、切的方法评估病证、舌象、脉象及情志状态。

2. 详细了解受伤过程，如暴力大小、方向、性质、速度。

3. 评估有无意识障碍，是否出现头痛、恶心、呕吐、呼吸困难等情况。

4. 了解病人既往健康状况。

5. 了解病人及家属的心理反应。

（八）一般护理

1. 按外科及本系统疾病一般护理常规执行。

2. 保持病室环境安静、温湿度适宜，急性期卧床休息，取头高足低位，躁动者加床栏。

3. 安慰病人，保持情绪安定，避免焦躁、恐惧等不良情绪。

4. 饮食宜清淡，营养丰富，术后暂禁食，在神志清楚、吞咽功能恢复后可进流质，并逐渐改为半流质及普通饮食。

5. 密切观察其意识、瞳孔、生命体征及神经系统体征，预防脑疝及血肿复发。

6. 躁动患者及癫痫发作患者应注意安全防护，遵医嘱予抗癫痫药物，防止因癫痫发作引起血肿增大。

7. 慢性硬膜下血肿行硬膜下钻孔引流术后去枕卧位或头低脚高，直到拔出引流管，有利于瘀血引出。

8. 保持呼吸道通畅，昏迷患者头偏向一侧，及时吸痰必要时尽早行气管切开术。

9. 对症护理

（1）有脑脊液漏者绝对平卧，严禁填塞耳鼻，勿用力排便、咳嗽、打喷嚏；合并有高热昏迷、颅内压增高、脑疝等护理参照相应章节。

（2）加强基础护理，注意口腔、皮肤、会阴部清洁。

（3）保持良好肢体的功能位置，鼓励主动运动，预防肌肉萎缩。

（九）健康教育

1. 向病人及家属讲解疾病的相关知识。

2. 心理指导　清醒脑损伤病人应尽早自理生活。对恢复过程中出现头痛、耳鸣、记忆力减退的病人，给予适当解释和宽慰，使其树立信心。

3. 控制外伤性癫痫　坚持服用抗癫痫药物至症状完全控制后1～2年，逐步减量后才能停药，不可突然中断服药。癫痫病人不能单独外出、登高、游泳等，以防意外。

4. 康复训练　脑损伤后遗留语言、运动或智力障碍，在伤后1～2年内有部分恢复的可能。提高病人自信心，协助病人制订康复计划，进行语言、运动、记忆力等方面的训练，以提高生活自理能力及社会适应能力。

5. 嘱定期来医院复查。

6. 去骨瓣术后颅骨缺损的病人告知其行修补术的时间。

三、脑内血肿

（一）概述

脑内血肿分为两种类型。

1. 浅部血肿　出血均来自脑挫裂伤灶，多伴有颅骨凹陷性骨折或严重的脑裂伤，好发于额叶和颞叶，常与硬脑膜下和硬膜外血肿并存。

2. 深部血肿　多见于老年人，血肿位于白质深处，脑表面可无明显挫伤。

（二）病因和病机

急性或亚急性脑内血肿常见于对冲性脑挫裂伤，其次为直接打击的冲击上或凹陷性骨折引起。迟发性外伤性脑内血肿多见于中、老年患者，发病高峰常在脑挫裂伤后3天内或清除其他脑内血肿突然减压后。血肿初期仅为一血凝块，4～5天后血肿开始液化，变为棕祸色陈旧血液，至2～3周后，血肿表面开始有包膜形成。

（三）临床表现

脑内血肿与伴有脑挫裂伤的复合性硬脑膜下血肿的症状很相似，而且事实上两者常同时存在。主要表现为颅内压增高、以进行性加重的意识障碍为主，若血肿累及重要脑功能区可出现偏瘫、失语、癫痫等局部症状。

（四）诊断

CT检查在挫裂伤灶附近或脑深部白质内见到圆形或不规则高密度血肿影，周围有低密度水肿区。

（五）常见并发症

1. 外伤性癫痫　是指继发于颅脑损伤后的癫痫性发作，可发生在伤后的任何时间，早者于伤后即刻出现，晚者可在头伤痊愈后多年后开始突然发作。

2. 脑外伤后综合征　颅脑损伤后神经、精神障碍。

3. 其他并发症　压疮、肺部感染、泌尿系统感染、暴露性角膜炎、关节挛缩等。

（六）治疗原则

脑内血肿的治疗与硬脑膜下血肿相同，多采用骨瓣或骨窗开颅，在清除硬脑膜下血肿和明显挫碎糜烂的脑组织后，大多数脑内血肿即已显露，将之一并清除。对少数脑部血肿，如颅压增高显著，病情进行性加重，也应考虑手术，根据具体情况选用开颅血肿清除或钻孔引流术。

（七）护理评估

1. 按中医整体观念，运用望、闻、问、切的方法评估病证、舌象、脉象及情志状态。

2. 生命体征、意识状态及瞳孔的变化。

3. 神经功能缺损的程度及脑疝的前驱症状。

4. 有无呼吸道梗阻。

5. 有无焦虑等不良情绪。

6. 自理能力及生活习惯。

（八）一般护理

1. 急诊手术按急诊患者术前护理，术前及术后护理按神经外科围术期护理常规。

2. 病情观察　严密观察意识、瞳孔、生命体征，如有异常及时通知医生。脑内血肿位于后凹者，因后颅窝空隙较小，少量血肿即可引起猝死，应严密观察呼吸变化及是否出现颈强直症状。继发性颅脑损伤者不可轻易使用止痛剂、降压药、止吐药等，以免掩盖病情情变化。

3. 躁动患者及癫痫发作患者应注意安全防护，遵医嘱予抗癫痫药物，防止因癫痫发作引起血肿增大。

4. 保持呼吸道通畅，昏迷患者头偏向一侧，及时吸痰必要时尽早行气管切开术。

5. 昏迷及瘫痪患者保持肢体功能位，加强口腔护理、皮肤护理、翻身等，预防肺部感染及压疮的发生。

6. 高热患者行药物及物理降温，必要时给亚低温治疗。

7. 眼睑闭合不全者注意保护眼睛，如涂眼药膏等，防止角膜溃烂。

8. 根据患者情况，制定语言、运动、智力等康复训练。

（九）健康教育

1. 向病人及家属讲解疾病的相关知识。

2. 饮食宜清淡而营养丰富，避免过度劳累。

3. 指导家属协助病人做好各项基础护理，普及健康知识。

4. 告知长期卧床病人并发症的预防措施。

5. 告知其来医院复查的时间。

第七节　开放性颅脑损伤

一、概述

开放性颅脑损伤是指由锐器或严重钝器打击或由火器穿透造成头皮、颅骨、硬膜和脑组织直接或间接与外界相通的创伤，并使颅腔与外界直接沟通。

它的主要特点为：

（1）伤口内有脑组织碎块或脑脊液流出。

（2）颅内有异物留存，包括帽片、头发、皮肤、颅骨碎片、枪弹或弹片，其他致伤凶器等。

按致伤物的不同分为：非火器伤与火器伤。两者均易造成内感染和出血、急性脑水肿、颅内压增高及较晚发生的癫痫等。

虽然它们的损伤机制、病理改变均有不同，但治疗原则都为尽早作清创手术，关闭颅腔，变开放伤为闭合伤。

火器性颅脑开放伤是指由锐器或钝器严重打击造成的开放性颅脑损伤。常见的锐器为刀、斧、锥、剪、钉或匕首。火器性颅脑损伤在战时常见，平时亦有发生，仅次于四肢伤，但死亡率居首位。损伤后的脑组织功能障碍，颅内血肿，合并伤及继发的颅内感染是死亡的主要原因

二、病因和病机

非火器性颅脑开放伤致伤物可分为两类。一类是锐器，如刀、斧、钉、锥、针等；另一类为钝器，如铁棍、石块、树枝等。

（1）锐器前端尖锐锋利，容易切过或穿透头皮、颅骨和脑膜，进入组织。有尖端的锐器常引起穿刺伤，伤口形态与致伤物的横截面相似。

（2）钝器的致伤机制可因致伤物的种类而不同，如铁棍、树枝等穿入颅内，脑损伤情况类似锐器伤，而石块等击中头部造成的开放伤，其损伤机制则类似闭合性颅脑损伤中的加速伤。

火器伤所致的开放性颅脑损伤的致伤物以枪弹和弹片多见。致伤物由颅骨或颜面射入，停留于颅腔内成为非贯通伤（盲管伤）；致伤物贯通颅腔，有入口和出口，入口脑组织内有许多碎骨片，出口骨缺损较大称为贯通伤；致伤物与颅骨和脑呈切线性擦过，脑内无致伤物称为切线。现代枪弹速度快，穿透力强，易造成贯通伤；弹片不规则，穿透力弱，易造成非贯通伤。

三、临床表现

1. 头部伤口　非火器所致的开放性颅脑损伤，伤口往往掺杂有大量异物如头发、布片、泥沙和碎骨片等，有脑脊液和脑组织从伤口溢出，或脑组织由硬脑膜和颅骨缺损处向外膨出。火器所致开放性脑损伤可见弹片或弹头所形成的伤道。

2. 脑损伤症状　与闭合性脑损伤区别不大，病人出现意识障碍、生命体征改变。伤及皮质功能区或其邻近部位时，局灶症状和体征明显，如瘫痪、感觉障碍、失语、偏盲等。外伤性癫痫发生率较高。

3. 颅内压增高与脑疝　开放性脑损伤在一定程度上缓和了颅内压增高，但大部分并存凹陷性骨折，骨折片镶嵌重叠和硬脑膜裂口较小时，仍然会出现明显内压增高甚至脑疝。

4. 失血性休克　伤口大量出血者，可出现休克征象。

四、诊断

开放伤的诊断比较容易，根据受伤情况，体检可做出判断。但对于颅骨骨折、脑组织损伤、颅内异物的诊断还需依靠X线和CT检查。

1. 一般摄颅骨正位和侧位X线平片，必要时摄切线位片，可以了解颅骨骨折的类型和范围，明确异物的种类、数目、大小和位置，内是否有骨碎片。如有异物嵌顿入颅

腔内，可根据其进入的深度和位置，推测可能损伤的结构，作为手术的参考。

2. CT可以确定脑损伤的部位和范围及是否继发内血肿、脑水肿或脑肿胀，对存留的骨折片或异物做出精确的定位。

五、常见并发症

1. 外伤性颅内动脉海绵窦瘘　典型症状为搏动性突眼，眼球运动障碍，球结膜充血水肿。

2. 外伤性动脉性鼻出血　颅底骨折伤及颈内动脉，蝶腭动脉或筛动脉可引起难以制止的动脉性鼻出血

3. 脑膨出　一般可分早期脑膨出（1周内）和晚期脑膨出（1周以上）。

4. 脑脓肿　是脑穿透伤常见并发症和后期死亡原因之一。早期彻底清创是预防脓肿发生的关键措施。

5. 外伤性癫痫　多见于颅脑穿透伤后，任何时期均可发生，但以伤后3~6个月发病率最高。早期发作与脑挫伤，脑水肿，血肿及凹陷骨折有关。晚期发作多因脑脓肿，脑疤痕和脑萎缩等引起。临床以局限性发作为主，亦可呈大发作

6. 颅骨缺损　开放性颅脑伤清创术后可遗留有颅骨缺损。一般伤口愈合后3个月可修补，感染过的伤口需延至伤后半年以上。

7. 颅脑伤后综合征　颅脑伤后，不少病人可留有某些神经方面或精神方面障碍的表现统称为颅脑损伤综合征。病人主诉经常有头晕、头痛、恶心、厌食、疲劳、易激动、耳鸣、多汗、心悸、记忆力减退、精神萎靡、失眠、性功能减退、月经失调等。症状时轻时重，与精神情绪状态有一定关系，病人主诉常多见于神经系统阳性体征。

六、治疗原则

1. 现场紧急救治，积极抢救病人生命。

（1）保持呼吸道通畅。

（2）保持循环稳定，积极防治休克。

（3）妥善保护伤口或膨出脑组织。

2. 争取在6~8小时内施行清创术，在无明显污染并应用抗生素的前提下，早期清创的时限可延长到72小时。彻底清除异物，硬脑膜应严密缝合，如有困难，可取自体帽状膜或肌筋膜修补。

3. 积极预防感染　应用抗生素及TAT预防感染。

七、护理评估

1. 按中医整体观念，运用望、闻、问、切的方法评估病证、舌象、脉象及情志状态。

2. 评估创伤局部情况　伤口的部位、大小、数目、性质。伤口是否整齐或参差不

齐，是否存在静脉窦破裂引起大量出血，穿通路径是否横过重要结构，有无脑脊液外漏。有无头发、泥沙及其他污物，有无骨折片外露，有无致伤物嵌顿于骨折处或颅内。

3. 意识评估　评估有无意识障碍及其程度、持续时间。如病人受伤当时无昏迷随后转入昏迷，或意识障碍呈进行性加重，在急性期可能为血肿或脑肿胀，慢性期可能为脓肿。

4. 评估生命体征　生命体征是否平稳，重伤者多数伤后立即出现呼吸、脉搏、血压的变化，大量失血可导致休克发生。

5. 颅内压评估　评估有无头痛、恶心、呕吐及脑膨出等颅内压增高症状，早期常因颅内血肿、急性脑水肿和脑内感染引起，晚期主要由于脑脓肿所致。

6. 评估颅内感染情况　观察有无头痛、呕吐、颈项强立、高热及脉速等颅内感染的毒性反应。

7. 脑损伤症状评估　评估脑有无偏瘫、失语、偏身感觉障碍及视野缺损等症状，当损伤位于脑功能区累及脑神经时，可引起不同程度的神经损害。

八、一般护理

（一）术前护理

1. 按外科及本系统疾病一般护理常规执行。

2. 保持病室环境干净、舒适、整洁、安静、温湿度适宜。

3. 饮食护理　急行手术者应即刻禁饮禁食，择期手术者术前8小时禁食禁饮。

4. 病情观察　严密观察病人意识状态、生命体征、瞳孔、神经系统病证等，结合其他临床表现评估颅内血肿或脑水肿的进展情况。

5. 完善术前准备　交叉配血或自体采血，进行抗生素皮试，备术中术后用药。遵医嘱术前用药，带入术中用药。剃头、备皮、剪指甲、更换清洁病员服。

6. 心理护理　针对个体情况进行针对性心理护理，对清醒患者解释手术的必要性手术方式、注意事项、教会患者自我放松的方法。

（二）术后护理

1. 按外科及本系统疾病一般护理常规执行。

2. 体位　全麻清醒前取去枕平卧位，头偏向一侧；全麻清醒后手术当日取半靠卧位，床头抬高15°～30°。烦躁患者床旁加床档，适当约束防止患者受伤。

3. 饮食护理　术后6小时内禁食禁饮，恢复期多食高蛋白食物。

4. 术后　送ICU病房严密观察病情变化，如有异常及时报告医师处理。

5. 保持呼吸道通畅，充分给养。防止肺部感染，定时翻身，拍背，吸痰。

6. 继续实施降低颅内压措施，遵医嘱及时应用抗癫痫药，做好安全护理，防止发作时受伤。

（7）做好创口及引流管的护理，注意有无颅内再出血和感染迹象。

（8）加强基础护理。

（三）急救护理

1. 紧急救治　首先争分夺秒地抢救心跳呼吸骤停、开放性气胸、大出血等危及病人生命的伤情。无外出血表现而有休克征象者，应查明有无头部以外部位损伤，如合并内脏破裂等，并及时补充血容量。

2. 保持呼吸道通畅　及时清除口、鼻腔分泌物。禁用吗啡止痛，以防抑制呼吸。

3. 伤口处理　有脑组织从伤口膨出时，外露的脑组织周围用消毒纱布卷保护，再用纱布架空包扎，避免脑组织受压。对插入颅腔的致伤物不可贸然撼动或拔出，以免引起颅内大出血。遵医嘱使用抗生素和TAT。

4. 病情观察　密切观察病情变化，及时发现和处理并发症。如病人意识障碍进行性加重，出现喷射性呕吐、瞳孔散大，应警惕脑疝可能。

九、健康教育

1. 向病人讲解疾病的相关知识。

2. 加强营养，进食高热量、高蛋白、富含纤维素、维生素的饮食。发热时多饮水。

3. 神经功能缺损者应继续坚持功能锻炼，进行辅助治疗（高压氧、针灸、理疗、按摩中医药、助听器等）。

4. 避免搔抓伤口，可用75%乙醇消毒伤口周围，待伤口痊愈后方可洗头。颅骨缺损者注意保护骨窗局部，外出戴防护帽，尽量少去公共场所。

5. 指导患者3～6个月门诊复查，如出现原有症状加重，头痛、呕吐、抽搐、不明原因发热、手术部位发红、积液、渗液等应及时就诊。一般术后半年可行颅骨修补。

第八节　颅内肿瘤

一、概述

颅内肿瘤（intracranial tumors）又称脑瘤，包括原发性和继发性两大类。原发性颅内肿瘤发生于脑组织、脑膜、脑神经、垂体、血管及残余胚胎组织等；继发性肿瘤是身体其他部位恶性肿瘤转移到颅内的肿瘤。常见的类型有：神经胶质瘤、脑膜瘤、垂体腺瘤、听神经瘤、颅咽管瘤、转移性瘤。可发生于任何年龄，以20～50岁为多见。

（一）神经胶质瘤

来源于神经上皮，是颅内最常见的恶性肿瘤，约占内肿瘤40%～50%。其中，多形性胶质母细胞瘤恶性程度最高，病情进展快，对放、化疗均不敏感；母细胞瘤也为高度恶性，好发于2～10岁儿童，多位于后颅窝中线部位，因阻塞第四脑室及导水管而引发脑积水，对放射治疗敏感；少突胶质细胞瘤占胶质瘤7%，生长较慢，分界较清，可手术切除，但术后易复发，需术后放疗及化疗；室管膜瘤约占12%，肿瘤与周围脑组织分界尚清楚，有种植性转移倾向，术后需放疗和化疗；星形细胞瘤是胶质瘤中最常见的，约占40%，恶性程度较低，生长缓慢，呈实质性者与周围组织分界不清，常不能彻底切除，术后易复发，囊性者常分界清楚，若切除彻底可望根治。

（二）脑膜瘤

约占颅内肿瘤20%，良性居多，生长缓慢，多位于大脑半球矢状窦旁，邻近的颅骨有增生或被侵蚀的迹象。脑膜瘤有完整的包膜，彻底切除可预防复发。

（三）垂体腺瘤

来源于腺垂体的良性肿瘤。按细胞的分泌功能可分为催乳素腺（prolactinoma，PRL）瘤、生长激素腺瘤（growth hormone，GH）瘤、促肾上腺皮质激素腺瘤（adrenocorticotropic hormone adenoma，ACTH瘤）及混合性腺瘤。PRL瘤主要表现为女性闭经、泌乳、不育等；男性性欲减退、阳痿、体重增加、毛发稀少等。GH瘤在青春期前发病者为巨人症，成年后发病表现为肢端肥大症。ACTH瘤主要表现为库欣综合征，如满月脸、水牛背、腹壁及大腿皮肤紫纹、肥胖、高血压及性功能减退等。手术摘除是首选的治疗方法。若瘤体较小可经蝶窦在显微镜下手术，瘤体较大需开颅手术，术后放疗。

（四）听神经瘤

发生于第Ⅷ脑神经前庭支的良性肿瘤，约占颅内肿瘤10%。位于小脑脑桥角内，可出现患侧神经性耳聋、耳鸣、前庭功能障碍、同侧三叉神经及面神经受累及小脑功能受损症状。治疗以手术切除为主，直径小于3cm者可用伽马刀治疗。

（五）颅咽管瘤

为良性肿瘤，大多为囊性，多位于鞍上区，约占颅内肿瘤5%，多见于儿童及青少年，男性多于女性。主要表现为视力障碍、视野缺损、尿崩、肥胖和发育迟缓等。以手术切除为主。

（六）转移性肿瘤

多来自肺、乳腺、甲状腺、消化道等部位的恶性肿瘤，多位于幕上脑组织内，可单发或多发，男性多于女性。有时脑部症状出现在前，原发灶反而难以发现。

二、病因和病机

颅内肿瘤的病因至今尚不明确。大量研究表明，细胞染色体上存在瘤基因加上各种后天诱因可使其发生。可能诱发脑瘤的因素有：遗传综合病征或特定基因多态性、电磁辐射、神经系统致癌物，过敏性疾病和病毒感染。颅内肿瘤发病部位以大脑半球最多，其次为蝶鞍、鞍区周围、小脑脑桥角、小脑、脑室及脑干。一般不向颅外转移，但可在颅内直接向邻近正常脑组织浸润扩散，也可随脑脊液的循环通道转移。脑瘤的预后与病理类型、病期及生长部位有密切关系。良性肿瘤单纯外科治疗有可能治愈，交界性肿瘤单纯外科治疗后易复发，恶性肿瘤一旦确诊，需要外科治疗辅助放疗和（或）化疗。

三、床表现

因肿瘤的组织生物学特性、原发部位不同而异，以颅内压增高和神经功能定位症状为其共性。

（一）颅内压增高

1. 头痛，晨醒、咳嗽和大便时加重，呕吐后可暂时缓解。
2. 呕吐见于颅后窝肿瘤，多清晨呈喷射状发作。
3. 视神经盘水肿，颅内压增高晚期病人视力减退、视野向心性缩小，最终可失明，瘤内出血可表现为急性颅压增高，甚至发生脑疝。

（二）癫痫

大脑半球肿瘤可表现为癫痫，发作类型与肿瘤部位有关，额叶肿瘤多为癫痫大发作，中央区及顶叶多为局灶性发作，颞叶肿瘤表现为伴有幻嗅的精神运动性发作。脑电图局灶性慢波具有诊断价值。

（三）破坏性症状

1. 中央前后回肿瘤可发生一侧肢体运动和感觉障碍。
2. 额叶肿瘤常有精神障碍。
3. 枕叶肿瘤可引起视野障碍。
4. 顶叶下部角回和回缘上回可导致失算、失读、失用及命名性失语。
5. 语言运动中枢受损可出现运动性失语。
6. 肿瘤侵及下丘脑时表现为内分泌障碍。
7. 四叠体肿瘤出现瞳孔不等大、眼球上视障碍。
8. 小脑半球肿瘤出现同侧肢体共济失调。
9. 脑干肿瘤表现为交叉性麻痹。

（四）压迫症状

1. 鞍区肿瘤可引起视力、视野障碍。

2. 海绵突区肿瘤压迫Ⅲ、Ⅳ、Ⅵ和Ⅴ脑神经，病人出现眼睑下垂、眼球运动障碍、面部感觉减退海绵窦合征。病人早期出现脑神经症状有定位价值。

四、诊断

颅内肿瘤诊断包括定位诊断：肿瘤部位和周围结构关系；定性诊断：肿瘤性质及其生物学特性。需要与脑部炎症、变性或血管等病变鉴别。

1. 颅骨X线平片　可见垂体腺瘤蝶鞍扩大、听神经瘤侧内听道扩大、骨质破坏。颅咽管瘤鞍上斑点状或蛋壳形钙化。颅骨破坏或骨质增生多见于脑膜瘤、脊索瘤和颅骨骨帽。儿童颅内压增高颅缝分离、脑回压迹增多。

2. 头部CT和MRI扫描　CT和MRI是诊断颅内肿的首选方法。结合二者检查结果，不仅能明确诊断，而且能确定肿瘤的位置、大小及瘤周组织情况。

3. 正电子发射体层摄影术（PET）　利用能发射正电子核素如11碳（^{11}C）、13氮（^{13}N）、15氧（^{15}O）和18氟（^{18}F）等，测量组织代谢活性蛋白质的合成率受体的密度和分布等，反映人体代谢和功能，可早期发现肿瘤，判断脑肿瘤恶性程度。

4. 活检　立体定向或神经导航技术获取标本，行组织学检在，确定肿瘤性质，选择治疗方法。

五、常见并发症

1. 颅内压增高及脑疝　由于肿瘤体积超过颅内压调节代偿能力，而产生头疼、呕吐、视神经盘水肿的颅内压增高征，它也是颅内肿瘤的主要临床症状。更为严重的是当脑瘤体积增大，脑组织从高压力区向低压力区移位导致脑组织、神经和血管等重要结构受压和移位，从而发生脑疝。

2. 脑出血　部分颅内肿瘤可以引起颅内出血，以胶质母细胞瘤多见。放射治疗，手术操作等也均可引起颅内肿瘤性出血。

3. 脑脊液漏及颅内感染　颅内肿瘤致脑脊液漏多为手术引发，如垂体瘤经鼻蝶入路手术或内肿瘤术后硬脑膜修复欠妥或因创口感染愈合不良而引起，反复脑脊液漏有导致颅内感染风险。

六、治疗原则

（一）内科治疗

1. 降低颅内压。

2. 术前有癫痫病史或者术后出现癫痫，应连续服用抗癫痫药物，癫痫发作停止后可缓慢停药。

（二）外科治疗

切除肿瘤，降低颅内压和解除对脑神经压迫。小骨窗入路，神经导航等微创神经外科技术，保障病人脑功能不受损伤前提下切除肿瘤。

（三）放射治疗。

1. 放射治疗　作为恶性脑瘤部分切除后辅助治疗。生殖细胞瘤和淋巴瘤对放射线高度感，经活检证实后可首选放射治疗；中度敏感肿瘤有髓母细胞瘤、室管膜瘤、多形性胶质母细胞瘤、生长激素垂体腺瘤和转移瘤；其他垂体腺瘤、颅咽管瘤、脊索瘤、星形细胞籀和少枝胶质细胞瘤对放射线低度敏感。对容易种植的髓母细胞瘤、生殖细胞瘤、中枢神经系统恶性淋巴瘤和室管膜母细胞瘤，还应行全脑和第2骶椎以上全脊髓照射。

2. 瘤内放射治疗　将放射范围小的液体核素（2P、18Au等）注入瘤腔，或将颗粒状核素植入瘤体内，依靠 γ 或 β 射线电离辐射作用杀伤肿瘤细胞，适用于囊性咽管瘤、胶样囊肿和星形细胞瘤。

3. 立体定向放射治疗（ γ 刀，X刀）。

4. 化学药物治疗　采用内卡巴肼、卡莫司汀（BCNU）和环己亚硝脲（CNU）；或VP26，VP16及顺铂等。替莫唑胺（Temozolomide）用于治疗低级别星形细胞瘤、复发的变形星形细胞瘤和胶质母细胞瘤。如病人体质好可与放射治疗同时进行。

（5）应用免疫、基因、光疗及中药等方法治疗颅内肿瘤均在探索中。

七、护理评估

1. 按中医整体观念，运用望、闻、问、切的方法评估病证、舌象、脉象及情志状态。

2. 详细询问病人既往史，发病时间，全身营养状况

3. 观察生命体征、舌苔、质及神志、瞳孔变化，有无颅内高压表现、视力视野障碍及癫痫、麻痹，有无精神异常及肿瘤相关症状。

4. 通过CT扫描或MRI片判断肿瘤大小及部位。

5. 根据手术难易程度、手术部位及范围等评估术后可能发生风险及并发症给予预防处理。

6. 了解心理社会因素，病人家庭情况。

八、一般护理

1. 按外科及本系统疾病一般护理常规执行。

2. 保持病房安静、整齐，室内禁止大声喧哗，空气要新鲜，每日开窗通风两次。

3. 术前护理。

（1）解除心理负担，给予病人及家属心理支持。

（2）加强生活护理，观察生命体征变化。特别是视听觉障碍、面瘫、偏瘫的病人，预防意外损伤，一旦出现异常，及时通知医师处理。

（3）吸氧，保持呼吸道通畅。

（4）遵医嘱使用脱水剂，观察用药后疗效。

（5）做好术前特殊检查。术前1日剃头，并将头部洗净。口鼻蝶窦入路手术的病人，术前需剃胡须、剪鼻毛。脑膜瘤病人术前备血1000～2000mL。

4. 术后护理。

（1）保持口腔清洁，防止细菌感染。经口鼻蝶窦入路手术的病人，术后应加强口腔护理。做好皮肤及管道护理，防止并发症发生。

（2）体位护理：全麻术后未醒时，平卧，头偏向健侧；清醒后血压正常者抬高床头15°～30°；幕上开颅术后病人应卧向健侧，避免切口受压。幕下开颅术后早期宜取去枕侧卧或侧俯卧位；经口鼻蝶窦入路术后取半卧位，以利伤口引流。后组颅神经受损、吞咽功能障碍者只能取侧卧位，以免口咽部分泌物误入气管。体积较大的肿瘤切除后，因颅腔留有较大空隙，24～48小时内手术区应保持高位，以免突然翻动时脑和脑干移位，引起大脑上静脉撕裂、硬脑膜下出血或脑干功能衰竭。搬动病人或为其翻身时，应有人扶持头部使头颈部成一直线，防止头颈部过度扭曲或震动。

（3）饮食护理：维持病人营养，保持出入量及水、电解质平衡。术后次日可进流食，以后从半流食逐渐过渡到普食。颅后窝手术或听神经瘤手术后，因舌咽迷走神经功能障碍而发生吞咽困难、饮水呛咳者，应严格禁食禁饮，采用鼻饲供给营养，待吞咽功能恢复后逐渐练习进食。昏迷时间较长者亦可用鼻饲。

（4）病情观察：

1）密切观察生命体征、意识、瞳孔和肢体活动情况，手术后必要时对血压和血氧饱和度进行动态监测。如病人出现意识障碍、瞳孔不等大、缓脉、血压升高或出现颅内压增高等症状时，应立即通知医师处理。

2）观察脱水药、激素、抗癫痫药、冬眠药的药物反应。

（5）呼吸道护理：保持呼吸道通畅，及时吸氧，必要时吸痰或给予气管插管或气管切开。定时翻身、拍背，防止肺部并发症发生。

（6）中枢性高热：按高热常规处理，首先考虑物理降温，如冰敷、酒精擦浴等，必要时给予冬眠疗法。

5. 并发症的预防与护理。

（1）颅内压增高：术后密切观察生命体征、意识、瞳孔、肢体功能和颅内压的变化，遵医嘱给予甘露醇和地塞米松等，以降低颅内压。

（2）内积液或假性囊肿：术后在残留的创腔内放置引流物，以引流手术残腔内的血性液体和气体，使残腔逐步闭合，减少局部积液或形成假性囊肿。护理时注意：

1）妥善放置引流瓶：术后早期，创腔引流瓶（袋）置于头旁枕上或枕边，高度与头部创腔保持一致，以保证创腔内一定的液体压力，避免脑组织移位。术后48小时内，不可随意放低引流瓶（袋），以免引起颅内血肿。若术后早期引流量多，应适当抬高引流瓶（袋）。48小时后，可将引流瓶（袋）略放低，以期较快引流出创腔内的液体，使脑组织膨出，减少局部残腔。

2）拔管：引流管放置3~4日，一旦血性脑脊液转清，即可拔除引流管，以免形成脑脊液漏。

（3）脑出血急性期应绝对卧床休息，保持安静，减少不必要的搬运，以防出血加重。脑出血昏迷病人，24~48小时内禁食，以防呕吐物反流至气管造成窒息或吸入性肺炎。及时清理呼吸道分泌物，保持通畅，防止脑缺氧。

（4）脑脊液漏：注意伤口、鼻、耳等处有无脑脊液漏。术后避免剧烈咳嗽，以防脑脊液鼻漏。若出现脑脊液漏，及时通知医师，并做好相应护理。

（5）尿崩症：主要发生于鞍上手术后，如垂体腺瘤、颅咽管瘤等手术涉及下丘脑影响血管升压素分泌所致。病人出现多尿、多饮、口渴，每日尿量大于4000mL，尿比重低于1.005。遵医嘱给予神经垂体后叶素治疗时，准确记录出入液量，根据尿量的增减和血清电解质的水平调节用药剂量。尿量增多期间，须注意补钾，每1000mL尿量补充1g氯化钾。

九、健康教育

1. 适当休息，坚持锻炼（如散步、太极拳等），劳逸结合。

2. 鼓励病人保持积极、乐观的心态，积极自理个人生活。

3. 多食高热量、高蛋白、富含纤维素和维生素、低脂肪、低胆固醇饮食，少食动物脂肪、腌制品；限制烟酒、浓茶、咖啡、辛辣等刺激性食物。

4. 瘫痪肢体应保持功能位，防止足下垂，其各关节被动屈伸运动，练习行走，防止肌肉萎缩；感觉障碍时禁用热水袋以防烫伤；步态不稳者继续进行平衡功能训练，外出需有人陪同，以防摔伤。

5. 癫痫者不宜单独外出、登高、游泳、驾驶车辆及高空作业，随身带疾病卡。

6. 听力障碍者尽量不单独外出，以免发生意外，必要时可配备助听器，或随身携带纸笔。

7. 视力障碍者注意防止烫伤、摔伤等。

8. 指导面瘫、声音嘶哑患者注意口腔卫生，避免食用过硬、不易咬碎或易致误吸的食物，不要用吸管进食或饮水，以免误入气管引起呛咳、窒息。

9. 眼睑闭合不全者遵医嘱按时滴眼药水，外出时需戴墨镜或眼罩保护，以防阳光和异物伤害。夜间睡觉时可用干净湿手帕覆盖或涂眼膏，以免眼睛干燥。

10. 骨瓣减压病人，术后要注意多予以保护外出要戴帽，尽量少去公共场所，以防止发生意外。

11. 指导患者遵医嘱按时、按量服药，不可突然停药、改药及增减药量，尤其是抗感染、脱水及激素治疗，以免加重病情。

12. 原有症状加重，如头痛、头晕、恶心、呕吐、抽搐、不明原因持续高热、肢体乏力麻木、视力下降等应及时就医。

13. 术后3~6个月按时门诊复查CT或MRI。

第九节　椎管内肿瘤

一、概述

椎管内肿瘤也称脊髓肿瘤，是指脊髓、神经根、脊膜和椎管壁组织的原发性和继发性肿瘤，约占原发性中枢神经系统肿瘤的15%。肿瘤发生于胸段者最多，其次为颈段、腰骶段及马尾。

根据肿瘤与脊髓、硬脊膜的关系分为髓内肿瘤、髓外硬脊膜下肿瘤和硬脊膜外肿瘤。髓内肿瘤占24%，星形细胞瘤和室管膜瘤各占1/3，其他为海绵状血管畸形、皮样和表皮样囊肿、脂肪瘤、畸胎瘤等。髓外硬脊膜下肿瘤占51%，绝大部分为良性肿瘤，最常见为脊膜瘤，神经鞘瘤、神经纤维瘤，少见为皮样囊肿、表皮样囊肿、畸胎瘤和由髓外向髓内侵入的脂肪瘤。硬脊膜外肿瘤占25%，多为恶性肿瘤，起源于椎体或硬脊膜外组织，包括肉瘤、转移瘤、侵入瘤和脂肪瘤，其他还有软骨瘤和椎体血管瘤。

二、病因和病机

1. 椎管内肿瘤可发生于任何年龄，发病高峰年龄20~50岁，除脊膜瘤外，椎管内肿瘤男性较女性发病率高。

2. 椎管内肿瘤的来源有：

（1）可由椎管周围组织直接侵入椎管，如淋巴肉瘤。

（2）可源于脊髓外胚叶的室管膜和胶质细胞，如神经胶质瘤、神经纤维瘤。

（3）可原发于脊髓的中胚叶间质，如脊膜瘤。

（4）来自身体其他部位恶性肿瘤的转移，如肺癌、鼻咽癌、乳腺癌、甲状腺癌等。

三、临床表现

椎管内肿瘤的病程可分为根性痛期、脊髓半侧损害期、不全截瘫期和截瘫期四个期临床表现与肿瘤所在脊节段，肿瘤位于髓内或髓外，以及肿瘤性质相关。

1. 根性痛　脊髓肿瘤早期最常见症状，疼痛部位与肿瘤所在平面的神经分布一致，对定位诊断有重要意义。神经根痛常为髓外占位病变的首发症状，其中颈段和马尾部肿瘤更多见。硬脊膜外转移瘤疼痛最严重。

2. 感觉障碍　感觉纤维受压时表现为感觉减退和感觉错乱，被破坏后则感觉丧失。

3. 肢体运动障碍及反射异常　肿瘤压迫神经前根或脊前角，出现支配区肌群下位运动元瘫痪，即肌张力低，腱反射减弱或消失，肌肉萎缩，病理征阴性。肿瘤压迫脊髓，使肿瘤平面以下的锥体术向下传导受阻，表现为上位运动神经元瘫痪，即肌张力高，腱反射亢进，无肌肉萎缩，病理征阳性。圆锥及马尾部肿瘤因只压迫神经根，故也出现下位运动神经元瘫痪。

4. 自主神经功能障碍　最常见膀胱和直肠功能障碍，表现为括约肌功能损害，便秘、小便急促甚至大小便失禁。

5. 其他　髓外硬脊膜下肿瘤出血导致脊髓蛛网膜下腔出血。高颈段或腰骶段以下肿瘤，阻碍脑脊液循环和吸收，导致颅内压增高。

四、诊断

（一）诊断

详尽询问病史，全身和神经系统查体，初步定位椎管内肿瘤所在脊髓节段，选择必要的影像学检查，做出定位和定性诊断。

1. MRI　MRI可清楚地显示肿瘤、脑脊液和神经组织，但对脊柱骨质显示不如CT和X线平片。

2. CT　CT扫描见病变部位椎管扩大，椎体后缘受压破坏，椎管内软组织填充。

3. X线拍片　一半病例椎管内肿瘤的脊柱X线平片可见椎弓根变薄、距离增宽，斜位片椎间孔扩大。

4. 脊髓血管造影　脊髓血管造影可排除脊髓动静脉情形。

（二）鉴别诊断

椎管内肿瘤需要与颈椎病、腰椎间盘突出症、脊髓空洞症和脊柱结核等疾病鉴别，MRI对鉴别上述疾病有帮助。

五、常见并发症

1. 斜颈和脊柱侧弯　某些椎管内肿瘤可以出现剧烈疼痛，伴有代偿性脊椎骨骼的变形。髓内肿瘤可以合并肌肉的萎缩。

2. 脊柱或中线部位皮肤异常　某些先天性椎管内肿瘤容易合并脊柱或中线部位皮肤异常，如皮毛窦、色素沉着等。

3. 肿瘤的远位转移　原发于椎管内的恶性肿瘤可发生肿瘤的远位转移。

六、治疗原则

（一）手术治疗

椎管内肿瘤尤其是髓外硬膜内肿瘤属良性，一旦定位诊断明确，应尽早手术切除，多能恢复健康。

（二）放射治疗

凡属恶性肿瘤在术后均可进行放疗，多能提高治疗效果。

（三）化学治疗

胶质细胞瘤用脂溶性烷化剂如卡莫司汀（BCNU）治疗有一定的疗效。转移癌（腮腺、上皮癌）应用环醚酰胺、氨甲蝶呤等。

（四）预后

脊髓的预后取决于以下诸因素：

（1）肿瘤的性质和部位。

（2）治疗时间早晚和方法的选择。

（3）患者的全身状况。

（4）术后护理及功能锻炼，术后并发症的防治对康复十分重要。

七、护理评估

1. 按中医整体观念，运用望、闻、问、切的方法评估病证、舌象、脉象及情志状态。

2. 详细询问患者既往史，健康状况及发病时间。

3. 观察生命体征及神志、瞳孔变化、评估肌力、肢体感觉有无疼痛。

4. 观察感觉平面，有无肢体活动和感觉障碍及大小便失禁。

5. 通过CT扫描或MRI片判断肿瘤大小及部位。

6. 评估心理和社会支持状况。

八、一般护理

（一）术前护理

1. 术前准备　按神经外科术前护理常规。

2. 心理护理　此类患者普遍有焦虑、恐惧及担心疾病预后的顾虑。对医院陌生环境感到不安，对医务人员的责任心和技术表示怀疑。护理人员应针对患者及家属的心理特点进行心理护理。

3. 术前宣教　以通俗易懂的语言向患者及家属讲解疾病病因、征象，术前有关检查项目及注意事项、麻醉知识、术后并发症的预防等，临床上有的患者疼痛难忍，有的感觉下肢麻木，有蚁走感，还有的感觉下肢冰冷，这些征象都是肿瘤压迫脊神经根所致。

4. 注意预防意外伤或并发症，如烫伤、冻伤、压疮等。

5. 有关项目训练

（1）咳嗽训练：指导患者做深呼吸，吸气时间长于呼气时间，要自然、缓慢，指导有效咳嗽，预防术后坠积性肺炎发生。

（2）排尿训练：让患者放松腹部及会阴部，用温热毛中敷下腹部或听流水声，练习床上自然排尿，避免术后发生尿潴留及排便困难。

（3）翻身训练：教会患者配合护理人员轴线翻身的方法。

（二）术后护理

1. 体位护理

（1）术后6小时内取去平卧位，以利于压迫止血，搬动患者时要保持脊柱水平位，尤其是高颈段手术应颈部制动、颈托固定，应注意颈部不能过伸过屈，以免加重脊髓损伤。硬脊膜打开修补者取俯卧位。

（2）应1~2小时翻身一次，翻身时注意保持头与身体的水平位，动作轻柔，不可强拖硬拉。

（3）因术中脑脊液丢失过多，导致颅内压降低，为防止引起头痛、头晕，应将床尾垫高8~12cm。

2. 生命体征监测

（1）密切观察患者生命体征，30分钟测量血压、脉搏、呼吸一次，平稳后改为1~2小时／次，持续监测24~48小时。

（2）保持呼吸道通畅，观察呼吸频率、节律及血氧饱和度的变化，观察患者是否有出现呼吸困难、烦躁不安等呼吸道梗阻症状。

（3）注意血压的变化，肢体活动每2小时一次，及早发现椎管内出血。

3. 伤口及引流管护理　注意观察伤口有无渗血渗液，有无感染征象，保持伤口敷料干燥固定，尤其是骶尾部，污染衣裤及时更换。引流管一般在2~3天拔除。术后3~7天易出现伤口感染，表现为局部搏动性疼痛，皮肤潮红、肿胀，压痛明显并伴有体温升高，及时通知医生，检查伤口情况并及时处理。

4. 饮食护理　麻醉清醒前应禁食，清醒6小时后可进流质饮食，出现呕吐时暂不进食，头偏向一侧。术后第1天进食高蛋白、高营养、易消化的食物，以增强机体的抵抗力，多食蔬菜及水果，多饮水，保持大便通畅。

5. 疼痛的护理　评估患者疼痛的程度及是否需要药物辅助止痛。另外，可适当变换体位，让患者舒适以便缓解疼痛。咳嗽、打喷嚏、便秘常常可使腹压增加，诱发或加重疼痛，因此，应注意预防感冒及便秘。由于寒冷常使腰部以下肌肉收缩，加重疼痛，所以要注意腰部及下肢保暖，给予患者足浴和温水洗浴，水温保持41℃～43℃。

九、健康教育

1. 向病人讲解疾病的相关知识。

2. 指导患者养成良好的生活习惯，加强营养，进高蛋白（鸡、鱼、蛋、奶等）、高维生素、高热量、高纤维素（韭菜、芹菜等）、易消化的饮食，多食水果、蔬菜忌浓茶、咖啡、辛辣食物等。

3. 指导患者肢体功能锻炼，做到自动运动与被动运动相结合。用健侧的肢体带动瘫痪肢体做被动活动，或由家属帮助运动，完成关节活动，促进肢体功能恢复，并教育患者自我护理的方法。

4. 鼓励患者增强疾病恢复的信心，并说明功能的恢复会有各种可能性，如痊愈、好转、部分好转，并也有恶化的可能，使家属思想上有所准备。

5. 如有不适及时就医，定期复诊。

第十节　自发性蛛网膜下腔出血

一、概述

蛛网膜下腔出血（subarachnoid hemorrhage，SAH），是由各种病因引起颅内和椎管内血管突然破裂，血液流至蛛网膜下腔的统称，分为自发性和外伤性两类。中医可参照中风相关护理内容进行中医护理。

二、病因和病机

颅内动脉瘤和脑（脊髓）血管畸形，约占自发性蛛网膜下隙出血的70％，前者较后者多见，其他原因有动脉硬化、烟雾病、颅内肿瘤、卒中、血液病、动脉炎、脑腹瘤及抗凝治疗的并发症

三、临床表现

（一）症状体征

1. 多数病人动脉瘤破裂前，有情绪激动、大便困难、咳嗽等诱因。突然剧烈头痛、恶心呕吐、面色苍白、全身冷汗，眩晕、项背痛或下肢疼痛。

2. 脑神经损害　颈内动脉-后交通动脉、基底动脉顶端和大脑后动脉瘤可造成同侧动眼神经麻痹。

3. 偏瘫　动脉瘤出血累及运动区皮质及其传导束，病人出现偏瘫。

4. 视力视野障碍　蛛网膜下腔出血沿视神经鞘延伸，眼底检查可见玻璃体膜下片

块状出血。

（二）中医证型。

1. 中经络

（1）风痰入络。

（2）风阳上扰。

（3）阴虚风动。

2. 中脏腑

（1）闭症：热腑实、火淤闭、痰浊淤闭。

（2）脱证。

四、诊断

1. 头部CT　急诊SAH后第1周内CT显示最清断，1~2周后出血逐渐吸收。

2. 头部MRI　SAH后1周内MRI很难查出。MRI和CT血管造影，可用于头颅及颅内血管性疾病筛查和随访。

3. DSA　DSA可帮助发现SAH病因，确定动脉瘤大小、部位、单发或多发，有无血管痉挛；动静脉畸形的供应动脉和引流静脉，以及侧支循环情况。

4. 腰椎穿刺　CT已确诊的SAH病人不需再做腰椎穿刺。

五、常见并发症

（一）神经系统并发症

1. 迟发性缺血性障碍（delayed ischemic disorder，DID）

（1）前驱症状：SAH的症状经治疗或休息而好转后又出现或进行性加重，血白细胞持续增高，持续发热。

（2）意识：由清醒至嗜睡或昏迷。

（3）局灶体征，取决于脑缺血部位。

2. 再出血　是SAH患者致死、致残的主要原因，死亡率可高达70%~90%。

3. 脑积水　出血急性期脑积水发生率约为20%，常同时伴有脑室出血。

（二）全身系统并发症

1. 水电解质紊乱　常见低血钠，见于35%患者，好发于出血第2~10天。

2. 低血容量　也为SAH后常见并发症，见于50%以上的患者中，在SAH后最初6天内血容量可减少10%以上。

3. 高血糖　SAH可引起血糖增高，特别是见于隐性糖尿病的老年患者。

4. 高血压　多数SAH患者有代偿性血压升高，以应答出血后的脑灌注压降低，但过高的血压可诱发再出血，特别是不适当地降低颅内压，同时未控制血压。

（三）全身其他脏器并发症。

1. 心脏　心律失常见于91%患者，高龄、低血钾、心电图有QT间期延长者易发生心律失常。

2. 深静脉血栓形成　约见于2%SAH患者，其中约半数志者可发生肺栓塞。

3. 胃肠道出血　约4%SAH患者有胃肠道出血。

4. 肺　最常见肺炎和肺水肿。

六、治疗原则

（一）西医治疗原则

1. 出血急性期，病人应绝对卧床休息，可用止血剂。头痛剧烈者给止痛、镇静剂，保持大便通畅等。伴颅内压增高应用甘露醇溶液脱水治疗。

2. 尽早病因治疗，如开颅动脉瘤夹闭、动脉瘤介入栓塞、动静脉畸形或脑肿瘤切除等。

（二）中医治疗原则

中经络护治，以平肝息风，化痰通络为原则，有痰瘀交阻者，佐以活血化瘀。

中脏腑闭证，治当以息风清火，豁痰开窍；脱证急宜救阴回阳固脱。

七、护理评估

1. 按中医整体观念，运用望、闻、问、切的方法评估病证、舌象、脉象及情志状态。

2. 详细了解既往史，有无心血管、周围血管疾病及糖尿病等。

3. 观察病人意识、瞳孔及舌质、苔的变化，有无颅内压增高症状，有无脑疝形成，有无肢体瘫痪。

4. 通过CT扫描片、MRI和DSA检查，判断病变部位及出血范围。

5. 了解病人家庭情况。

八、一般护理

1. 按外科及本系统疾病一般护理常规执行。

2. 保持病室内温湿度适宜。

3. 饮食以高糖类、高蛋白质、低脂、低盐原则。神清者予半流质或软食，如面条、粥等。神昏者宣鼻饲流质，如牛奶、米汤、藕粉等。注意食物的量和温度，应少量温服。禁忌肥甘甜腻，辛辣刺激等助火生痰之品，如公鸡肉、猪头肉、海产品等，禁烟酒。

4. 术前护理

（1）绝对卧床休息，取头高位，保持病房安静，减少不必要的搬动。

（2）昏迷病人应禁食，保持呼吸道通畅，给予氧气吸入。

（3）密切观察生命体征、意识、瞳孔变化，发现异常，立即通知医师

（4）定时翻身拍背，保持皮肤清洁干燥。尿潴留者应留置导尿管。便秘者，协助排便。

（5）做好术前准备工作。

5. 术后护理

（1）取平卧位，头部略抬高，偏向一侧。维护病人的肢体功能位和安定的情绪。

（2）清醒病人，鼓励进食，注意防止呛咳；昏迷者早期给予鼻饲饮食或肠内营养。

（3）病情观察：

1）观察生命体征，意识、瞳孔变化。

2）对术后置引流管的病人应注意观察引流量、色、性质的变化。

3）遵医嘱给予脱水药物，降低颅内压。按时给予降压药物，保持血压稳定并观察药物疗效。

4）有无恶心、呕吐、剧烈头痛等颅内再次出血征象，并观察有无消化道应激性出血的表现。

（4）对症护理：

1）合并有高热、昏迷、颅内压增高、脑疝等护理。

2）做好呼吸道护理、口腔、皮肤、各种管道的护理，预防并发症的发生。

6. 心理护理　耐心做好心理护理，解除病人的恐惧、急躁等情绪，避免一切不良刺激。

九、症状和证候施护

（一）风痰入络

1. 症状　半身不遂，口眼㖞斜，舌强言謇或不语，偏身麻木，兼见头晕目眩，舌质暗淡，苔薄白或白腻，脉弦滑。

2. 证候施护

（1）饮食宜清淡，多食黑大豆、藕、梨等食物，禁食狗肉、鸡肉等辛香走窜之品。

（2）室温不宜太高，衣被不可过厚，但避免冷风直吹。

（3）卧床休息，去枕平卧。

（二）风阳上扰。

1. 症状　素有眩晕头痛，突然发生口眼㖞斜，舌强言謇或不语，甚至半身不遂，或面红目赤，口苦咽干，心烦易怒，尿赤便干，舌质红，苔薄黄，脉弦有力。

2. 证候施护

（1）饮食宜清淡甘寒，如绿豆、芹菜等以助泻火。

（2）病室宜通风凉爽，但避免冷风直吹。

（3）避免情志刺激，勿惊恐郁怒，防止复中。

（三）阴虚风动

1. 症状　素有头晕耳鸣，腰酸膝软，烦躁失眠，五心烦热，手足躁动，突然出现半身不遂，口眼㖞斜，言语不利，舌质红或黯红，少苔或无苔，脉细弦或细弦数。

2. 证候施护

（1）饮食以养阴清热为主，多食百合莲子薏米粥，甲鱼汤和银耳汤等以滋阴清热。

（2）病室宜通风凉爽，但避免冷风直吹。

（3）加强皮肤护理，保持病床单的整洁，定期为病人擦浴更衣，定时为病人翻身拍背，以利排痰，并防止褥疮发生。

（四）痰热腑实

1. 症状　平时多有眩晕、头痛、痰多而黏、面红目赤、心烦易怒、便秘等症，突然发病，昏迷不省人事，半身不遂，口眼㖞斜，语言不利，肢体强硬拘急，舌质红，苔黄腻，脉弦滑或弦涩

2. 证候施护

（1）取头高足低侧卧位，避免搬动。

（2）饮食以清热、化痰、润燥为主。多食萝卜、绿豆、梨和香蕉等，忌食辣椒、大蒜、海鲜、鸡肉、羊肉等助火之物。

（3）患者出现嗜睡，朦胧，可遵医嘱予灌肠或鼻饲安宫牛黄丸或至宝丹以辛凉开窍。

（4）给予患者服用通腑泄热汤药时，应注意观察药后反应，若药后3～5小时泻下2～3次稀便，说明腑气已通，不需再服，若服药后，仍未解大便，可报告医生，继续服药，以泻为度。

（五）痰火淤闭

1. 症状　突然昏迷，不省人事，半身不遂，口眼㖞斜，语言不利，肢体强痉拘急，项强身热，燥扰不宁，甚则手足厥冷，频繁抽搐，喉有痰鸣，气粗口臭，偶见呕血，舌质红，苔黄腻，脉弦滑数。

2. 证候施护

（1）可鼻饲竹沥水、猴枣散以镇惊，另服安宫牛黄丸或予醒脑静或清开灵静脉滴注清心开窍。

（2）灌服药丸先用温开水化开，然后徐徐喂服，听到药汁咽下声后，再予继续喂服。

（3）若躁动不安，肢体强痉拘挛，双手握固软物，并加床档，以免自伤或坠床。

（4）尿潴留者，可针刺关元、气海、中极、肾俞、足三里、三阴交等穴位。

（六）痰浊淤闭

1. 症状　突然昏迷，不省人事，半身不遂，口眼㖞斜，口吐痰涎，语言不利，肢体强痉拘急，面白唇黯，四肢不温，甚则四肢厥冷，舌质淡，苔白腻，脉沉滑或沉缓。

2. 证候施护

（1）饮食宜偏温性食物，如薏苡仁粥、南瓜、石花菜、小油菜等。忌食生冷以防助湿生痰。

（2）口噤不开，可加压垫，以免咬伤舌头。

（3）出现高热者，头部可用冰帽行物理降温。

（4）便秘者，可按摩腹部，并针刺关元、大肠俞、脾俞、足三里等穴位。

（七）脱证

1. 症状　突然昏迷，不省人事，半身不遂，肢体酸软，口眼㖞斜，语言不利，目合口张，鼻鼾息，手撒肢冷，冷汗淋漓，大小便自遗，舌萎软，脉细弱或脉危欲绝。

2. 证候施抑

（1）二便失禁者，应勤换衣服，注意皮肤护理，防止褥疮的发生。

（2）可鼻饲法注入足够的水分和富于营养的流质饮食，如果汁、米汤、牛奶、菜汤、肉汤等。

（3）口眼㖞斜、双目闭合困难，可用凡士林或生理盐水纱布覆盖双眼，以免角膜干燥和损伤。

（4）四肢厥冷，应注意保暖。

十、健康教育

1. 向病人讲解疾病的相关知识。

2. 指导病人饮食调护。

3. 讲解情绪与疾病恢复的关系，指导修身养性的方法，如养鱼、观花、吟诗等。

4. 指导功能锻炼的方法。

5. 术后定期复查。

十一、药膳食疗方

1. 荆芥粟米粥　荆芥穗、薄荷叶各50g，豆豉、粟米各150g。先煮荆芥穗、薄荷叶、豆豉，去渣取汁备用。再将粟米加入药汁内，加适量清水，煮成粥即可。每日1次，空腹食。益肾祛风。

2. 乌鸡汤　取乌骨母鸡1只，去毛及肠杂，洗净切块后加入清水、黄酒等量，文火煨炖至骨酥肉烂时即成。食肉饮汤，数日食毕。养血补虚适用于中风后言语塞涩、行走不便者。高血压患者需同服降压药，密切观察血压变化。

3. 药膳食疗要点　汤药宜少量多次频服，可用吸管进药，或浓煎滴入，尽量防止呛咳，神志昏迷者应采用鼻饲法，药物应研碎水调后灌服。服药时应减少搬动，并密切注意患者有无异常反应。

第十一节　颅内动脉瘤

一、概述

颅内动脉瘤（intracranial aneurysm）系颅内动脉壁的异常膨出，多因动脉壁局部薄弱和血流冲击而形成，极易破裂出血，是蛛网膜下腔出血最常见的原因。在脑血管意外中仅次于脑血栓和高血压脑出血，是当今人类致死、致残常见的脑血管病。90%以上的颅内动脉瘤分布在脑底动脉环附近。其中大多数位于颈内动脉系统，占37.3%，大脑前动脉占35.3%，大脑中动脉占19.1%，基底动脉-椎动脉占7.9%。颅内动脉瘤可见于任何年龄，但以50~69岁年龄组多发，约占总发病率的2/3。女性较男性多发，前者约占56%，但是在50岁以前，男性比女性多发，50岁以后则女性多发。

二、病因和病机

1. 目前认为颅内动脉瘤主要与以下因素有关

（1）感染因素。

（2）先天性因素。

（3）动脉硬化。

（4）其他：如创伤、肿瘤、颅内合并动静脉畸形。

2. 颅内动脉瘤依动脉瘤位置分类

（1）颅内动脉系统动脉瘤，约占内动脉瘤90%，包括颈内动脉-后交通动脉瘤，大脑前动脉-前交通动脉瘤，大脑中动脉动脉瘤。

（2）椎-基底动脉系统动脉瘤约占颅内动脉瘤10%，通常位于脑血管分叉处，包括椎动脉-小脑后下动脉瘤、基底动脉瘤和大脑后动脉等。

3. 动脉瘤依据大小分为四型

（1）动脉瘤<0.5cm属于小型动脉瘤。

（2）0.6~1.5cm的动脉瘤为一般型。

（3）1.6~2.5cm动脉瘤属大型。

（4）＞2.5cm动脉瘤为巨型动脉瘤。

一般型动脉瘤出血概率大。颅内多发性动脉瘤约占20％，以两枚动脉瘤多见。

三、临床表现

（一）前驱症状和体征

1. 头痛发生在大出血前，并缓解。

2. 突发、剧烈、前所未有的头痛，如"头要炸开"。若能正确发现前驱症状和体征，及时诊治，可获得较好的疗效和较好的预后。

（二）典型表现

动脉瘤破裂出血引起蛛网膜下腔出血的症状和体征。

1. 头痛。

2. 恶心呕吐、面色苍白、出冷汗。

3. 半数以上患者可出现短暂意识模糊至深度昏迷；少数患者无意识改变，但畏光、淡漠、怕响声和震动。

4. 精神症状表现为谵妄、木僵、定向障碍、虚构和痴呆等。

5. 20％患者可出现癫痫大发作。

6. 可出现脑膜刺激征、单侧或双侧锥体束征、Turson综合征。

（三）非典型表现

少数患者无头痛，仅表现全身不适或疼痛、发热或胸背痛、腿痛、视力和听力突然丧失等。还有部分未破裂动脉瘤引起颅内占位病变表现。

四、诊断

1. CT检查　出血急性期CT确诊SAH阳性率极高，根据出血部位初步判断破裂动脉瘤位置。出血一周后CT不易诊断。当动脉瘤＜1.0cm时CT也不易查出。而增强CT扫描可检出大于1.0cm动脉瘤。

2. MRI扫描　MRI优于CT，磁共振血管造影（magnetic resonance angiography，MRA）可提示动脉瘤部位，用于颅内动脉瘤筛选。

3. DSA造影术　经股动脉插管全脑血管造影（digital subtract angiography，DSA）是确诊颅内动脉瘤的检查方法，对判明动脉瘤位置、数目、形态、内径、血管痉挛和确定手术方案都十分重要。Hunt&Hass三级以下病人，应及早行脑血管造影，三级及其以上病人待病情稳定后再行造影检查。及早造影明确诊断，尽快手术夹闭动脉瘤，可以防止动脉瘤再次破裂出血。首次造影阴性（可能因脑血管痉挛动脉未显影），高度怀疑动脉者，应在半个月后重复造影。

4. 腰椎穿刺　腰穿可能诱发动脉瘤破裂出血，故一般不再作为确诊SAH的首选。

五、常见并发症

1. 颅内再出血　多数动脉瘤破口会被凝血封闭而出血停止，病情逐渐稳定。如未及时治疗，随着动脉瘤破口周围血块溶解，动脉瘤可能于2周内再次破溃出血，再出血率为15%～20%。约1/3病人动脉瘤破裂后因未及时诊治而死亡。

2. 脑血管痉挛　蛛网膜下腔出血后脑脊液中红细胞破坏产生5-羟色胺、儿茶酚胺等多种血管活性物质使脑血管痉挛，多发生在出血后3～15天，发生率为21%～62%。脑血管痉挛会导致脑梗死，病人出现意识障碍、偏瘫、失语甚至死亡。

3. 脑梗死　因术后血栓形成或血栓栓塞引起，若病人出现一侧肢体无力、偏症、失语甚至意识障碍，应考虑有脑梗死的可能。

六、治疗原则

（一）非手术治疗

1. 绝对卧床休息，抬高床头抬高床头30°。

2. 止血。

3. 降低颅内压。

4. 控制血压，预防和减少动脉瘤再次出血。

5. 控制及预防癫痫的发作。

6. 镇静镇痛。

7. 保持大便通畅。

8. 脑血管痉挛的防治。

（1）给予扩容、升压、血液稀释的3H治疗。

（2）使用钙离子拮抗剂尼莫地平，注意输入速度。

（3）一氧化氮（NO）它能拮抗内皮素，而内皮素是脑血管痉挛和延迟性脑缺血主的重要原因。

（4）重组组织纤维蛋白酶原激活剂。

（二）手术治疗

1. 开颅夹闭术　开颅夹闭动脉瘤颈是最理想的方法，为首选。

2. 血管内栓塞术。

3. 孤立术（侧支循环充分时采用）等。

七、护理评估

1. 按中医整体观念，运用望、闻、问、切的方法评估病证、舌象、脉象及情志状态。

2. 详细询问病人既往史及发病的时间、疾病进展的情况。

3. 评估头痛程度、血压改变及意识、瞳孔的情况，有无颅内压增高的危险因素，及舌质、舌苔的变化。

4. 了解病人精神紧张的程度。

5. 通过CT扫描片及脑血管造影了解动脉瘤的大小、形状、部位，颅内有无血肿、积水。

6. 了解病人家庭情况。

八、一般护理

（一）预防出血或再次出血

1. 卧床休息　抬高床头15°~30°以利静脉回流，减少不必要的活动。保持病房安静，尽量减少外界不良因素的刺激，稳定病人情绪，保证充足睡眠，预防再出血。

2. 保持适宜的颅内压

（1）预防颅内压骤降，应维持颅内压在100mmH$_2$O左右；应用脱水剂时，控制输注速度，不能加压输入；行脑脊液引流者，引流速度要慢，脑室引流者，引流瓶位置不能过低。

（2）避免因便秘、咳嗽、癫痫发作等而诱发颅内压增高。

3. 维持血压稳定　避免血压骤升骤降。一旦发现血压升高，遵医嘱使用降压药物，使血压下降10%即可。用药期间注意血压的变化，避免血压偏低造成脑缺血。

（二）术前护理

1. 按神经外科手术术前常规准备。

2. 介入栓塞治疗者应双侧腹股沟区备皮。

3. 动脉瘤位于Winis环前部的病人，应在术前进行颈动脉压迫试验及练习，以建立侧支循环。

4. 颈动脉压迫实验　用特制的颈动脉压迫装置或手指按压患侧颈总动脉，直到同侧浅动脉搏动消失。开始每次压迫5分钟，以后逐渐延长压迫时间，直至持续压迫20~30分钟病人仍能耐受，不出现头昏、眼黑、对侧肢体无力和发麻等表现时，方可实施手术。

（三）术后护理

1. 体位　患者意识清醒后抬高床头15°~30°，以利于颅内静脉回流。避免压迫手术伤口。行介入栓塞手术治疗的病人术后绝对卧床休息24小时，术侧下肢制动8~12小时。搬动病人或为其翻身时，应扶持头部，使头颅成一直线，防止头颅部过度扭曲或震动。

2. 饮食护理　术后患者清醒后当天禁食，第2天可进半流质饮食，以后逐渐过渡到普食；昏迷患者则于第2天安置保留胃管，给予管喂流质饮食。饮食以高蛋白、高维生素、低糖、清淡、易消化食物为宜。

3. 保持呼吸道通畅，给予充分吸氧。

4. 密切观察生命体征、意识、瞳孔、对光反射、肢体活动、伤口及引流液等变化，注意有无颅内压增高或再出血迹象。

5. 遵医嘱使用抗癫痫药物和抗生素。

6. 术后并发症的观察与护理

（1）为预防脑血管痉挛，术后常用尼莫地平治疗，给药期间观察有无胸闷、面色潮红、血压下降、心率减慢等不良反应。

（2）术后病人处于高凝状态，常应用肝素预防脑梗死。

（3）穿刺点局部血肿常发生于介入栓塞治疗术后6小时内可能因动脉硬化、血管弹性差，或术中肝素过量、凝血机制障碍，或术后穿刺侧肢体活动频繁、局部压迫力度不够所致。颈动脉穿刺术后穿刺点加压包扎，并用沙袋压迫8～10小时，绝对卧床24小时。

九、健康教育

1. 向病人讲解疾病的相关知识。

2. 指导病人加强营养，多摄入高蛋白质、富含维生素及纤维素的易消化食物。忌油腻、辛辣、刺激性食物。忌烟、酒。少食动物脂肪、肝脏，多食新鲜蔬菜和水果。

3. 手术病人伤口拆线后，如愈合良好，2周后可洗头。动作轻柔，避免抓破切口。穿刺部伤口保持干燥，防止感染。

4. 遵医嘱按时服药，定时监测血压，每日1次，使其维持在正常范围。术后需继续抗凝治疗者，应注意观察出血情况，如有异常，及时就医。

5. 保持大便通畅，不可用力排便，便秘者可服用缓泻剂。

6. 适度进行康复锻炼。睡眠时保持瘫痪肢体处于功能位置，足底放托足板或穿硬底鞋，防止足下垂。

7. 动脉瘤夹闭术后患者勿进行攀高、游泳、驾驶车辆及在炉火或高压电机旁作业。外出需携带相关证明或家庭联系资料。

8. 定期门诊随访，3个月或半年复查DSA和头颅MRI、CT等。如有头痛、头晕等不适，及时到医院就诊。

第十二节　颅内动静脉畸形

一、概述

颅内动静脉畸形（arteriovenous malformations，AVM）是由一支或几支发育异常供血动脉、引流静脉形成的病理脑血管团，可随人体发育增长。小型AVM不及1cm，巨大AVM可达10cm。畸形血管团周围脑组织因缺血而萎缩，呈胶质增生。畸形血管表面的蛛网膜色白且厚。颅内AVM可位于脑组织任何部位，大脑半球AVM多呈楔形，其尖端指向侧脑室。

二、病因和病机

颅内动静脉畸形是一种先天性疾病，是胚胎发育过程中脑血管发生变异而形成的。其畸形大小不等，小的呈粟粒状，直径仅几毫米，大的直径可至10cm。因为动脉血没有经过毛细血管床而直接进入静脉，血流阻力急速下降，导致局部脑动脉压降低，脑静脉压增高，从而造成血流动力学的紊乱以及血管壁结构的损伤，常可发生颅内出血和脑盗血所致的症状。

三、临床表现

1. 出血　30%～65%的AVM首发症状是出血，出血好发年龄20～40岁。多发生在颅内，有1／3引起蛛网膜下腔出血，占蛛网膜下腔出血的9%，次于颅内动脉。妇女妊娠期AVM出血的危险很高。

2. 抽搐　额、颞部AVM的青年病人多以抽搐为首发症状。抽搐与脑缺血、病灶周围进行性胶质增生，以及出血后含铁血黄素刺激大脑皮质有关。

3. 头痛　可局部头痛，也可全头痛，间断性或迁移性。头痛可能与供血动脉、引流静脉以及静脉窦扩张有关，或因AVM小量出血、脑积水和颅内压增高有关。

4. 神经功能缺损　由于AVM盗血、颅内出血或合并脑积水，病人进行性神经功能缺损，运动、感觉、视野以及语言功能障碍。个别病人可有头部杂音或三叉神经痛。

5. 儿童大脑大静脉畸形　也称大脑大静脉动脉瘤，可以导致心衰和脑积水。

四、诊断

1. 诊断　自发性颅内血肿或SAH的年轻患者应考虑脑AVM，对伴有发作史或头痛史但以往无内压增高者更要高度怀疑。头颅CT与MRI检查，有助于诊断成立。DSA是AVM确诊的最重要手段。

2. 鉴别诊断　AVM除需与颅内动脉、高血压脑出血及海绵状血管瘤等鉴别外，还需与出血的脑肿瘤鉴别，如恶性胶质瘤、实体型血管网状细胞瘤、脑膜瘤及脑转移瘤等。

五、常见并发症

1. 颅内出血　结构异常的动脉或静脉管壁在大流量的血液冲击下进一步损伤，局部破裂出血；伴发的动脉瘤破裂出血；AVM周围长期处于扩张状态的脑血管管壁结构发生改变，当脑灌注压骤然升高时，扩张血管破裂出血。

2. 脑盗血　脑动脉的大量血液通过瘘管，迅速流入静脉，局部脑动脉压降低，致使病灶周围的脑组织得不到应有的血液灌注，出现脑盗血现象。

3. 脑过度灌注　通常在中大型，尤其是巨大型AVM切除术中或术后急速发生脑肿胀、脑水肿和手术创面弥漫性小血管破裂出血等现象，称为脑过度灌注现象，亦称为"正常灌注压突破现象（normal perfusion pressure break- through，NPPB）"。

4. 内压增高　动静脉畸形有一定的扩张能力，引起脑脊液流通阻塞，如果出现头痛伴视盘水肿，要考虑颅内压增高。

六、治疗原则

AVM治疗的目的是防止和杜绝病灶破裂出血，减轻或纠正"脑盗血"现象，改善脑组织的血供，缓解神经功能障碍，减少癫痫的发作，提高患者的生活质量。

（一）手术

手术是最根本的治疗方法。常见手术方式有两种：

（1）动静脉畸形切除术。

（2）供血动脉结扎术。

目前，动静脉畸形血管切除术仍是最可靠的治疗方法。

（二）介入治疗

对血流丰富且体积较大者可进行血管内栓塞术。现在通常用人工栓塞作为切除术前的辅助手段。

（三）放射治疗

主要应用于直径小于3cm，位置深、风险大、不易手术者，也用于手术后残留病灶的补充治疗。

七、护理评估

1. 按中医整体观念，运用望、闻、问、切的方法评估病证、舌象、脉象及情志状态。

2. 有无癫痫发作史，有无持续性或反复发作性头痛，有无血管杂音。

3. 了解病人家庭情况及心理状态。

八、一般护理

1. 按外科及本系统疾病一般护理常规执行。

2. 保持病室安静，温湿度适宜。

3. 术前护理

（1）卧床休息，避免情绪激动。

（2）嘱病人进营养丰富、易消化的食物，术前禁饮禁食8小时。

（3）监测生命体征及神志、瞳孔的变化。

（4）介入手术者术前术区备皮（腹股沟及会阴部）。建立静脉通道时最好能选择左侧上肢，以免影响医生术中操作。

（5）鼓励患者家属和朋友给予患者关心和支持。

4. 术后护理

（1）清醒病人保持头高位，保持病人肢体的功能位。介入术后患者需平卧24小时，穿刺肢体伸直，禁止蜷曲。

（2）维护病室安静和病人情绪的稳定。

（3）清醒后鼓励进高蛋白饮食。

（4）病情观察：①监测生命体征变化，严格调控血压，防止因血压变化而诱发脑血管痉挛及内出血的可能。②遵医嘱给予脱水剂，准确记录出入量。③介入手术病人观察穿刺点出血征象，伤口有无渗血渗液，若有，应及时通知医生并更换敷料。④注意观察肢体活动及感觉情况，如有异常通知医师。

（5）保持呼吸道通畅，充分给氧，定时给予拍背。

（6）遵医嘱应用镇静剂和抗癫痫药物，防止患者躁动和癫痫发作，并做好安全护理。

（7）采用护理干预手段，避免引起血压和内压增高的因素，如用力咳嗽、排便、情绪激动等。

（8）做好情志护理，树立其战胜疾病的信心。

九、健康教育

1. 向病人讲解疾病的相关知识。

2. 指导患者写头痛日记，包括头痛时间、部位、诱因等，教育患者配合规范治疗的重要性，指导正确给药，讲解过量和经常使用某些药物可能产生的不良作用。

3. 根据病人术前神经运动功能障碍程度和健康状况，适当进行康复锻炼。平时应加强锻炼，增强体质，抵制外邪。

4. 如感不适及时就医，定期复查。

第十三节 颈动脉海绵窦瘘

一、概述

颈动脉海绵窦瘘（Carotid cavernous fistula，CCF）是颅内动脉、颈外动脉或其分支与海绵窦之间发生动静脉交通，造成颅内血流紊乱而引起一系列病理变化的一类疾病。按发生原因分为外伤性、自发性、先天性三种情况。按血流动力学分为直接型（又称高流量）和间接型（又称低流量型）。

二、病因和病机

1. 直接型CCF　多因头部外伤引起，常合并颅底骨折，少数继发于硬脑膜动静脉畸形或破裂的海绵突动脉瘤。男性多见。

2. 间接型CCF

（1）大多是自发性的。好发于女性，尤其多见于50～60岁绝经期以后或妊娠妇女。

（2）先天性血管肌纤维发育不良，血管弹性差，易破裂形成瘘。

（3）颅脑外伤和颅脑手术所引起。

三、临床表现

1. 搏动性突眼　为最常见的症状，患侧眼球向前突出，并有与动脉一致的跳动。触摸眼球可感到搏动及血液流过时的搏动感。

2. 颅内杂音　杂音为轰鸣样持续不断，与脉搏一致，听诊检查时在患者侧眼眶，额部，外耳乳突部，颞部甚至整个头部听到与心率一致的杂音。用手指压迫患侧颈总动脉杂音减弱或消失，而压迫对侧颈总动脉则杂音更响。

3. 球结膜充血与水肿　患眼眶内，视网膜，眼结膜静脉怒张充血水肿，严重时眼结膜翻出眼睑之外。眼睑闭合困难可并发暴露性角膜炎。

4. 眼球运动障碍　患侧眼球各项运动受限，伴有复视甚至眼球固定。

5. 视力受损　患侧视力下降，甚至失明。

6. 鼻出血　有时出血量较大，可引起出血性休克，需急诊处理。

7. 神经功能受损　可导致不同程度的神经系统功能障碍，表现为精神症状，癫痫，偏瘫甚至昏迷。

四、诊断

（一）诊断

头部外伤后出现搏动性突眼、颅内杂音、眼结膜充血水、鼻出血等症状，应高度怀疑直接型CCF。头颅CT、MRI和超声检查见眼球突出、眶内眼静脉或颅内引流静脉增粗等表现，均有助于诊断。中老年及妊娠妇女，自发起病，缓慢发展，有头痛、突眼、颅内杂音、视力减退等症状，再结合CT、MRI和超声的特征性所见，应考虑间接型颈动脉海绵窦瘘。疑似CCF均需DSA以确诊。

（二）鉴别诊断

CCF需与下列疾病鉴别：

1. 突眼性甲状腺功能亢进、眶内及球后肿瘤或假性肿瘤等均有突眼表现，但无搏动和血管杂音。

2. 内海绵状血管瘤、动脉瘤、动脉畸形等，鉴别比较困难，尤其与流量较小的CCF难以鉴别，需依靠DSA检查。

3. 海绵窦血栓性静脉炎或血栓形成，症状与颈动脉窦瘘十分相似，但没有眼球搏动和血管杂音。

4. 眶顶缺损，脑组织向缺损处膨出，引起突眼，并可因脑搏动传至眼球，而出现眼球搏动，但无血管杂音。

五、常见并发症

1. 术后颅内出血　患者意识加深，双瞳不等大，伤口敷料有新鲜血液渗出，神经功能废损加重。

2. 穿刺部位血肿　穿刺部位皮下出现瘀血青紫，疼痛。

3. 脑过度灌注　患者剧烈头痛眼胀。

4. 脑梗死　患者出现失语，肢体麻木。

六、治疗原则

CCF治疗的主要目的是保护视力，消除杂音，防止脑缺血、脑出血和鼻出血。治疗原则是尽可能关闭瘘口和保持颈内动脉的通畅。

1. 取决于瘘口的大小、流量、动脉供血及静脉弓引流途径。若瘘孔不大，可能自愈。

2. 若大量鼻血、急性视力下降或失明、颅内血肿或蛛网膜下隙出血及严重脑缺血者，应作急症治疗。

3. DSA发现皮质引流静脉瘀血的，即使没有合并颅内出血，也提倡急症治疗。

4. 介入治疗，即血管内栓塞术，血管内可脱性球囊或弹簧等材料封闭瘘口，为首选治疗。

5. 若介入治疗困难再考虑直接手术。

七、护理评估

1. 按中医整体观念，运用望、闻、问、切的方法评估病证、舌象、脉象及情志状态。

2. 详细询问病人有无外伤史。

3. 评估头痛程度、血压改变及意识、瞳孔的情况。

4. 了解病人精神紧张的程度。

5. 通过CT扫描片及脑血管造影了解瘘口的大小、形状、部位。

6. 了解病人家庭情况。

八、一般护理

（一）术前护理

1. 心理护理

（1）解释手术的必要性，手术方式，注意事项。

（2）鼓励患者表达自身感受。

（3）教会患者自我放松的方法。

（4）对个体情况进行有针对性的心理护理。

（5）鼓励患者家属和朋友给予患者关心和支持。

2. 营养护理　根据情况给予高蛋白，高热量，高维生素，低脂肪，易消化食物。

3. 胃肠道准备　术前8小时禁食禁饮。

4. 眼部护理

（1）观察并记录患者眼部体征，眼球突出情况，眼结膜充血，眼球活动。

（2）观察视力情况，如有视力下降或失明，要加强安全护理。

（3）加强眼部护理，以防角膜溃疡和眼角膜炎，白天用眼药水滴眼，晚上涂红霉素眼药膏并覆盖湿盐水布，用消毒棉签擦拭眼内分泌物。对眼结膜感染者，先用0.9%氯化钠溶液清洗眼内分泌物，然后再滴眼药水。

（4）Maas实验其目的是评估患者对脑缺血的耐受力。

（二）术后护理

1. 严密观察股动脉伤口敷料情况。

2. 拔管后按压局部伤口4～6小时，先用手压2小时，再用沙袋加压4小时压力要适度，或用股动脉压迫器压迫穿刺点，以不影响下肢血液循环为宜。

3. 注意观察双足背动脉搏动、皮肤温度及末梢血运情况。

4. 嘱患者穿刺侧肢体伸直，不可弯曲24小时。

5. 饮食护理术后清醒患者当天禁食，第2天可进半流质饮食，以后逐渐过渡到普食。昏迷患者则于第2天安置保留胃管，给予管流质饮食。饮食以高蛋白，高维生素，清淡易消化的食物为宜。

6. 体位与活动患者清醒后抬高床头30°，能改善脑静脉回流和降低颅内压，头部应处于中间位，避免转向两侧。

九、健康教育

1. 饮食以高蛋白，高维生素，清淡易消化的食物为宜。

2. 患者术后活动应循序渐进，首先在床上坐，后在床边坐，再在陪护搀护下下地活动，避免突然改变体位引起脑部供血不足致头昏或昏倒。

3. 指导患者做好眼睛护理。用3％酸湿纱布覆盖，直至眼球充血，水肿完全消失保持眼部卫生，洗脸用清洁柔软毛中，勿揉眼部。日间戴太阳镜或眼保护，夜间用干净湿纱布覆盖，眼睛干燥时可用限药水。

4. 指导患者持术后抗凝和抗血小板药物治疗。

5. 嘱病人术后3个月、6个月、1年后分别复查。

6. 保持稳定的情绪，保持良好的生活习惯，活动规律，睡眠充足，劳逸结合。

7. 根据患者不同的心理情况进行不同的心理指导，解释病情，介绍相关疾病知识给予患者支持。

第十三节 先天性脑积水

一、概述

先天性脑积水（congenital hydrocephalus）又称儿脑积水（infantile hydrocephalus），是指婴幼儿时期脑室系统或蛛网膜下腔积聚大量脑脊液，导致脑室或蛛网膜下腔异常扩大，并出现内压增高和脑功能障碍。先天性脑积水是最常见的先天性神经系统畸形疾病之一，多见于2岁以内的婴幼儿。

根据脑积水发展速度、脑室扩张程度和临床症状的表现，将脑积水分为急性进展性脑积水、慢性脑积水、正常颅压脑积水和静止性脑积水

二、病因和病机

确切病因尚不明，只有少数能找到确切的遗传关联，而更多的则归因于发育异常、肿瘤性梗阻、出血、感染、创伤等。脑积水多为临床渐进过程，脑室扩张造成颅内压升高、神经和血管受压移位和脑缺血性损害，使病人神经功能逐渐恶化。当这一过程发生在胚胎期和婴幼儿期时，其对脑发育的影响更为严重。

三、临床表现

同类型脑积水在不同年龄的病人群体中呈现多种多样的表现。新生儿病人由于特有的解剖生理特点，缺乏表达能力，其临床表现有别于成人，需要细致地观察和对比。

1. 颅压增高引起的症状 儿童和成人脑积水进展期，颅缝已闭使颅腔的代偿作用丧失，因此头痛、呕吐、视盘水肿的症状更为突出。而婴幼儿则不易出现上述典型症状。取而代之的是喂养困难、易激惹和头围增长过快等表现。

2. 头围和头部形态异常 婴幼儿头围增长超过每月2厘米，尤其伴随着前囟膨隆、前囟增大、颅缝开裂等，应引起高度关注。头皮菲薄、头皮静脉怒张、"落日征"等均提示脑积水的可能。头部叩诊可听到破壶音（Macewen征）。

3. 神经功能障碍 患儿神经系统体征可发现眼球震、共济失调、四肢肌张力增强或轻瘫等。早期或病情轻时可出现生长发育迟缓，病情重时可见生长发育障碍、智力差、视力减退、肢体瘫痪。

4. 静止期脑积水 又称之为"代偿性脑积水"，指脑积水进展到一定程度后趋于平衡，无头围进行增大和临床症状加重的表现。

四、诊断

（一）诊断

根据其典型的临床表现，不难做出婴儿脑积水的诊断。但对于轻度的婴儿脑积水及早期的儿童脑积水则早期诊断有困难，需作下述检查。

1. 头围的动态观察 婴儿头围随着年龄的增长而呈现相对恒定的增长范围。而脑积水患儿，其头围增长会超出这一范围数，有时头围增大可达正常增大值的2~3倍。

2. 颅骨X线平片 典型表现颅骨变薄、骨缝增宽、脑回压迹加深等表现，常需数周至数月方能显现。现在已逐渐被更精确手段所取代。

3. 头部CT检查 安全快捷，可以显示脑室扩张部位和程度，寻找病因。

4. 头部MRI检查 能准确地显示脑室和蛛网膜下隙各部位的形态、大小和狭窄部位，表示梗阻原因和其他合并异常情况，较CT敏感。

（二）鉴别诊断

先天性脑积水需要与婴儿硬脑膜下血肿或积液、佝偻病、脑发育不全积水性无脑畸形及巨脑畸形这五种疾病相鉴别。

五、常见并发症

1. 颅内出血 由于长期颅内高压所致的脑功能障碍，以及脑室壁突然破裂，或因大量的脑脊液由嗅丝脑膜裂口经鼻腔流失而引起的颅内低压或出血。

2. 脑疝 患儿病情急剧进展，可因发生脑疝而死亡。

3. 分流系统阻塞 是手术后最常见的并发症。可出现在术后任何时间段，最常见于术后6个月。

4. 感染 多发生在分流术后2个月内。可有伤口感染、脑膜炎、腹膜炎、分流管感染等。一旦出现分流管感染，单纯依靠抗生素治疗通常无效，应协助医师取出分流管并予对症处理。

六、治疗原则

除极少数经利尿、脱水等治疗或未经治疗可缓解症状，停止发展外，绝大多数脑积水患儿需行手术治疗。目前常采用的治疗方式如下：

1. 非手术治疗　通常都是暂时性的措施。对于静脉窦的闭塞、脑膜炎、新生儿脑室内出血等可能有效。药物治疗包括乙酰唑胺、脱水剂等。对于新生儿脑室内出血，多次腰椎穿刺可以缓解部分患儿的脑积水。可能的情况下应作为治疗的首选。

2. 手术治疗　目前采用的手术有脑室腹腔分流术、腰大池腹腔分流术、脑室右心房分流术、神经内镜下Ⅲ脑室造瘘术等。

参考文献

［1］廖玉华．心血管病免疫学［M］．北京：科学出版社，2016．

［2］吕延伟，李大勇．周围血管病临床治疗难点与中医对策［M］．中国中医药出版社，2017．

［3］姚志刚．神经外科急危重症诊疗指南．北京：科学技术文献出版社，2013．

［4］赵宗茂．神经外科急症与重症诊疗学．北京：科学技术文献出版社，2013．

［5］王立波，邰鸿泽．实用外科诊疗新进展．北京：金盾出版社，2013．

［6］郭剑峰，罗仁国，魏国明，等．临床神经外科诊断治疗学．北京：科技文献出版社，2014．

［7］赵继宗，周定标．神经外科学．北京：人民卫生出版社，2014．

［8］何永生，黄光富，章翔．新编神经外科学．北京：人民卫生出版社，2014．

［9］周良辅．现代神经外科学．上海：复旦大学出版社，2015．

［10］张永红．神经外科常见疾病诊治指南及专家共识．兰州：兰州大学出版社，2016．

［11］张建宁．神经外科学高级教程．北京：中华医学电子音像出版社，2016．

［12］张建宁，王任直，胡锦．神经外科重症监护手册．北京：人民卫生出版社，2016．